LA GÉNÉRATION,

OU

EXPOSITION

DES PHÉNOMENES

RELATIFS

A CETTE FONCTION NATURELLE ;

De leur méchanisme, de leurs causes respectives, & des effets immédiats qui en résultent.

Traduite de la Physiologie de M. DE HALLER.

Augmentée de quelques Notes, & d'une Dissertation sur l'origine des Eaux de l'Amnios.

TOME PREMIER.

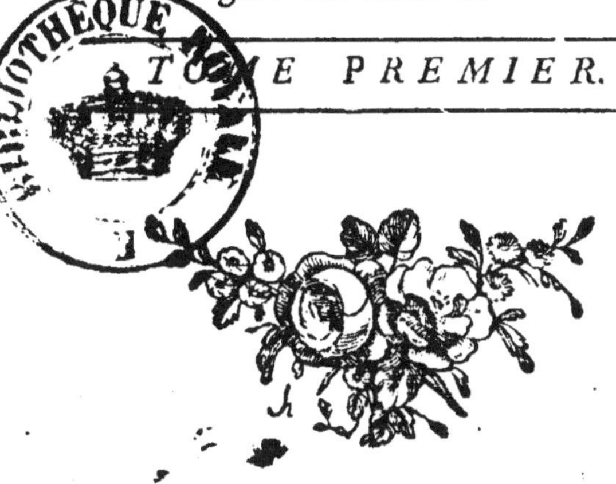

A PARIS,

Chez DesVentes de la Doué, Libraire, rue Saint Jacques, vis-à-vis le Collége de Louis le Grand.

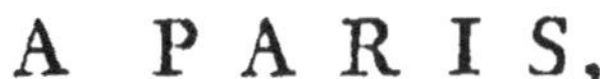

M. DCC. LXXIV.

Avec Approbation, & Privilége du Roi.

AVANT-PROPOS.

Q *UAND j'ai entrepris cette Traduction , mon deſſein n'étoit nullement de la rendre publique ; je n'avois eu en vue que ma propre ſatisfaction , ou pour mieux dire , mon inſtruction. Un Ouvrage ſcientifique, écrit dans l'idiôme même le plus connu, préſente ſouvent des difficultés qui diſtrayent le Lecteur , & lui font perdre la file des idées ; mais quand cet Ouvrage eſt écrit dans une langue qui n'eſt pas familiere , & que le ſtyle en eſt élevé & concis, une phraſe dont le ſens eſt obſcur, un terme même qui a pluſieurs ſignifications , font perdre de vue ce qu'on a lu précédemment ; à chaque pas on eſt arrêté, & on retire peu de fruit de ſon applica-tion.*

J'avois fait cette expérience en liſant les ouvra-ges de M. DE HALLER. Il eſt conſtant que tous ſont écrits avec élégance & pureté ; mais auſſi on ne peut diſconvenir qu'il n'y ait bien des endroits fort obſcurs, ou du moins très-difficiles à entendre. Ce que j'avois lu de ſa Phyſiologie piquoit ma cu-rioſité , ſur ce qui dans cet Ouvrage concerne la génération. Mais pour bien ſaiſir le ſens de l'Au-teur , & ne rien perdre de ſes détails , je penſai que le meilleur parti étoit de le traduire, & j'en formai le deſſein. Dès que cet Ouvrage a été achevé , il m'a paru que bien des perſonnes que cette matiere intéreſſe, & qui ne ſont pas à portée de puiſer dans le texte les connoiſſances relatives à cet objet, qui cependant leur ſont néceſſaires , feroient un bon accueil à cette Traduction ; cette conſidération m'a déterminé à la donner à l'impreſſion ; je ſouhaite avoir bien jugé.

Tout le monde connoît le mérite de la Phyſiolo-

du style ; mon but, en traduisant cet Ouvrage, étoit de m'en faciliter la lecture , & de me le rendre familier ; si j'ai réussi à rendre le même service à ceux qui liront cette Traduction, mon intention sera remplie, & je serai satisfait ; je n'ai ni pu, ni même eu le dessein d'imiter l'élégance de mon Auteur, mais j'ai tâché d'en rendre le sens , ou du moins de ne le point altérer, principalement dans les points intéressans.

Il n'est personne qui ne sçache que tant que le fétus est renfermé dans le sein de la mere, il nage dans un fluide ; mais jusqu'à présent personne n'a pu déterminer la source de ce fluide, ni quels sont les vaisseaux qui le fournissent ; pour en rendre raison, j'ai été forcé d'entrer dans l'examen de l'état de la matrice pendant la grossesse, c'est-à-dire, de résoudre aussi une autre question qui a été agitée il y a fort long-temps, sçavoir si la matrice s'amincit, ou au contraire, ne s'épaissit pas pendant la grossesse ; je me flatte que le Lecteur ne sera pas fâché de sçavoir à quoi s'en tenir sur ces deux questions, qui, quoiqu'elles paroissent pouvoir facilement être décidées par l'autopsie, ont cependant donné lieu à beaucoup de contestations, & dont personne n'avoit encore donné la solution.

APPROBATION.

J'ai lu par ordre de Monseigneur le Chancelier un Manuscrit, qui a pour titre : *Traité de la Génération, tiré de la Physiologie de M. de Haller*, &c. Le Traducteur a rendu le sens de l'Auteur avec justesse & précision, & il m'a semblé que l'Ouvrage de ce savant Médecin a rencontré dans cette traduction ce qui lui étoit nécessaire pour être à portée de ses Lecteurs. Les notes qu'il y a ajoutées décelent l'homme instruit dans cette matiere, & sont d'un grand secours pour l'intelligence du texte ; outre cela, on trouve à la suite la solution d'un problême intéressant. Je n'y ai rien vu qui m'ait paru devoir en empêcher l'impression. A Paris, ce 3 Mars 1771.

LEBAS, *Censeur Royal.*

PRIVILÉGE DU ROI.

LOUIS, par la Grace de Dieu, Roi de France et de Navarre: A nos amés & féaux Conseillers, les Gens tenans nos Cours de Parlement, Maîtres des Requêtes ordinaires de notre Hôtel, Grand Conseil, Prévôt de Paris, Baillifs, Sénéchaux, leurs Lieutenans Civils & autres nos Justiciers, qu'il appartiendra ; SALUT : Notre amé le sieur ANTOINE DESVENTES DE LA DOUÉ, Libraire, Nous a fait exposer qu'il désireroit faire imprimer & donner au Public *la Génération, tirée de la Physiologie de M. de Haller, augmentée de quelques Notes, & d'une Dissertation sur l'origine des Eaux de l'Amnios* ; s'il Nous plaisoit lui accorder nos Lettres de Privilége pour ce nécessaires. A ces CAUSES, voulant favorablement traiter l'Exposant, Nous lui avons permis & permettons par ces Présentes de faire imprimer ledit Ouvrage autant de fois que bon lui semblera, & de le vendre, faire vendre & débiter par tout notre Royaume, pendant le tems de trois années consécutives, à compter du jour de la date des Présentes. Faisons défenses à tous Imprimeurs, Libraires, & autres personnes, de quelque qualité & condition qu'elles foient, d'en introduire d'impreffion étrangere dans aucun lieu de notre obéiffance. A la charge que ces Préfentes feront enregiftrées tout au long fur le Regiftre de la Communauté des Imprimeurs & Libraires de Paris, dans trois mois de la date d'icelle; que l'impreffion dudit Ouvrage fera faite dans notre Royaume, & non ailleurs, en beau papier & beaux caracteres; que l'Impétrant fe conformera en tout aux Réglemens de la Librairie, & notamment à celui du 10 Avril 1725, à peine de déchéance de la préfente Permiffion, qu'avant de l'expofer en vente, le Manufcrit qui aura fervi de copie a l'impreffion dudit Ouvrage, fera remis dans le même état ou l'Approbation y aura été donnée, es-mains de notre très-cher & féal Chevalier, Chancelier, Garde des Sceaux de France, le fieur DE MAUPEOU; qu'il en fera enfuite remis deux Exemplaires dans notre Bibliothéque publique, un dans celle de notre Château du Louvre, & un dans celle dudit fieur DE MAUPEOU; le tout a peine de nullité des Préfentes. Du contenu defquelles vous mandons & enjoignons de faire jouir ledit Expofant & fes ayant caufes, pleinement & paifiblement, fans fouffrir qu'il leur foit fait aucun trouble ou empêchement. Voulons que la copie des Préfentes, qui fera imprimée tout au long au commencement ou à la fin dudit Ouvrage, foi foit ajoutée comme à l'original. Commandons au premier notre Huiffier ou Sergent fur ce requis, de faire pour l'exécution d'icelles tous actes requis & néceffaires, fans demander autre permiffion, & nonobftant clameur de Haro, Charte Normande, & Lettres à ce contraires: CAR tel eft notre plaifir. DONNÉ à Paris, le vingt-troifieme jour du mois de Mai, l'an de grace mil fept cent foixante-onze, & de notre Regne le cinquante-fixiéme. Par le Roi en fon Confeil.

Signé, LEBEGUE.

Regiftré fur le Regiftre XVII. de la Chambre Royale & Syndicale des Libraires & Imprimeurs de Paris, n°. 1416, fol. 486. conformément au Réglement de 1723, A Paris, ce 24 Juin 1773.

Signé BRIASSON, *Syndic.*

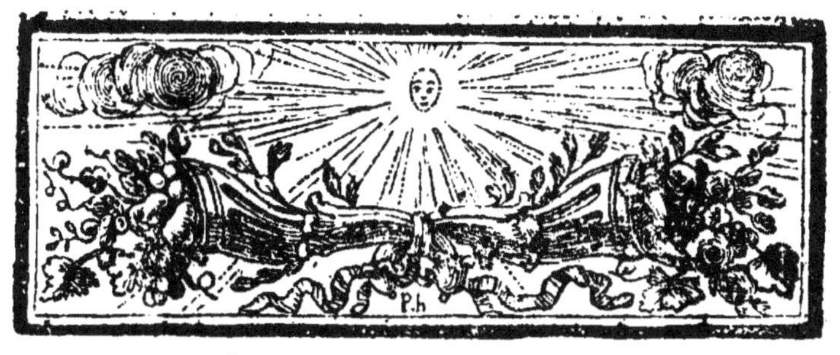

LA GÉNÉRATION,

TIRÉE

DE LA PHYSIOLÓGIE

DE M. DE HALLER.

J'ENTREPRENDS un travail fort difficile ; il s'agit d'expliquer comment les animaux se perpétuent de siecles en siecles,
& comment ceux qui vivent en engendrent d'autres, qui se multiplient de maniere , qu'aucune espece ne paroît s'é-
teindre.

Cette propagation se fait dans les
grands animaux par l'accouplement du
mâle & de la femelle, en général d'a-
nimaux semblables dans chaque espece.
Le mâle fournit une semence qui féconde
les œufs engendrés dans le corps de la
femelle, soit qu'ils y soient encore renfermés , soit que ce ne soit qu'a-

2

près qu'ils en font fortis. Je ne dis ceci qu'en paffant ; car je ne puis entrer dans un plus grand détail, fans avoir auparavant expliqué bien des chofes qui font néceffaires pour l'intelligence de cette opération.

Les animaux, dont chaque individu n'a qu'un fexe, font tous les quadrupedes, les volatiles, les poiffons, la plûpart des infectes, de même que l'homme. Nous traiterons ailleurs des hermaphrodites, qui font des monftres extrêmement rares.

La principale différence qu'il y a donc entre les fexes, c'eft que le mâle engendre la femence en lui-même ; mais cette femence ne peut feule produire un animal femblable à celui qui l'a fournie ; elle a feulement la propriété de féconder les œufs de la femelle, de quelque maniere que cela fe faffe ; & de même ces œufs ne pourroient jamais être fécondés fans la femence d'un mâle de même efpece que la mere.

C'eft le tefticule qui eft le principal inftrument de la formation de cette femence ; c'eft-à-dire, que cet organe eft un amas de petits tuyaux, dans lefquels vient fe rendre une humeur qui émane du fang, & c'eft cette humeur qu'on nomme feinence. Perfonne n'ignore que le fang eft apporté aux tefticules par les arteres fper‐matiques, que la plus grande partie de ce fang reçoit dans les vaiffeaux de cet or‐gane la préparation qui lui eft néceffaire pour fe convertir en femence ; & qu'enfin cette liqueur ainfi préparée, fe dépofe dans une efpece de réfervoir qu'on nomme les véficules féminales. Nous n'examine‐rons point la ftructure de ces différentes parties, ni le méchanifme de cette fécré‐tion ; outre que ce travail feroit très-long, il n'a point un rapport direct à notre ob‐jet. (*) Ainfi, fans nous occuper de l'ori‐gine de la femence, ni du chemin qu'elle fait pour être éjaculée dans l'acte véné‐rien, nous nous contenterons d'examiner fa nature & fon ufage.

____

(*) Comme je n'ai eu deffein de traiter de la Géné‐ration qu'après que la copulation a eu lieu, j'ai cru pouvoir me difpenfer de traduire l'ample defcription que fait l'Auteur du tefticule, de la verge, & des dé‐pendances de l'un & l'autre de ces organes. Quoique le détail qu'il en fait foit très - fçavant, curieux & inté‐reffant, il m'a paru qu'il n'étoit pas néceffaire de l'ajou‐ter à cet Ouvrage.

A ij

CHAPITRE I.
De la Semence.

ARTICLE PREMIER.

§ I. *De la nature de la Semence.*

Nous décrirons d'abord cette humeur prolifique, telle qu'elle est quand elle sort du corps de l'homme dans l'acte vénérien ; ensuite nous en ferons l'analyse, & nous examinerons les parties dont elle est composée.

§ II. *Les Phénomènes qu'elle présente.*

La liqueur qui sort de la verge d'un homme sain, par la force de la commotion vénérienne, en général est blanche, ou plutôt est formée du mélange d'une matiere blanche, opaque, & d'une matiere un peu transparente ; cependant elle est à demi-transparente, & cela d'autant plus que le sujet est plus foible, & que l'acte dans lequel elle est évacuée est plus souvent répété.

Le sperme est blanc aussi dans tous les

animaux que je connois ; il a quelquefois une teinte jaune, qui lui vient de la bile ou des aliments.

C'eſt une humeur viſqueuſe, gluante, qui cependant ſe diſſout à l'air, même dans les animaux qui ont des véſicules ſéminales, tels que le bélier, le lapin, le rat ; elle eſt plus claire dans ceux qui n'ont point ces véſicules ; elle eſt très-gluante dans les poiſſons, & de même dans le limaçon & l'abeille-bourdon.

On dit qu'elle eſt plus peſante que toutes les autres humeurs animales, & elle va tout de ſuite au fond de l'eau ; il y a cependant des expériences qui ſemblent prouver qu'elle eſt plus légere que l'eau.

Or, voici ce qu'on a remarqué dans les expériences qu'on a faites ſur cette liqueur. Une partie de la ſemence ſe ſoutient ſur l'eau, & forme des pellicules comme des toiles d'araignée, faites de filaments très-fins qui s'entrelaſſent, & des molécules rondes qui ſurnagent.

L'autre partie va au fond. Celle-ci eſt muqueuſe, comme pulpeuſe, & fait la plus grande portion de la ſemence ; mais il s'en éleve auſſi ſur la ſurface de l'eau, des filaments ſuſpendus à des bulles.

d'air, qui font comme membraneux ; au bout de quelque tems ces petites portions tombent au fond de l'eau & difparoif-fent ; cependant l'eau eft trouble, & pleine de petits flocons & de parcelles blanches.

La femence d'un homme chafte, & qui l'a gardée long-temps, contient des glo-bules tranfparents d'une confiftance ferme & femblables à de la lymphe, qui en fe def-féchant deviennent prefque comme de la gomme.

Il y a donc dans la femence des par-ticules légeres mêlées avec de plus pefan-tes. Les plus légeres font celles qui s'évapo-rent dans l'air, & qui forment cette vapeur qui s'exhale de la femence récente, & lui donnent l'odeur que la femence de l'homme & même celle des animaux conferve tou-jours. Cette odeur eft forte fans être âcre, & elle eft plus âcre dans la femence des animaux, même dans celle de la vipere, du limaçon, de l'abeille, & enfin des poif-fons qui exercent le coït. Il y a des racines & des antheres de beaucoup de plantes qui ont cette même odeur ; telles font les bul-bes d'orchis, &c. Cette odeur eft fi péné-trante, qu'elle infecte toute la chair de l'ani-mal, & qu'il eft impoffible de manger celle

des animaux auxquels on n'a pas coupé
tout de suite les testicules. La semence
même des quadrupedes , qui est gardée
dans les vésicules seminales , a une odeur
très-forte. Quand le hérisson est en chaleur ,,
il corrompt l'eau , & cette eau donne le
priapisme à ceux qui en boivent ; de même
la chair du cerf est puante dans le temps
du rut , & elle a la vertu d'exciter à l'a-
mour.

Certaines liqueurs mêlées avec la semence , la changent presque en une mucosité ; l'esprit de vin rectifié la coagule ; les acides , même l'esprit de nitre &
de soufre la dissolvent ; l'acide végétal la
rend plus fluide , & elle se dissout au feu ;
l'eau de chaux lui enleve sa viscosité ; un
sel lixiviel fixe , rend la semence épaisse ;
le sel volatil urineux l'épaissit aussi , & ,
quand elle est desséchée , un sel aromati-
que la change en une pellicule transparente , entiérement comme la substance
corticale du cerveau , dit M. le Camus.

Par le moyen du feu , on tire de la semence un esprit du genre des urines , sans
mélange d'acide ; cependant la semence
de taureau mise au feu de sable , trop fort
à ce que je pense , a donné du phlegme ,
beaucoup d'huile fétide , moins de sel vo-

latil, & il a resté beaucoup de terre ; elle n'a presque point donné d'esprit, & je pense qu'il s'étoit exhalé en maniere de vapeur forte, pendant le temps qu'on a gardé la semence pour en faire l'analyse.

Il n'est pas sans exemple d'avoir trouvé des concrétions calculeuses dans la semence restée dans les vésicules séminales ; on a même vu la semence de quelques animaux conservée se durcir à l'air.

§ III. *Les petits Vers spermatiques.*

On trouve dans le sperme humain, sorti de la verge depuis peu, en le délayant dans l'eau, des petites parties à tête ronde, & une queue très-petite en proportion de la tête, torse, & non pas droite, comme l'a dit Hartzoeker, qui va en diminuant de grosseur, & qui reste toujours extrême- ment petite. Je comparerois ces animaux avec le duvet du papillon, vu au mê- me microscope solaire. Ils sont mille fois plus petits qu'un cheveu, & dix mille fois plus grêles qu'un filament du testicule, de maniere que dix mille de ces particu- les dans une parcelle de laite de merlan, sont égales à un grain de sable, & qu'il peut en tenir 216000 dans un goutte de

liqueur, dont le diametre feroit de la largeur d'un cheveu. D'autres eftiment leur
longueur à la $\frac{1}{100000}$ partie d'un pouce.

Ces petits corps fe trouvent dans le
fperme humain, & on en trouve prefque
de même dans celui des quadrupedes,
comme le bélier, le cheval, le chevreuil,
le cerf, le lievre, le lapin, le loir, le cochon & le chien.

On les voit de même dans les quadrupedes ovipares, comme dans la grenouille.

Il y en a auffi dans le fperme des volatiles, comme le coq, le canard, &c.

Ils font très-apparents dans celui des
poiffons, comme la carpe ; je les y ai très-
bien vus femblables à des anguilles, & de
même dans le merlan, le brochet, la per-
che, la tanche & la truite.

On les a vus pareillement dans les infectes, comme l'araignée, la demoifelle,
la fauterelle, le ver-à-foie, le moucheron
& la puce.

Il y en a auffi dans les coquillages,
comme le limaçon, l'huitre, la conque ;
en un mot il y en a dans le fperme de tous
les animaux.

On dit que dans le fperme humain, ils
ont la tête plus groffe que dans celui
des autres animaux ; qu'ils l'ont plus grê-

le , & reſſemblent plus à un petit ver dans celui des volatiles , même des quadrupedes ovipares , & de même dans les inſectes & les coquillages.

. On a dit que dans ceux des poiſſons , les queues ne ſont pas bien exprimées ; je les y aivues très-apparentes , avec une tête qui n'étoit pas fort groſſe. Lieberkuhn les repréſente trop longues.

Ces petits vers ſont à peu près de la même grandeur dans tous les animaux , & ils ne ſont pas plus gros dans le ſperme de la baleine que dans celui d'un petit poiſſon ; & on nie abſolument qu'ils ſoient dans aucun animal ſix fois plus gros que dans un autre , comme on l'a avancé.

On aſſure qu'il ne s'en trouve pas dans l'enfant ; & qu'en leur place , il y a de petits corpuſcules , même dans les plus jeunes Agneaux ; on n'en trouve pas non plus dans les animaux qui ont fait excès de l'acte vénérien ; il n'y en a point dans la ſemence de ceux qui ſont ſtériles , ni dans celle des vieillards ; ils reviennent & on les retrouve dans celle d'un homme qui eſt guéri de quelque maladie ; enfin , il ne s'en trouve point dans la ſemence des mulets.

Je crois que c'eſt un jeune Allemand ,

nommé Louis Hamme, qui en a fait la découverte. En 1677 au mois d'Août, il fit voir à Leeuwenhoeck des animaux vivants dans le fperme humain. Cet adroit Flamand s'empara tout de fuite de la découverte, & dans la même année 1677 au mois de Novembre, il envoya à Londres l'hiftoire de ce nouveau phénomene, avec des planches qu'il fit faire d'après la femence du chien & du lapin. On fit à Londres beaucoup d'accueil à ces petits animalcules ; on les fit voir même au Roi Charles II ; on les vit auffi en France, on en parla, on répéta les expériences, enfin cette découverte eut autant de célébrité qu'une chofe d'auffi peu de valeur peut en mériter.

Hartzoeker, qui travailloit auffi aux microfcopes, mais homme plus lettré que Leeuwenhoeck, a revendiqué cette découverte ; il n'a décrit ces animaux qu'en 1678, mais il dit les avoir vus en 1674, & bien des gens lui ont attribué la gloire de les avoir vus le premier.

§ IV. *Eft-ce dans la Semence feule.*

Ce n'eft pas ici le lieu de rechercher fi véritablement ces animalcules font les premiers rudimens des animaux ; il n'eft prefque pas poffible de difcuter ce point fans avoir fait précéder bien d'autres chofes : Nous examinerons feulement fi ce font des animalcules.

On l'a nié autrefois & encore depuis peu. Je ne parle point de ceux qui n'ont nullement pu diftinguer ces animalcules, ni d'un homme célebre, qui a nié que Leeuwenhoeck même ait pu lui faire voir fes petits vers ; & je ne vais pas non plus jufqu'à répéter les plaifanteries qu'on a faites fur fon bonheur d'avoir diftingué les tefticules d'une puce : & même les grands ennemis de cette hypothefe, tels que le célebre M. de Buffon, M. Needham, le traducteur de fon ouvrage, & M. Afche, ne nient pas qu'il n'y ait dans la femence des corpufcules de cette efpece.

Premiérement, Leeuwenhoeck, Verheyen qui ne lui étoit pas favorable, & Baker, ont nié effectivement qu'il y eût de cette efpece d'animalcules dans toute autre liqueur que la femence.

Mais quelquefois il n'en a pas trouvé lui-même dans le testicule, & il en trouvoit dans l'épididyme, dans le canal défé-rent, dans les vésicules, dans la semence sortie du corps, & parvenue à la matrice ou à la trompe.

Mais on comprend aisément qu'il paroît que ces animalcules ne doivent se trouver que dans la semence, s'ils sont vraiment les premiers rudimens des animaux ; car si on trouve de pareils corpuscules dans l'urine, dans la salive, dans le sang des bœufs, dans les larmes & dans les autres humeurs ; dans le mucus des parties génitales des femmes, dans l'humeur du corps jaune d'une chienne, enfin dans les eunuques, il n'est nullement probable que ces corpuscules soient des animalcules qui ne sont pas encore développés, & qui devoient devenir un jour de grands animaux. Effectivement, si on trouve de ces animaux dans toutes les humeurs, il s'enfuit que toutes les humeurs sont propres à féconner, ce qui répugne à l'expérience ; s'ils ne sont pas capables de féconder étant dans la salive & dans les larmes, pourquoi le sont-ils plus dans la semence ?

Mais ce chef d'accusation n'a pas détruit le système de Leeuwenhoeck. Perfonne n'a vu dans aucune humeur du corps humain, d'animalcules qui fuſſent comparables aux petits vers ſpermatiques : s'il s'en trouve quelques - uns dans l'humeur du corps jaune après la conception, ils peuvent y avoir été apportés par la ſemence ; on ne peut pas dire qu'ils y étoient avant la conception, puiſqu'il n'y a alors ni corps jaune, ni par conséquent de liqueur qui y ſoit contenue ; au contraire, on dit en faveur de Leeuwenhoeck contre M. Aſche, qu'il ne s'eſt pas ſervi de bons microſcopes, ou qu'il n'a pas aſſez répété ſes expériences.

§ V. *N'ont - ils point de queue ?*

Leeuwenhoeck lui - même, auteur du ſyſteme, fait voir en pluſieurs endroits qu'il a vu des corpuſcules ronds mêlés avec les animalcules, ou qu'il regardoit comme des animalcules qui n'étoient pas encore mûrs ; il veut qu'ils ſoient oblongs, autrement ils ne pourroient pas ſelon lui devenir ſemblables à ceux qui étoient formés les premiers. Nous avons dit que les queues n'étoient pas bien apparentes dans certains poiſſons & dans les grenouilles.

Mais M. Aſche a enſeigné depuis peu, que ce qui ſe trouvoit dans la ſemence étoit globuleux, sans queue, & que c'est une matiere qui s'allonge spontanément, & prend une forme de queue : ceci ressemble au systeme de M. de Buffon.

M. Gautier, Peintre, a dit que ces globules n'étoient que des bulles d'air.

Mais c'est M. de Buffon qui s'est opposé le plus puissamment à Leeuwenhoeck : car ses expériences renversent tout son systeme. Il a vu d'abord dans le sperme humain récent, des filamens semblables à de petits tuyaux qui se divisoient en rameaux, & qui étoient composés de globules en maniere de chapelets; il dit que ces filamens se gonflent, & que dès qu'ils sont gonflés, il en sort des globules suspendus au filament par un petit pédicule, qui en s'allongeant peu à peu, s'en détache par le mouvement du corpuscule & s'en va avec le globule.

Que quand la semence est dissoute à l'air, alors on ne voit plus de filamens, & qu'il reste un grand nombre de globules à queue ; mais peu à peu les queues se raccourcissent & enfin disparoissent, & il ne reste plus que des corpuscules ovales ou ronds, & ces deux formes changent. Ensuite le mouvement de ces corpuscules diminue & cesse, & alors étant devenus plus pésans, ils vont au fond. Dans une autre expérience , il a vu une suite de globules sortir des filamens, de maniere que tous les filamens n'étoient plus que des globules. Il pense que ces queues ne font point partie du corps du petit animal ; puisqu'elles ne sont point en proportion fixe avec les têtes.

Il a vu les mêmes particules dans la semence du chien , avec des queues, dont cependant elles se détachoient peu à peu , & alloient au fond quand on les secouoit. Il n'y a point dans le sperme du chien de filamens comme dans celui de l'homme. Il ajoute qu'il a vu peu de globules dans une semence récemment prise du testicule ; mais qu'il y en avoit beaucoup dans l'eau dans laquelle on avoit fait macérer des testicules pendant trois jours , qu'ils avoient changé de figure , & qu'ayant diminué de volume, peu à peu ils avoient disparu.

Il a vu des filamens dans la liqueur séminale du lapin, & des chapelets de globules, qui avec le temps diminuant de grosseur, augmentant en nombre, & prenant un mouvement plus sensible, ont disparu le huitieme jour. Il en a vu dans une autre expérience, qui traînoient après eux des queues fort courtes.

Il fit infuser dans de l'eau un testicule de

bélier ,

bélier, coupé par morceaux, & il vit au bout de quatre jours que cette eau étoit remplie de corps ovales & ronds, qui n'avoient point de queue, & il les perdit de vue au seizieme jour. Il distingua mieux ces petits corps dans le tems du rut: il les vit oblongs & à peu près de la forme d'un rein.

La plûpart de ces faits sont confirmés par le témoignage de M. Needham, qui a été associé à M. de Buffon dans ces expériences.

Des Sçavans avoient dit autrefois que ces petits vers étoient la partie filamenteuse de la semence.

Maintenant, pour ce qui est des queues, il y a des témoignages authentiques qu'elles font partie essentielle du petit ver spermatique, & s'il m'est permis d'y joindre mon suffrage, je m'en suis assuré par des expériences; quoique, pour examiner ces queues, on ait besoin d'une lentille assez convexe, cependant il n'est pas nécessaire qu'elle soit si forte; je crois qu'on ne doit en employer de telles que dans certains cas qui l'exigent absolument.

M. de Buffon me permettra de lui dire, qu'il ne paroît pas que ce soit des animaux spermatiques qu'il a vus; car la vie de ses corpuscules est de si longue durée, qu'il eſt évident que ce ne ſont pas nos animal-cules, dont la vie eſt très - courte, & qui ne dure que peu d'heures.

Ainſi, il a vu, à ce que je penſe, des animalcules ronds, comme on en voit-communément dans l'eau dans laquelle on a fait infuſer du foin. Il n'eſt nulle-ment probable qu'il ait pu voir des ani-maux ſpermatiques, non pas dans de la ſemence récente, mais dans une liqueur dans laquelle on avoit fait infuſer un teſti-cule coupé par morceaux, & au bout de quatre jours: ces expériences ne peuvent ſervir qu'à faire voir des animaux en-gendrés par la putréfaction, & elles di-minuent même la confiance qu'on auroit en celles que ce grand homme a faites ſur de la ſemence récente, & priſe d'un homme mort d'une mort violente: car on ne peut nullement s'attendre à trouver dans de la ſemence récente & chaude, les mêmes phénomenes que ceux qu'on doit trouver dans l'infuſion d'un teſticule qui eſt déja privé de la vie.

Et je ne puis diſſimuler que la deſcrip-tion du corps jaune d'une chienne, avant qu'elle eût été couverte, & d'autres points qui ſont démentis par les connoiſſances anatomiques, montrent que ce grand hom-me s'eſt trompé.

L'Editeur de M. Needham lui - même
affure qu'il a vu des animaux fpermatiques, & plufieurs fois.

§ V I. *Sont - ce des animaux*
vivans ?

C'eft là la principale queftion à réfoudre, depuis que M. de Buffon a dit que
ces petits vers ne font pas des animaux ;
mais que ce font des particules organiques, dont un grand nombre fe raffemble
pour former un animal. Nous devons donc
obferver avec grande attention de ne rien
omettre de ce qui peut conduire à la
vérité.

Leeuwenhoeck ne doutoit nullement que
ce ne fuffent des animalcules ; car, premiérement, tant qu'ils vivent & qu'ils font
en vigueur, ils font dans un mouvement
continuel, & quand ils ont perdu leur
mouvement ils ne le recouvrent jamais.

Ce mouvement n'eft pas celui de particules flottantes dans l'humeur féminale,
fans but & fans volonté ; car elles fe meuvent en avant, & elles tendent directement
vers un endroit particulier ; enfuite elles
reviennent dans un fens contraire, & elles
fuivent chacune une direction différente ;

elles se heurtent, se séparent, flottent à côté les unes des autres, s'évitent, suivent chacune leur route, & vont ensemble, ou dans le même sens, ou dans un sens contraire ; elles surnagent, s'enfoncent dans la liqueur, se meuvent en rond, & enfin restent sans mouvement.

Elles remuent leur queue à la maniere des serpens, elles font même des ondes dans la liqueur séminale quand on la re-mue ; elles recourbent leur queue comme les tétards ; & quand la semence, en s'é-paississant, les embarrasse, elles s'efforcent de se dégager, & en viennent entiérement à bout.

Elles nagent librement quand la liqueur est limpide, & plus difficilement quand elle est épaisse, & paroissent même immo-biles ; elles sont languissantes pendant une gonorrhée & dans la semence des vieil-lards ; elles sont très-vives dans celle des jeunes-gens, & au soleil. On les voit lan-guir pendant quelque temps, & perdre en-suite leur mouvement peu à peu. Elles le perdent plus promptement, quand elles sentent une chaleur trop vive, ou quand on les arrose d'esprit de vin.

On a vu des petits vers spermatiques vivre dans la liqueur de l'œuf de cloporte ;

ils vivent encore quelques heures, après l'éjaculation ; on en a vu vivre deux heures, quatre heures, & même jufqu'à neuf & dix. C'eft peut-être exagérer ; du moins les expériences des modernes font elles contraires à celles de quelques hommes célebres, qui difent que ces animalcules ont vécu vingt-quatre, trente-fix heures, 2, 3, 4, 5 & même 7 jours, & qu'au feptieme ils ont fécondé : car qu'ils aient pu paffer d'une femme à l'autre, & qu'ils l'aient fécondée, c'eft un conte ridicule.

§. VII. *Objections.*

Tout ceci pouvoit paroître affuré ; cependant on le contredit violemment :

Premiérement, après plufieurs conteftations, M. Needham a décrit avec exactitude des petites machines qu'il a vues dans la femence du calmar. C'eft un étui qui reffemble à un ver, qui cependant eft cartilagineux, & terminé par une tête qui eft bouchée.

Il y a dans cet étui un tube élaftique, qui fait effort pour fortir.

A l'extrêmité fupérieure du tube, eft une vis ; au milieu, eft un fuçoir & un barillet, & l'une & l'autre de ces parties font attachées par leurs ligamens.

La vis monte lentement, & par la compreſſion qu'elle éprouve , elle fait effort contre le couvercle, & le ſuçoir & le barillet ſortent en même tems. Quand tout cela eſt ſorti, le ſuçoir ſe détache promptement du barillet, & la ſemence ſort de ce barillet toute pleine de globules opaques , & qui ne ſont pas des êtres vivans.

Cet Auteur a mis en parallèle les animaux ſpermatiques avec ces petites machines ; ce n'eſt que par conjecture à la vérité : car il avoue qu'il n'a pas vu ces animalcules, & qu'il ne s'en trouve point dans le calmar. Il nie auſſi qu'elles aient un mouvement ſpontanée, & il dit qu'elles n'ont qu'un mouvement progreſſif continuel.

M. de Buffon a donné ces machines pour des vers ſpermatiques d'une groſſeur énorme.

Enſuite il a nié que les mouvemens qu'il a obſervés en faiſant ces expériences ſur la ſemence, fuſſent de nature à faire croire que les corpuſcules ſpermatiques ſoient ſpontanés & animés.

Car il dit que les filamens (*qui ſont*

analogues à l'étui du calmar) font agités d'un mouvement qui leur eſt propre,
& qu'ils ſe gonflent ; que les globules (*qui*
ſont les petits vers) ont un mouvement
d'oſcillation d'autant plus rapide, qu'ils ſont
plus éloignés des filamens ; & enfin, que
quand l'humeur ſéminale eſt devenue plus
claire, leur mouvement eſt plus direct &
comme de progreſſion ; que cependant il
y a toujours de l'oſcillation & un roulis ;
mais que ce mouvement eſt plus vif après
quelques heures, à meſure que la ſemence
devient plus fluide ; qu'au bout de douze
heures les corpuſcules ſe meuvent avec une
plus grande viteſſe, & qu'après cela, ils
s'avancent en ligne droite, qu'il en vient
de nouveaux à la ſuite des autres ; mais
qu'au bout de vingt - quatre heures il n'y
a plus aucun mouvement. Ces obſervations
on été faites ſur le ſperme humain

Dans celui du chien, il vit une partie
mucilagineuſe qui produiſoit des globules
qui avoient un mouvement rapide, & qui
ſe diviſoient en deux autres globules, tous
deux mouvans dans la même direction.

Dans l'infuſion d'un teſticule, les globules ſe mouvoient rapidement, même le lendemain & juſqu'au vingtieme
jour ; il y en avoit même ce jour-là quel-

ques-uns dont le mouvement étoit plus rapide que jamais.

De même dans la liqueur féminale du lapin, dans le commencement, le mouvement des corpuscules étoit lent; mais peu à peu avec le tems il devint plus vif. Ces corpuscules étoient comme tremblans, ils tournoient fur leur centre, enfuite ils s'avançoient très-rapidement.

Dans l'infufion d'un tefticule de bélier, le mouvement a été fenfible encore le feizieme jour.

De ces obfervations, & de quelques autres expériences, ce Sçavant a conclu, qu'il s'engendroit dans l'animal une matiere nutritive, que cette matiere opere la nutrition, & que ce qu'il y a de fuperflu de cette matiere eft renvoyé aux tefticules comme leur réfervoir, & devient des êtres organiques, qui ne font ni animal ni plante, & que ce font là les corpuscules féminaires qu'on a vus dans l'un & l'autre fexe; que ces corpuscules organiques fe développent par l'infufion, quand on les dégage des fels & des huiles dans lefquels ils étoient engagés.

Que cette matiere organique forme des filamens, d'où fortent des globules en mouvement; que les animalcules qu'on découvre, à l'aide du microscope, dans l'eau, après qu'on y a fait macérer des plantes ou des parties d'animaux, font de la même nature ; que pour cette raison, dans les enfans qui prennent promptement leur accroissement, il ne passe point de matiere organique dans les organes séminaires, ni dans les vieillards, dont les chairs & les os trop durs, ne font pas propres à renvoyer de ces fortes de particules ; que pour cette raison aussi, comme les grands animaux font moins voraces que les petits, ils produisent moins, parce qu'ils ne peuvent pas renvoyer assez de matiere nutritive.

Après M. de Buffon, M. Asche a dit, que les globules spermatiques n'avoient pas d'eux-mêmes leur mouvement, qu'ils se tournoient en rond, qu'ils étoient mus irréguliérement, qu'ils n'étoient point vivans, qu'ils avoient même plus d'agilité dans une femence putréfiée, jusqu'au seizieme jour, & qu'on voyoit les mêmes phénomenes dans les infusions des plantes. De même un Imprimeur, nouveau partisan de M. de Buffon, a nié que les corpuscules organiques fussent des animaux, parce qu'ils font mus avec trop de rapidité, qu'ils vont toujours dans la mê-

me direction , & que leur figure eft va-
riable.

De même auffi M. Gautier, Peintre, a
objecté que c'étoit le foleil qui mettoit ces
corpufcules en mouvement. Il y a encore
d'autres Auteurs qui difent auffi que ce ne
font point de véritables animaux.

§. VIII. *Réponſe à ces objeations.*

L'exemple du calmar a quelque force,
mais on ne doit en rien conclure pour les
animaux dont la ftructure eft différente. Si
par une loi conftante de la nature, on
trouve dans tant d'animaux des animalcules en mouvement, & qu'il n'y ait jamais le moindre foupçon que ce foient des
tuyaux , ou autres machines femblables ,
on ne doit pas regarder comme telles des
parties qui en font fort différentes.

M. de Buffon a vu lui-même dans les
vers fpermatiques un mouvement tout-
à-fait femblable à un mouvement animal.
Comme d'ailleurs il met ces petits vers
dans la même claffe que les animaux microfcopiques, qui font vraiment des animaux, qui s'accouplent, & engendrent
un animal femblable à eux, qui devient
fécond à fon tour, prend de l'accroiffe-

ment & devient animal adulte ; il paroît
qu'il fuit de-là que les petits vers font de
vrais animaux, comme tout le monde
convient que le font ces corpufcules, qui
fe trouvent dans l'eau dans laquelle on a
fait macérer du foin ou du poivre.

Autrefois Valifnieri, homme très - at-
tentif & grand obfervateur d'infectes, &
de plus qui n'étoit pas partifan de Leeuwenhoeck, a regardé les corpufcules fpermatiques comme des animaux vivans, & il
ne paroit pas qu'il en eut le moindre
doute. Et Hartzoeker lui-même a foutenu
il y a long-tems contre Muller, que fes ani-
n alcules étoient vivans.

De plus Boerhaave, le célebre *Abrah.*
Kaauw, M. de Maupertuis, M. Lieutaud,
Ledermuller, le fçavant Editeur de M.
Needham, M. Monro & M. Nicolaï, enfin
toute l'Europe, excepté quelques partifans
de M. de Buffon, en France, conviennent
que ce font des animalcules. Mon intention n'eft pas cependant de faire une critique minutieufe de fes expériences, ni de
lui objecter comme on a fait qu'il ne s'é-
toit pas fervi de bons microfcopes. Qu'il
me fuffife d'alléguer qu'on trouve dans ces
petits corps tous les fignes de vie & de
mouvement fpontanés, qu'on peut atten-

dre de si petits animaux, & qu'on observe dans les autres animaux aussi petits ; & qu'aucun autre que lui n'a vu ces filamens ni des globules qui en sortoient.

§. IX. *Ils sont naturellement dans la Semence.*

Puisqu'on trouve des corpuscules animés dans la semence de tous les animaux, il paroît qu'ils sont de l'essence de la semence ; car si, par quelque hasard, ils tomboient de l'air, leur forme ne seroit pas si constante, & on en trouveroit de même dans les autres humeurs animales.

Ils ont beaucoup de ressemblance avec ces petits insectes qui se trouvent en grande quantité dans l'eau, dans laquelle on a fait infuser du foin ou quelques graines. Il y en a même parmi ceux-là qui ressemblent parfaitement aux petits vers spermatiques ; & d'ailleurs je soupçonne fort que Lecuwenhoeck lui - même & les autres, n'ont vu dans la semence, qu'ils ont examinée longtems après son émission, que de ces insectes, qu'ils ont pris pour des animalcules séminaires.

Cependant je ne les compare pas entiérement avec ces animalcules ; car, autant que j'ai pu m'instruire sur cette matiere, je me fouviens d'en avoir apperçu dans l'infufion de quelque plante, d'une forme prefque ovale & fphérique ; mais j'ai vu auffi de véritables vers dans les infufions de diverfes plantes.

On dit que ces petits animaux grandiffent & deviennent adultes.

Si donc ils font femblables dans différentes efpeces de fluides, il ne paroît pas qu'ils foient particuliers à aucun d'eux ; & on peut prefque foupçonner qu'ils font produits par des mouches, qui ont laiffé tomber leurs œufs dans ces eaux fans qu'on s'en foit apperçu.

Mais nos animaux femblent réfider dans la femence, comme les petites anguilles dans le vinaigre, & c'étoit d'abord l'opinion de Paiton.

La plûpart de ceux qui ont admis les animaux fpermatiques, ont penfé qu'ils fervoient au plaifir vénérien & qu'ils en étoient l'aiguillon.

Mais fi on cherche la caufe de ce plaifir dans les femelles, ces animaux n'ont fûrement pas cet ufage dans les poiffons, puifqu'on penfe que le mâle ne touche pas même à la fienne.

Et fi on réfléchit fur le mâle, il faut faire attention que ce n'eft pas le tefticule,

mais la verge , qui eſt le ſiege de la volupté.

Valiſnieri penſe qu'ils ſervent à conſerver à la ſemence ſa fluidité. On ne voit
pas que ce ſecours ſoit plus néceſſaire à
la ſemence qu'au ſang ou à l'humeur graiſ-
ſeuſe.

Il vaut mieux enfin s'en tenir à ce que dit
Paiton , que les vers ſpermatiques ſont des
animaux eſſentiels à la ſemence.

Je n'examine pas actuellement s'ils ſont
les principes de l'animal.

§. X. *Conjectures.*

Je regarde comme des conjectures tout
ce qu'en a dit Leeuwenhoeck leur Auteur:
qu'il y a des vers ſpermatiques de l'un &
de l'autre ſexe , qu'on y remarque quelque
différence près de la queue, qu'ils s'accouplent, que les femelles deviennent pleines
& mettent bas, & qu'ils ſe renouvellent ;
qu'on en a trouvé de petits qui n'étoient
pas mûrs, & pas encore viables ; qu'ils quittent leur queue, qu'ils changent de peau,
qu'ils deviennent viables les uns après les
autres , & enfin qu'on en a vu à deux
têtes.

Qu'ils ont en petit la véritable figure
d'un homme , que la queue répond à

l'ombilic , & qu'un petit ver s'étant par
hafard dépouillé de fa peau , on avoit évidemment diftingué en lui la figure humaine.

M. Gautier a donné une merveilleufe
planche d'un fétus découvert dans la femence de cheval , qui étoit de la groffeur
d'une fêve, & qui avoit la figure du cheval
bien diftincte ; il dit auffi que dans celle
d'un âne , on a vu un fétus qui avoit de
grandes oreilles , & même que dans celle
d'un homme on diftinguoit à l'œil nud
une groffe tête & quatre filets , qui étoient
l'ébauche des quatre extrêmités ; enfin qu'il
a apperçu un poulet dans la femence du
coq. Il ajoute qu'il y a un ou deux embryons de cette efpece dans la quantité de
femence que l'homme éjacule à chaque
fois ; qu'il y en a plufieurs dans celle des
brutes , & que quelquefois un de ces embryons s'attache au vagin ou à la matrice.

Qu'il me fuffife à préfent de demander
comment il eft poffible que tant d'hommes induftrieux aient été affez aveugles
pour ne pas appercevoir un fi grand animal ; du moins je l'ai cherché en vain ; &
il eft très-certain que les extrêmités ne
paroiffent que long-tems après la tête , &

que d'abord elles ne font point pendantes
comme un fil, mais qu'elles font attachées
au corps.

Lieberkuhn favorifoit cette conjecture,
quand il difoit que la queue du petit ver
tenoit la place de l'épine dorfale; que c'é-
toit pour cette raifon que la queue paroiffoit la premiere dans la tortue, qui n'a
pas une vraie queue.

Enfin, ces animaux partagés en deux,
formés de trois globules, & d'autres particularités monftrueufes, paroiffent être
l'effet de l'imagination d'un Peintre peu
exact.

Même un habile homme fe plaint que
les figures de Leeuwenhoeck font trop
grandes, & celles de M. de Buffon trop
petites.

Et les queues droites ne font pas non
plus dans le vrai.

§. XI. *La matiere de la Semence.*

Quoiqu'aucun habile Anatomifte n'ait
pu jufqu'à préfent faire paffer une liqueur
de quelque artere dans les vaiffeaux du
tefticule, il eft croyable que c'eft du fang
que vient la matiere de la femence. On
conjecture qu'elle vient de la lymphe, &
que ce font les vaiffeaux du tefticule qui

la

la forment, & on fuppofe que ces vaiffeaux du tefticule, qui portent la femence,
font extrêmement fins, & beaucoup plus
petits que ceux que l'on peut appercevoir.
On ne doit pas rejetter cette conjecture,
puifque la femence du tefticule eft affez
femblable à de la lymphe, & que les petits vaiffeaux qu'on y peut appercevoir,
vont en ferpentant.

Il paroît auffi que le chile y a beaucoup
de part, de même qu'il en a beaucoup à la
formation du lait; car il eft certain que
tous les animaux, fans excepter même les
coquillages, fe difpofent à s'accoupler
quand ils ont fait bonne pâture; qu'un
homme eft bien plus propre à cet acte après
un bon repas, & qu'il y eft moins porté
quand il a feulement une fois manqué de
fouper.

Enfin, que l'homme qui fe nourrit également dans toute l'année, eft auffi toute
l'année porté à l'amour; que les animaux
s'en abftiennent pendant l'hiver, parce
qu'ils n'ont pas dans cette faifon de bons
pâturages, & qu'ils y reviennent quand la
pâture leur eft devenue plus facile; que le
tems de la chaleur des loups n'eft pas fixe,
comme le tems où ils ont abondamment
des vivres ne l'eft pas; que les canards de

Tome I. C

baſſe-cour, qui ſont bien nourris, produiſent toute l'année. On a donc eu tort de
dire qu'un homme qui ſe nourrit bien,
ne ſent pas l'aiguillon de l'amour.

Mais puiſque c'eſt la bonne ſemence qui
excite principalement au plaiſir vénérien,
il eſt probable que la nourriture contribue
beaucoup à en réparer la perte.

§. XII. *Liqueurs dont eſt compoſée la Semence.*

La premiere de ces liqueurs eſt celle
qui eſt formée dans le teſticule. Cette Liqueur me paroît jaunâtre, & dans les véſicules ſéminales elle eſt d'un verd jaune,
elle n'eſt pas blanche même dans l'épididyme; elle eſt beaucoup plus fluide que
ne l'eſt la ſemence quand elle ſort du
corps. Celle du chien eſt claire, même
dans le tems qu'elle eſt éjaculée.

On ne peut cependant pas la comparer
exactement avec les eſprits, qui ſont ſi
fins qu'on ne peut les appercevoir.

Quelquefois dans les corps robuſtes, le
teſticule eſt gonflé par l'abondance de
cette humeur, & même ſi on fait une
inciſion en cette partie, elle en ſort avec impétuoſité; mais cela eſt plus évident dans
le tems de la chaleur des animaux, & en-

core plus, fi on a empêché la femence de fortir du tefticule, par une ligature faite au canal déférent.

§. XIII. *La liqueur des véficules féminales.*

Je n'ai point à la vérité d'expériences perfonnelles, qui m'affurent qu'il fe fait dans ces véficules, fécrétion de quelque liqueur qui fe mêlange avec la femence; mais je foupçonne qu'il s'en exhale quelque chofe, comme on l'obferve dans la véficule du fiel.

On dit que dans le fanglier, le fuc des véficules féminales, qui font très-grandes & membraneufes, eft clair & limpide. Dans le rat, les véficules fourniffent une liqueur claire qui leur eft particuliere, qui délaye la femence & la rend moins vifqueufe. Les anciens croyoient que la femence s'engendroit dans les véficules; & les modernes penfent encore qu'il y a dans ce réfervoir quelque chofe qui lui eft néceffaire; il y a cependant beaucoup d'animaux qui n'ont point de véficules féminales.

Riolan a dit qu'il s'y engendroit une mucofité; mais pour le prouver, il faudroit qu'on pût y faire voir des glandes.

§. XIV. *Le suc de la proſtate.*

Ce ſuc eſt dans l'homme d'une auſſi grande importance que l'humeur du teſti-cule ; il eſt d'un blanc opaque, plus pâle que la liqueur claire qui vient des teſti-cules, & il prédomine dans la portion de ſemence qui eſt éjaculée.

Ce n'eſt donc pas entiérement contre la vraiſemblance, qu'on a écrit que la ſe-mence ſe perfectionne dans la proſtate, ou que cette glande en fournit une par-tie.

Galien cependant a remarqué que cette humeur n'étoit point féconde, puiſqu'il y en a dans ceux à qui on a enlevé les teſ-ticules, & qu'elle ne ſuffit pas pour féconder. Ajoutez à cela que beaucoup d'ani-maux n'ont point de proſtate, & que ce-pendant ils produiſent une ſemence fé-conde.

Le ſuc de la proſtate augmente la maſſe & l'impétuoſité de la ſemence, afin qu'elle puiſſe plus à propos être dardée, & por-tée dans le lieu de ſa deſtination. On re-marque que la proſtate a plus de volume dans ceux qui ſont lubriques.

Peut-être même le ſuc de la proſtate a-t-il encore plus de vertu, puiſque dans différentes claſſes d'animaux, il y a une humeur glanduleuſe, telle qu'elle eſt dans la proſtate, qui ſe mêle à la ſemence qui vient du teſticule. Ce n'eſt pas ſeulement dans le ſanglier, le bélier, le bouc & le cheval qu'on l'obſerve, mais elle ſe trouve encore dans la vipere, le moine (1) & l'abeille.

Comme d'ailleurs ces petits animaux n'ont point d'uretre, il eſt d'autant moins probable que l'uſage de la proſtate eſt d'humecter l'uretre.

§. X V. *L'eſprit.*

Il y a long‑tems qu'on a dit qu'il y avoit un fluide nerveux qui ſe mêloit avec la ſemence, tant à cauſe de la propriété de cette humeur, qu'à cauſe de ſon odeur forte.

Même dans les inſectes, il y a des trachées qui vont ſe rendre aux parties génitales, & de très‑gros nerfs.

C'eſt même à ces eſprits qu'on a rapporté la foibleſſe qui ſuccede à une émiſſion trop fréquente de ſemence, puiſqu'on

_____

(1) Eſpece d'inſecte aquatique. Voyez Geoffroi tome 1. page 68.

a vu affez fouvent des gens périr miféra-
blement dans les excès d'acte vénérien,
& que la plûpart des infectes mâles furvi-
vent peu à la fécondation de leurs femelles.

Alcmœon a dit que la femence étoit
une rofée qui émane du cerveau, & fuivant Platon, elle vient de la moëlle de
l'épine ; je penfe qu'ils n'ont dit cela,
qu'à caufe de la fenfation vive qu'elle fait
éprouver dans le tems de fon éjaculation.

Au refte, on ne peut s'affurer par des
expériences, qu'il y ait des efprits répandus, même dans les autres humeurs, comme on le conjecture. Pour ce qui eft de
la foibleffe qui fuit la perte de la femence,
il faut un fpafme nerveux fi grand pour
éjaculer, qu'on peut attribuer à ce mouvement violent, la fatigue qu'on éprouve
après l'émiffion ; mais nous difcuterons ce
point plus à propos dans un autre endroit.

§. XVI. *Quelle eft l'humeur vérita-*
blement prolifique.

Comme il y a différentes humeurs, qui
dans l'acte vénérien font éjaculées fous le
nom commun de femence, on demande
laquelle de ces humeurs eft prolifique.

Il y a eu des Auteurs célebres qui ont refusé cette propriété à la liqueur féparée dans le tefticule ; ils ont même étayé leur opinion d'expériences.

De tous les tems les Rois d'Orient ont eu la paffion d'avoir en réferve plufieurs femmes deftinées à leurs plaifirs ; or, la méfiance, & la honte dont l'infidélité de la femme couvroit le mari, même dès le premier âge du monde, faifoient qu'ils confioient la garde de tant de belles femmes à des hommes qui à peine en méritoient le nom, & par-là ils étoient sûrs de leur fidélité.

De tout tems auffi, on châtroit les animaux ; les premiers hommes le faifoient à certains animaux pour diminuer leur férocité, & à d'autres pour leur donner un meilleur goût.

Cette caftration fe fait en enlevant les tefticules, ou du moins en comprimant & en affoibliffant les vaiffeaux qui vont s'y rendre.

Cependant on lit dans les Auteurs, qu'il y a eu des hommes & des animaux qui ont reffenti les aiguillons vénériens, quoique fans tefticules, ou du moins n'en ayant que d'inutiles ; qu'ils ont exercé le coït, éjaculé de vraie femence, & enfin qu'ils ont engendré. C iv

On a trouvé le canal déférent plein de femence , quoique le teſticule eût été détruit.

Mais ces faits ſont contradictoires avec ce qu'on obſerve communément dans les hommes & les animaux qui ſont châtrés ; très-ſouvent, quand les teſticules ont été enlevés, ou que les vaiſſeaux ont été comprimés, l'animal ne reſſent plus d'aiguillons vénériens, les véſicules & les vaiſſeaux ſéminaires s'affaiſſent & s'obliterent, & la verge même s'anéantit.

Et il n'y a pas un ſeul exemple parmi un nombre infini de béliers , de chevaux & de taureaux coupés , qu'une femelle ſoit devenue pleine.

Rien n'empêche que les eunuques n'entrent en érection , puiſque le gland eſt le ſiege du plaiſir, & que l'inſtrument de l'érection reſte entier après l'amputation des teſticules ; outre cela, un homme , après avoir perdu ſes teſticules , peut, comme un vieillard qui ne peut plus exercer le coït, rappeller à ſa mémoire l'avantage qu'il a perdu , & ce reſſouvenir peut l'exciter à l'amour.

Il a pu même ſe faire , que des eunuques ayent fait émiſſion de la liqueur proſtatique, ou avec des femmes , ou autrement.

Si jamais un animal, après la caſtration, a pu féconder une femelle une ou deux fois, c'eſt qu'il a pu employer pour cela un grande proviſion de bonne ſemence, qui lui étoit reſtée dans les véſicules ſémi-nales.

On nie que Pythias ait été engendré d'un eunuque ; & même quoique les teſti-cules de cet homme fuſſent écraſés, il a pu lui reſter quelques vaiſſeaux ſpermati-ques dans leur entier.

Il eſt certain que c'eſt le teſticule qui forme la vraie ſemence ; ce qui le prouve, c'eſt que tous les animaux qui exercent le coït ont des teſticules, & qu'il y en a beaucoup qui n'ont ni proſtate, ni véſicu-les ſéminales.

S'il eſt arrivé qu'on n'ait point vu de petits vers dans la ſemence des teſti-cules, il n'eſt pas hors de vraiſemblance qu'ils ſoient plus petits dans cet organe, & un peu plus gros dans l'épididyme.

ARTICLE SECOND.

§. I. *Le mouvement de la Semence.*

LA femence prend deux différentes routes; ou elle eft réforbée, ou elle eft évacuée. On doit croire effectivement qu'elle eft principalement réforbée de la véficule, de même que toutes les humeurs du corps humain s'épaiffiffent dans leurs réfervoirs, par la diffipation de la partie la plus fluide : car je n'ofe encore admettre qu'elle eft réforbée de l'épididyme par un petit vaiffeau détourné ; qu'il fuffife de prouver qu'elle eft véritablement réforbée, & qu'elle repaffe dans le fang.

§. II. *Elle repaffe dans le fang.*

Il eft néceffaire de prouver cette réforbtion. Il eft hors de doute qu'il fe fait continuellement une fécrétion de la femence, comme de toutes les humeurs animales ; or, il ne s'évacue point de femence du corps d'un homme qui fe porte bien & qui eft chafte, & cependant les vaiffeaux ou les réfervoirs de la femence ne peuvent pas fe diftendre à l'infini ; il eft donc néceffaire que la femence foit réforbée ; car quelle que foit la lenteur avec laquelle on fuppofe qu'elle fe forme , quand ce ne feroit qu'un gros en fept jours , on aura au bout d'un an cinquante-deux gros , & cent quatre au bout de deux ; & nos organes n'en peuvent conte-nir une fi grande quantité.

Il y a beaucoup d'hommes qui vivent très-long-tems fans fe livrer au plaifir vé-nérien , ou par vertu , ou par contrainte , comme ceux qui font dans les prifons , en efclavage , aux galeres: il y a fur-tout des animaux qui certainement ne répan-dent jamais de femence , tels que des chevaux précieux , qu'on ne laiffe point approcher des jumens , & ces animaux étrangers , qui n'ont point dans leur pri-fon de femelles de leur efpece.

§. III. *Effets de cette réforbtion.*

Dans les animaux qui fe livrent rare-ment à l'acte vénérien , on peut mieux remarquer ce qui fuit.

Premiérement , les animaux mâles , quand ils fe font long-tems abftenus de cet acte , & qu'ils font en chaleur , ont toute la chair d'une odeur fi fétide qu'on ne peut en manger , & que leur fouffle mê-me eft contagieux pour les animaux de la

même efpece ; les limaçons même fentent
la ciguë dans le tems de leur accouplement ; le hériffon en chaleur corrompt
l'eau ; la veffie huileufe du rat mufqué
ne fent rien dans l'hiver, mais elle a beaucoup d'odeur & groffit dans l'été, qui eft
le tems de la chaleur de cet animal ; & le
marfupialis (1) a une odeur de mufc.
Toute la chair de l'animal acquiert en
même tems une tendance à la putréfaction : car celle du cerf fe pourrit fort
aifément & promptement.

Il eft facile de prouver que cette mauvaife odeur ne vient que de la réforbtion
de la femence, car elle n'exifte plus quand
on a coupé l'animal. Ce qui le prouve
principalement, c'eft que les animaux de
même genre qui ont été coupés n'en ont
point ; mais cependant quand on les coupe
un peu âgés, leurs chairs trop pénétrées de
cette mauvaife odeur ne deviennent jamais
d'un goût agréable. Néanmoins cela n'ar-

(1) C'eft un animal qui naît à l'Amérique , qu'Al-
drovande appelle *femi-vulpa*, ou *vulpi-fimia*. Cet animal fut apporté de la Virginie à Londres. On trouve
dans les *Act. erudit. Lipf.* an. 1698 m. de Sept. la
defcription & l'exacte anatomie de cet animal, faites par
Edouard Tyfon.

rive pas aux taureaux , dont la chair eft
bonne à manger , quoiqu'on ne les ait coupés que fort tard, ni aux boucs.

Ce qui eft plus fort encore, c'eft que
les femelles qui ont été couvertes ont une
faveur défagréable , & la chair en eft fort
dure ; celle d'une vache qui eft en chaleur, eft d'un mauvais goût.

On peut rapporter à la même caufe les
naufées & les vomiffemens d'une femme
qui a conçu ; car dans les premiers jours
de la groffeffe le produit de la conception
eft fi petit , qu'il n'apporte prefque aucun
changement à la matrice , ni à l'ovaire.
(1) On peut dire la même chofe du lait

---

(1) Quoique la totalité de la conception ne foit que
d'un très-petit volume alors , néanmoins fi petites que
foient les fubftances que renferme la matrice, ce font
des corps étrangers qui font effort fur elle pour la dilater, & rendre fa cavité plus fpacieufe ; ce méchanifme fuffit pour produire dans les nerfs de la matrice
des divulfions , qui par fympathie & par continuité fe
propagent jufqu'à ceux de l'eftomac, & caufent des naufées & les vomiffements : d'ailleurs, ce qui prouve que
ce n'eft pas l'odeur de la femence qui occafionne cela
aux femmes nouvellement groffes, c'eft qu'on a vu des
fem.es éprouver ces incommodités , fans qu'il fe fût
fait d'introm iffion ; dans ce cas , la matiere qui avoit
péné.ré dans la ma..ice étoit fi fubtile, & il y en avoit

d'une chienne , que les approches d'un chien corrompit , au point que le petit qu'elle nourriſſoit n'en voulut plus prendre (1).

On doit croire auſſi que cette vapeur fétide de la ſemence du mâle pénétre le corps des femelles.

Il paroît que ce ſont ces mêmes particules fétides, qui font que la force mâle augmente dans l'homme & dans les animaux ; c'eſt un aiguillon de plus qui irrite le cœur & les autres organes. L'eſprit fétide vital, que les Grecs nomment θσρμ , contribue beaucoup à la ſanté , & à la force du corps & de l'eſprit.

Les célibataires dans leurs maladies ont plus de force , & la fibre eſt plus roide que dans ceux qui ſont mariés.

C'eſt pour cette raiſon que la chair des animaux eſt gluante , molle & ſans goût après le tems de chaleur, comme on le remarque principalement dans les poiſſons

---

une ſi petite quantité , qu'il n'eſt pas poſſible qu'elle ait pu donner lieu à cet accident.

(1) On pourroit imputer à toute autre cauſe qu'à l'odeur de la ſemence, le dégoût que prit ce petit chien pour le lait de ſa mere après qu'elle eût été couverte ; peut-être même eſt-elle devenue pleine & n'a plus eu de lait.

dans le tems du frai, même dans le fanglier; de-là auffi un cheval mis trop jeune avec les jumens, ne devient jamais auffi fort qu'il eût dû l'être.

De-là les hommes & les animaux qui font châtrés, font fi délicats. Le taureau, qui eft un animal très-féroce & toujours furieux, devient un bœuf très - doux & très-patient.

L'homme lui - même, en perdant fes tefticules, perd la vigueur de fon efprit. On a vu un jeune homme très-vigoureux devenir, par la caftration qu'il fe fit lui-même, pâle, débile & incapable d'affaires. Les eunuques font totalement efféminés On dit qu'un maniaque a été guéri par la caftration. Cette opération diminue l'accroiffement de tout le corps, & empêche de grandir: au contraire, la lenteur qu'elle produit dans la circulation, fait que les animaux châtrés prennent beaucoup d'embonpoint; on l'obferve dans les chiens, les chats, les cerfs, & enfin dans les hommes. On rapporte, je ne fçais s'il eft vrai, que les Caraïbes antropophages châtroient les hommes qu'ils engraiffoient pour vendre; on dit auffi que par cette opération les glandes de tout le corps deviennent plus groffes & plus aqueufes.

Si le défaut de femence eſt nuiſible, la furabondance & le trop d'action de cette liqueur font préjudiciables; car comme les femmes, dès l'inſtant qu'elles ont conçu, ont des nauſées & des vomiſſemens, de même on lit que la rétention de la femence a cauſé des nauſées, de la triſteſſe & enfin l'épilepſie. On dit même que ce fut là ce qui cauſa la mort du Marquis de Renty, qui par une dévotion mal-entenduevoulut s'abſtenir de tout plaiſir vénérien, même légitime. Ainſi, comme la nature eſt infiniment ſage, on doit ſuivre ſes loix, & ſe livrer de tems en tems au plaiſir vénérien; cet acte évacue le ſuperflu de la femence, rend le corps agile, & animoit autrefois les athletes, quand ils étoient engourdis.

Tout ce que nous venons de dire eſt facile à expliquer; il n'en eſt pas de même de ce qui ſuit. En même tems que ſe forme la femence, il ſe fait dans le corps de l'homme & dans celui de l'animal, des augmentations & des changemens qui dépendent de ſa ſécrétion. Il ne faut pas objecter que ce n'eſt pas ſeulement dans le ſexe maſculin, mais dans les filles auſſi, que l'extérieur des parties de la génération ſe

recouvre

recouvre de poils & que les mamelles paroiſſent ; & que cependant il ne ſe forme
point de ſemence dans les femmes. Cela
prouve ſeulement que c'eſt l'augmentation
de la force de tout le corps qui aide l'accroiſſement de ces parties, de même qu'on
voit quelquefois pouſſer de la barbe à
ces femmes fortes & robuſtes qui tiennent
de l'homme ; ce n'eſt pas que la ſemence
la faſſe pouſſer ; mais c'eſt la preuve &
l'effet de la force du corps, & principalement de l'humeur qui ſe porte à la peau ;
comme au contraire, les hommes qui
n'ont point de barbe, ni de poil aux parties génitales ſont incapables de féconder ;
de même il n'en vient point à ceux que l'on
châtre avant l'âge de puberté.

On pourroit auſſi croire que c'eſt ce
qui fait que l'hemérobe, (1) & d'autres inſectes mâles, ont les yeux plus grands que
leurs femelles, & que dans les grenouilles,
il n'y a que les mâles qui aient des véſicules aériennes.

On peut en dire de même du changement qui ſe fait dans la voix ; elle devient
rauque à l'âge de puberté ; elle ne devient

____

(1) Claſſe d'inſectes ailés.

pas telle, fi on coupe les tefticules. C'étoit pour empêcher qu'elle ne changeât que les anciens Romains boucloient leurs chanteurs; & c'eft dans les mêmes vues que les Chrétiens, qui leur ont fuccédé, les châtrent auffi. Le chapon perd fa voix, & fa force, ne chante pas comme le coq & n'eft pas plus courageux que la poule; & au contraire, un enfant qui avoit beaucoup de voix, en perdit la beauté à treize ans, lorfque fes tefticules fortirent du bas-ventre. Les ligamens de la glotte paroiffent moins tendus dans les eunuques; il paroît auffi que les cartilages s'endurciffent moins, & que le larynx devient moins ample; c'eft à l'inégalité de groffeur des ligamens de la glotte qu'on attribue l'enrouement. On a remarqué qu'on empêchoit la voix de changer, en faifant chanter ceux qui n'ont pas encore atteint l'âge de puberté, & en veillant avec foin à ce qu'ils ne fiffent pas defcendre leur voix plus bas que leur ton naturel; c'eft peut-être parce que les ligamens prennent alors l'habitude d'être toujours tendus, qu'ils continuent de donner un fon aigu.

C'eft la femence qui opere ce changement, & le refte des parties de la génération n'y contribue en rien; on a vu

dans un homme qui n'avoit point de veffie , & qui n'étoit jamais en érection , la
voix cependant éprouver ce changement
à fon tems.

Mais ce que nous obfervons dans les
cornes eft plus fort que cela. Tous les ans
les cerfs jettent leur bois , & il leur en
renaît un autre ; mais cela n'arrive qu'aux
mâles. Il ne pouffe qu'au tems où le cerf
eft en âge d'avoir de la femence ; fi on
le châtre avant qu'il ait eu fon bois, il
ne lui en pouffera point ; & fi c'eft dans
le tems que le bois commence à paroître , il refte difforme , mais fans tomber ;
fi c'eft après qu'il a pouffé , il ne tombe
pas. Il en eft du bois des cerfs comme de
la barbe & du poil des parties génitales :
car ceux à qui on ne coupe les tefticules
qu'après l'âge de puberté , en ont toujours ; cependant , fuivant d'autres expériences de Rouffel , le bois eft tombé
& a repouffé , mais peu à peu il a rapetiffé ,
& il n'y en eut plus que des reftes.

Il paroît évident qu'il faut , pour que
le bois pouffe au cerf , que la vapeur alcalefcente fétide de la femence en repaf-
fant dans le fang , lui donne plus d'action ;
car quand un cerf eft coupé , fa graiffe
ne s'échauffe point , fon col ne groffit

point, fa chair n'a point d'odeur, & n'a pas de tendance à la putréfaction, comme tout cela a coutume d'arriver dans le cerf entier. Les cerfs qui font foibles, quoique entiers, fe dépouillent plus tard de leur bois, & font plus tard en rut; quand un cerf prend une mauvaife nourriture, fon bois pouffe auffi plus tard.

On comprend que le fang étant imprégné d'une acrimonie alcalefcente, donne plus d'action au cœur, & qu'il peut par-là, comme dans la fievre, avoir des pulfations plus fortes, & faire paffer dans de petits vaiffeaux des fucs groffiers, qui les dilatent & les font croître, à peu près comme les parties rouges du fang font néceffaires pour la formation des os. C'eft ainfi que nous reconnoiffons une puiffance particuliere, par laquelle la femence paffée dans le fang opere les changemens que l'on remarque au larynx, fait croître la barbe, les poils, les cornes, fait gonfler les glandes des aînes; mais ceci n'eft qu'une conjecture, puifqu'il n'y a que peu de parties du corps qui fe reffentent de cet accroiffement, & qu'il ne fe fait prefque qu'à la peau.

§. IV. *Chemin que fait la Semence pour sortir du corps.*

Nous avons fait précéder cette explication, reprenons maintenant, pour ne point interrompre le détail de la route que suit naturellement la semence.

Personne ne doute que le sang ne soit apporté par les extrêmités des arteres du testicule, dans les petits vaisseaux qui serpentent dans la substance de cet organe. Quoiqu'on ne puisse s'en assurer par des expériences, cependant il paroît impossible que cela soit autrement ; car il n'y a que les arteres qui puissent charier, & déposer dans quelque partie une humeur qui vient du cœur: c'est pour cette raison que la ligature des vaisseaux spermatiques rend impuissant, de même que la destruction totale du testicule.

Il est probable que la sécrétion de la semence se fait lentement ; premiérement l'étroitesse des petites arteres sécrétoires induit à le croire ; elles ne peuvent laisser échapper qu'une petite quantité de fluide, à cause de la petitesse de leur calibre, & elles ne le laissent échapper que lentement, à cause des frottemens que le fluide

éprouve contre les parois, & de son adhérence à ces parois, qui est considérable
dans les petits vaisseaux.

Il s'y joint encore d'autres causes ; l'artere spermatique, quoique fort longue, est
d'un petit diametre, de maniere qu'une
grande partie du mouvement du sang se
perd à vaincre la résistance que le frottement contre les parois, & son adhérence à
ces parois opposent à son cours ; outre cela,
comme le diametre de cette artere est petit, elle apportera dans le même espace
de tems une moindre quantité de sang
que les arteres des autres organes sécrétoires.

On remarque que cette artere est plus
grosse près du testicule qu'elle ne l'est en
sortant de l'aorte. Cette dilatation peut
aussi contribuer à diminuer la vîtesse du
sang destiné à fournir la matiere de la semence ; cette vîtesse est donc retardée en
raison inverse de ces diamettres.

Enfin, ce qui retarde encore un peu le
cours du sang, dans cette artere, c'est
qu'elle est courbée & même qu'elle serpente. La grosseur & le nombre des veines causent aussi du retardement dans le retour du sang qui vient du testicule ; &
conséquemment dans le cours de celui qui

est dans l'artere ; car le sang veineux par sa lenteur s'oppose au sang artériel.

Il y a aussi des causes contraires qui accélerent la sécrétion de la semence : la principale est l'amour. Lorsqu'un jeune-homme est auprès d'une femme dont il est épris, s'il reste long-tems à causer familiérement avec elle, il arrive très-communément qu'il éprouve ensuite un gonflement douloureux des testicules & des vaisseaux spermatiques, & cette douleur est si grande qu'il craint d'y toucher, & qu'il marche avec peine. Il est évident que dans ce cas la sécrétion de la semence a été accélérée, & qu'il y en a eu une plus grande quantité qui a distendu le testicule. Ce mal cesse quand l'esprit est devenu tranquille, & qu'il n'est plus avec la femme qu'il aime ; mais le remede le plus prompt est la jouissance de la personne que l'on desire ; & sans le secours de l'un ou l'autre de ces moyens, il survient des tumeurs difficiles à guérir. C'est pourquoi en général, de même qu'on est plus porté à l'amour, à la vue d'une femme pour laquelle on est passionné, ou en voyant des images lascives, ou par tout ce qui peut rappeller à l'esprit des idées de volupté, de même l'absence de ces aiguillons, des

occupations , ou des idées qui en dif-
traient, & même la dévotion , diminuent
la fécrétion de la femence , font qu'il
s'en forme une bien moindre quantité ,
& qu'elle n'incommode point, enfin que
par la fuite les vaiffeaux féminaires font
prefque oblitérés , & que les parties génitales diminuent même de volume.

Il y a encore d'autres circonftances qui
augmentent la fécrétion de la femence ;
par exemple, la gonorrhée ; cette maladie
donne lieu à un gonflement des tefticulés
& à des pollutions très-importunes ; l'excès de nourriture produit le même effet,
de même que certains alimens que l'on
croit, à caufe de la reffemblance de leur
odeur avec celle de la femence , avoir
cette propriété, tels font les oignons de fa-
tyrion, les truffes, la roquette, & autres de
même efpece ; mais il faut diftinguer les
chofes qui véritablement augmentent la
quantité de la femence, de celles qui ne
font que provoquer fon éjaculation.

La propriété qu'ont les alimens d'exciter à l'amour & de rendre fécond, fe manifefte évidemment dans les animaux. La
femence de vefce produit cet effet fur les
pigeons, & le chenevis fur les brebis &
les petits oifeaux.

§. V. *Mouvement de la Semence en fortant du tefticule.*

Quoiqu'il foit naturel de croire, qu'après que la femence a été préparée dans les vaiffeaux du tefticule, elle paffe dans l'épididyme & le canal déférent; quoique même on puiffe remplir ces petits vaiffeaux de mercure, même dans un coq, en injectant par le canal déférent; nous avons néanmoins d'ailleurs des expériences directes qui confirment que telle eft fa route.

Graaf a fait la ligature du canal déférent à un chien en chaleur avant qu'il eût approché de la femelle; il vit que les tefticules, qui auparavant étoient fort petits, étoient tout gorgés de femence. On a vu, après avoir lié le canal déférent, qu'il étoit prêt à fe rompre entre le tefticule & la ligature. Un Auteur rapporte que l'épididyme s'étant engorgé, l'excès de la femence fit rompre ce canal; on a vu encore une tumeur du tefticule qui avoit comprimé l'orifice du canal déférent, du côté de l'uretre, produire peu à peu une tumeur à l'épididyme, & enfuite au tefticule.

La femence prend cette voie, tant parce qu'elle est poussée par l'abord successif de nouvelle femence, que par l'action du muscle cremaster, qui souleve le testicule, & qui la force de remonter. On a vu des engorgemens au testicule, produits par des entretiens familiers avec des femmes, sans que la jouissance s'en fût suivie. C'est pour cette raison que le cremaster a beaucoup d'étendue dans les animaux qui n'ont point de vésicules séminales, comme le *marfupialis* : car il est nécessaire que dans ces animaux le testicule soit plus vivement pressé, pour qu'il se fasse une éjaculation suffisante. Il se joint encore à l'action du cremaster celle du *dartos*, qui n'est pas musculeuse à la vérité, mais qui est une membrane très-ferme. Ces mêmes animaux ont le scrotum petit & moins pendant.

Le canal déférent peut encore, en passant par le muscle psoas, recevoir quelque mouvement de la part de ce muscle. On voit sensiblement que dans les ovipares les forces de la respiration agissent sur les testicules.

Malgré tous ces secours, le mouvement de la femence est lent, tant à cause des différens replis des vaisseaux, de l'épididyme, de même que du canal déférent, que parce que ce canal est fort étroit, & qu'il va en remontant, & aussi à cause de la viscosité de cette humeur ; le mercure même poussé avec grande force dans ces vaisseaux, quoique vuides, a besoin de beaucoup de tems pour forcer tous ces replis : c'est pour cette raison que, lorsque la quantité de semence qui étoit contenue dans les vésicules a été épuisée, un homme n'en éjacule que très-peu dans l'acte qui suit de près cet épuisement, & qu'il faut environ trois jours pour réparer ce qui a été consommé. Les animaux qui n'ont point de vésicules sont très-lents en amour, & s'accouplent mal ; & il paroît qu'ils rendent d'abord le suc de la prostate, & ensuite la vraie semence ; car ce n'est qu'après que le chien a été long-tems attaché à sa femelle, qu'il rend de la semence. Leeuwenhoeck dit qu'elle contient une grande quantité d'animalcules.

§. VI. *La Semence dans les vésicules.*

Nous avons fait voir que le canal déférent s'ouvroit dans les vésicules séminales ; mais on pourra demander pourquoi dans le cadavre il se vuide dans l'uretre, & que dans l'homme vivant & sain, il ne s'y vuide jamais, sans avoir passé par les vésicules séminales, assurément jamais. Un homme très-instruit sur cette matiere a nié, il y a long-tems, que la semence pût être évacuée sans érection. Si quelquefois des hommes fort lubriques ont répandu un peu de semence en urinant, ou en faisant de grands efforts pour aller à la selle, il se peut que cet écoulement soit venu de la prostate, ou qu'il y ait eu quelque maladie dans ces organes.

Certainement si la nature se débarrassoit de la semence sans érection & sans spasme vénérien, on ne voit pas pourquoi la rétention de cette humeur causeroit tant d'incommodités.

Il paroît plutôt que dans l'homme vivant la semence se rend dans les vésicules, qui sont comme une espece de lac disposé par la nature, pour recevoir cette liqueur qui y vient facilement, en comparaison de la difficulté que lui feroit éprouver l'étroitesse d'un canal, qui se renverse tout de suite, & dont l'ouverture est fort petite.

On peut croire aussi qu'il y a quelque action musculeuse, qui n'est pas apparente;

puifqu’une fréquente mafturbation caufe une gonorrhée perpétuelle, qui ne vient, felon toute apparence, que d’affoibliffement d’organe.

Quand la veffie eft pleine d’urine, cette évacuation par l’uretre eft difficile, parce qu’il faut que l’humeur remonte; c’eft pour cela qu’il faut défemplir la veffie, pour que la femence puiffe s’évacuer. On voit même les véficules gorgées de femence dans les animaux, comme le porc, le fanglier & les grenouilles.

La femence fe conferve long-tems & même toujours dans les véficules des hommes chaftes, & des animaux qu’on prive de femelle ; la vapeur dont nous avons parlé eft réforbée, & la femence paroît s’alcalifer & contracter principalement fon odeur dans un endroit chaud, & qui a au deffous de lui l’inteftin rectum plein d’excrémens putrides ; c’eft pour cela que quand on a été long-tems fans fe livrer aux plaifirs vénériens, la femence eft plus prolifique, & que la fécondation s’en fuit plus fûrement.

§. VII. *L’érection.*

Pour que la femence paffe dans les véficules, il n’eft befoin que des forces de la circulation jointe à celles de quelques muscles ; mais il n'en est pas de même du reste de la route qu'elle a à faire des véficules jufques dans la matrice : car cette opération fe fait dans tous les animaux qui ont une verge par le moyen d'une forte érection, & même dans les infectes, comme l'abeille.

On appelle érection une augmentation dans le volume de la verge, qui provient dans l'homme de la diftenfion qui fe fait en même tems des trois corps caverneux.

Il n'eft affurément pas facile de dire quelles font les caufes de cette diftenfion.

La principale & la plus naturelle eft l'abondance de bonne femence, qui gonfle les tefticules & les véficules ; car cette abondance occafionne un fentiment, même incommode, de preffion & de douleur fourde ; mais cette abondance produit très-vivement & très-promptement l'érection, s'il s'y joint un aiguillon quelconque, qui aura toujours d'autant moins de force que ces réfervoirs de femence feront plus épuifés.

On peut rapporter à cela ces pollutions & ces écoulemens de femence d'un homme à qui on avoit amputé les tefticules, & qui n'avoit point de gland qui l'excitât.

C'eſt auſſi pourquoi dans le printems, les teſticules des oiſeaux ſont beaucoup plus gros , & que les lapins , qui ſont très - ardens à l'amour, ont les véſicules ſéminales très-pleines.

C'eſt pour cette raiſon que l'amputation de la jambe rend laſcif, à cauſe de l'amas du ſang dans les vaiſſeaux voiſins des cruraux.

C'eſt à cauſe de cela que chez les peuples ſeptentrionaux la fécondation eſt plus tardive.

Et il ne ſeroit pas étonnant que trois teſticules rendiſſent plus ardent à l'amour. Quoiqu'un ſeul ſépare aſſez de ſemence pour qu'un homme, qui en a perdu un , puiſſe engendrer , & que c'eſt avec bien peu de raiſon que pour cette cauſe on a caſſé des mariages ; quoique , d'un autre côté, un homme n'ait pu engendrer avec quatre teſticules ; cependant il eſt naturel que l'ardeur pour le plaiſir vénérien s'accroiſſe avec l'abondance de ſemence.

Il eſt vraiſemblable auſſi qu'on peut rapporter à cela l'érection qui ſurvient après avoir beaucoup pris de bonne nourriture, ou après avoir mangé quelque choſe qui excite à l'amour.

Ce feroit auffi à cela qu'on pourroit rapporter l'ardeur qu'ont pour le plaifir vénérien, ceux dont les arteres fpermatiques
font groffes & divifées en deux, fi cela
étoit bien vrai.

Une autre caufe de l'érection dans
l'homme qui fe porte bien, eft l'imagination, c'eft-à-dire, le defir de la volupté;
la moindre caufe peut l'échauffer, comme
lecture, tableaux, fouvenir des plaifirs
paffés, contes, attouchemens, ou autres
chofes, & donner lieu tout de fuite
à l'érection dans un homme fain; c'eft
l'imagination qui caufe ces pollutions nocturnes, au moyen defquelles la nature fe
débarraffe d'une trop grande quantité de
femence qui la furcharge, dans des intervales plus ou moins longs, fuivant la quantité
de femence, & fuivant le plus ou moins de
fenfibilité; car ces pollutions arrivent fouvent aux jeunes-gens, & très-rarement, ou
même jamais aux vieillards : il n'y a que
l'homme à qui elles arrivent ; peut-être
eft-ce parce qu'il n'y a que l'homme qui
ait de la mémoire, & chez qui l'imagination ait du pouvoir.

Il y a des preuves que l'imagination
feule a non feulement donné lieu à l'é-
rection

rection hors du tems du sommeil, mais qu'elle a produit l'éjaculation.

Et l'acte vénérien ne peut jamais avoir lieu sans le pouvoir de l'imagination; il est fort difficile de le consommer avec une femme qui déplaît, ou qu'on n'a pas encore aimée; c'est au défaut d'imagination qu'on peut attribuer ces impuissances, causées par la honte, ou par une foiblesse imaginaire; c'est à celle-ci que je rapporte les enforcellemens. Il en est de même de celle qui est produite par la haine; cette derniere n'a plus lieu avec une femme qu'on aime.

On doit juger par-là, combien étoit injuste la loi qui faisoit décider de la virilité du mari par le moyen du congrès; il faudroit qu'un homme fût de la derniere impudence, pour consommer l'acte vénérien en préfence de tant de monde, avec une femme qu'il hait, & dont il a souffert les plus grandes injures : c'est pourquoi cette loi ridicule fut abolie en France en 1677 le 18 Janvier, à l'occasion du Marquis de Langey, qui fut jugé impuissant au congrès, & dont le mariage fut rompu. Il se remaria depuis, & eut plusieurs enfans de sa femme.

La troisieme cause, & la plus puissante

de l'érection, est l'odeur des parties génitales de la femme, ou de la femelle pour les animaux ; c'est cette odeur qui est le principal aiguillon de la volupté, & qui fait entrer tous les mâles en passion, & principalement par rapport aux brutes, quand les femelles sont en chaleur. Le porc, qui est le plus sot de tous les animaux, perd sa graisse & se seche quand il sent l'odeur d'une truie qui cherche le mâle. C'est cette odeur qui met les chevaux, & les autres animaux auxquels on amene des femelles, en état d'exercer l'acte vénérien, & elle n'a pas moins de force dans l'espece humaine, de quelque maniere qu'elle agisse : il est vraisemblable que c'est sur les nerfs.

Ce qui affecte de plus près les parties génitales, & qui force l'éjaculation, l'augmente & la rend complette, c'est le frottement du gland, & principalement des éminences qui sont près de l'orifice de l'uretre, de quelque façon qu'il soit fait, ce frottement cause une sensation voluptueuse particuliere, extrêmement vive, & qui l'est même trop ; elle agit manifestement sur les nerfs, ce qui fait conjecturer que le gland est d'un sentiment exquis.

Une cinquieme cause est l'irritation que produit la vessie, quand elle est pleine d'urine ; elle est presque naturelle le matin à tout homme sain, & elle a lieu, même dans les plus jeunes enfans ; cette érection ne dure pas long-tems, & cesse dès que l'urine a été évacuée. On a vu la verge gonflée par l'effet d'une strangurie violente.

§ VIII. *Causes non naturelles de l'érection.*

L'irritation des parties génitales, qui font très-sensibles, telle que soit cette irritation, & même accompagnée de douleur, provoque l'érection.

Ainsi, les médicamens purgatifs, quoiqu'ils n'agissent pas proprement sur la vessie, ni sur l'uretre, ont quelquefois produit l'érection, par la sympathie des nerfs qui partent du même principe ; un lavement chaud a causé l'éjaculation de la semence.

Le fouet provoque l'érection ; on voit des hommes que rien ne peut émouvoir, user avec succès de ce secours ; un calcul peut aussi l'exciter, de même que la strangurie, la dyssenterie, l'irritation que produisent les hemorrhoïdes, & les plaies de la verge.

Les cantharides ont la propriété parti-culiere de tarir la mucofité de l'uretre ; après leur ufage, il fort une férofité jaune & chaude ; l'urine enfuite caufe de la douleur en paffant, cette douleur augmente, & .enfin devient infupportable ; les cantharides caufent auffi des érections, & leur effet à cet égard eft quelquefois fi violent, qu'il n'y a que la mort qui puiffe y mettre fin.

On a dit que l'eau dans laquelle fe baigne un hériffon en chaleur eft capable de caufer le priapifme.

J'ai lu que les araignées & les tarentules avoient la même propriété ; un taureau piqué par l'araignée qu'on appelle phalange, entre en érection.

Il naît auffi fpontanément dans le corps humain, des particules acrimonieufes qui ont la vertu de produire des érections ; on a vu ces particules agir avec tant de fureur fur des convalefcens, même de la pefte, & fur des lépreux, que leur ardeur ne fe modéroit pas même dans les bras de la mort.

La gonorrhée eft fouvent accompagnée d'un ulcere dans l'uretre, & c.le caufe des érections très-incommodes, à ceux même à qui l'ufage des cantharides n'en avoit pas produit.

Les caufes dont nous allons parler, femblent agir fur tout le fyftème nerveux, & en augmenter la fenfibilité, mais elles n'apportent pas, comme celles que nous venons de détailler, de changemens particuliers dans les parties génitales. C'eft de cette maniere que la rage caufe d'horribles érections ; on a vu un hydrophobe éjaculer trente fois dans un jour.

Nous avons dit dans un autre endroit, que, dans cette maladie, la fenfibilité étoit montée au plus haut degré d'intenfité ; de même les maniaques ont une furieufe ardeur aux plaifirs vénériens.

Un trouble violent dans le genre nerveux, fait rendre de la femence aux épileptiques, & à des gens agités d'autres efpeces de convulfions, fans le moindre plaifir & fans même qu'ils s'en apperçoivent ; on a vu la même chofe arriver par l'irritation des nerfs, même par l'action de l'arfenic & de quelque autre matiere fufpecte de poifon, & enfin dans cette efpece de convulfion produite par la foibleffe, dans les hypocondriaques, après des hémorrhagies, & dans un homme qui mourut d'une colique convulfive.

Et au contraire, l'affoibliffement du fyftème nerveux rend impuiffant ; on a vu un coup à la tête produire cet effet.

§. IX. *Par la compreſſion des veines.*

Ce qui prouve le mieux que la compreſſion des veines peut donner lieu à l'érection, ce ſont les érections cauſées par les ligatures que l'on fait à la verge, dans leſquelles la partie qui eſt au delà de la ligature, vers le gland, ſe gonfle conſidérablement & menace de gangrene ; de même que cela arrive, lorſque, dans le paraphymoſis, le prépuce étant retiré en étranglant la racine du gland, empêche le retour du ſang de cette partie. Il y a cinq obſervations ſur un anneau paſſé à travers la verge, qui fit gonfler cette partie & principalement le gland, ſi prodigieuſement, que les malades ont couru de grands riſques.

On a vu même des enfans dans le ſatyriaſis, à cauſe d'une tumeur qui comprimoit les vaiſſeaux de la verge.

On a vu au contraire le priapiſme ceſſer à l'ouverture d'une veine de la verge, quoique le gland fût prodigieuſement tuméfié. Autrefois Aretée, Médecin d'un grand génie, fit ſaigner juſqu'à ſyncope dans le ſatyriaſis.

Quelquefois cette érection dure même

après la mort, soit qu'elle ait été produite par convulsion, par étranglement, ou par d'autres causes.

Dans ces cas, il a pu se faire que par la mort il se soit introduit de l'air, ou dans le tissu cellulaire de la verge, ou dans les corps caverneux, qui ait distendu ces parties, comme Sbaralea l'a vu arriver par la force du feu, dans une verge qui étoit presque cuite.

Ou l'étranglement, qui interceptoit le retour du sang veineux, a pu se continuer après la mort, comme on l'observe ordinairement dans les autres étranglemens musculeux.

§. X. *Quelle est donc la cause de l'érection.*

On peut faire deux classes de ces causes ; la premiere est l'irritation des nerfs, ou dans les organes propres de la génération, ou dans les vésicules voisines, ou dans l'uretre, ou dans les parties qui ont connexion avec l'instrument de la génération, enfin dans d'autres parties même plus éloignées, pourvu que l'irritation soit considérable ; enfin il suffit que le cerveau soit affecté.

L'autre cause est l'obstacle au retour

du fang contenu dans la verge, de quelque nature que foit cet obftacle.

Ces principes pofés, il faut en déduire
la caufe de l'érection, & cette caufe eft
obfcure.

Varole eft le premier qui ait obfervé
qu'en comprimant les veines, la verge &
le clitoris entroient en érection, & qu'une
quantité d'efprits qui fe joignoit au fang
y contribuoit. Warthon s'eft un peu plus
rapproché de la queftion ; il a dit que le
fang étant chargé d'efprits, produifoit l'é-
rection.

Swammerdam & Graaf, émules l'un
de l'autre, ont fait la ligature de la verge
d'un chien pendant le coït ; ils l'ont coupée enfuite, & ont trouvé qu'elle étoit
pleine d'un vrai fang.

Delà l'opinion prefque univerfellement
reçue, eft que l'érection eft produite par
un fang retenu dans les corps caverneux.

D'autres, d'après l'expérience de Graaf,
ont voulu que ce fût plutôt parce que les
arteres y apportoient plus de fang. Swammerdam, après avoir fait la ligature de
la verge d'un animal, a vu les mufcles
auxquels vont fe rendre des arteres, s'a-
giter prodigieufement ; mais il n'explique
pas affez comment & de quelle maniere

ils s'agitoient ; il peut bien fe faire que la douleur les ait fait entrer en convulfion. Cette opinion ne répond point aux phéno-mènes ; car les ligatures ne font pas capa-bles d'accélérer le mouvement du fang artériel ; & en foufflant la veine de la verge, le gland, l'uretre & toute la verge fe tuméfient. Il y a dans le chien deux veines qui peuvent être comprimées ; je ne les ai pas vues moi-même ; je fçais feu-lement qu'un Auteur qui ne peut être fuf-pect, l'a obfervé.

Il fuffit pour cela que le retour du fang par les veines fe faffe plus lentement qu'il n'eft venu par les arteres.

M. Mery a propofé un fyfteme particu-lier, il a dit que les fibres celluleufes des corps caverneux fe roidiffoient par l'effet du plaifir, & qu'elles recevoient du fang artériel ; mais que dès que la fenfation vo-luptueufe étoit paffée, les petits orifices. qui avoient été ouverts aux arteres, étoient fermés par leurs propres valvules.

Anciennement on difoit que c'étoient les efprits qui faifoient gonfler la verge, & les modernes ne fe font pas détachés facilement de cette opinion. Schelham-mer a encore recours à eux ; & à rigueur Graaf a enfeigné, qu'outre le fang, il falloit des efprits. Swammerdam dit que dans les abeilles c'eft l'air qui gonfle la verge ; Floyerus penfoit que l'emphyfeme occafionnoit manifeftement une érection douloureufe.

Enfin c'eft par fon feu vital que Shebbeare prétend que font diftendus la verge & les corps caverneux.

Mais il eft trop évident que c'eft du vrai fang qui vient fe rendre dans la verge, le clitoris, & le mamellon, & dans le cou du coq d'Inde ; car ces parties qui ont coutume d'être gorgées de fang, n'en perdent jamais entiérement la couleur.

Il n'y a pas lieu de craindre que la verge ne contienne pas affez de fang pour fuffire à cette fonction, puifqu'en très - peu de tems on en a vu fortir par une plaie, une prodigieufe quantité, jufqu'à fix livres, & même quatorze, & enfin jufqu'à la mort: il n'en faudroit pas tant pour diftendre un bien plus grand réfervoir que la verge.

§ XI. *Quelles font les caufes qui s'oppofent au retour du fang des corps caverneux.*

Ceux qui expliquent l'érection par la compreffion des veines, ne font point embarraſſés de la force qui remplit celles du corps caverneux de l'uretre ; car, comme ces veines paſſent par les intervales que laiſſe le muſcle accélérateur, ce muſcle ne peut pas entrer en contraction & occuper moins d'eſpace, ſans intercepter la circulation qui ſe fait dans ces veines ; il intercepte de même, à la vérité, celle qui ſe fait dans les arteres ; mais on pourroit dire que les arteres étant plus fermes, ne cedent pas auſſi facilement à un muſcle qui n'eſt pas fort gros.

On n'explique pas auſſi facilément comment ſont comprimées les veines de la verge ; car certainement le muſcle érecteur n'a rien de commun avec elles, & il les mettroit plutôt à l'aiſe, que de les reſſerrer, en éloignant la verge des os pubis ; il eſt beſoin d'une certaine force qui agiſſe de haut en bas de la ſymphyſe des os pubis, & qui attire la verge vers cette ſymphyſe ; & il eſt évident que cette force n'exiſte point ; car le ligament ſuſpenſeur n'a point d'action muſculaire ; cette force qui comprime les veines pourroit venir du périnée, & élever la verge vers ces mêmes os. Les releveurs de l'anus, & les tranſverſes de l'uretre pourroient y faire quelque choſe, étant au deſſous des véſi-

cules de la proſtate, de l'origine de l'u-
retre & de ſon bulbe : pendant qu'ils ſe
contractent & qu'ils ſe portent en haut, ils
peuvent pouſſer ces parties vers les os pubis. Dans d'autres animaux la cauſe de
l'érection eſt dans le ſphincter de l'anus.

Mais j'avoue, comme depuis long-
rems je doute fort de cette force muſcu-
leuſe, que de jour en jour je lui accorde
moins ; car premiérement, les forces auxquelles on peut attribuer cette action ne
ſont point aſſez grandes ; enſuite elles ne
paroiſſent nullement agir dans l'érection ;
car quoiqu'on puiſſe, par le moyen des
muſcles accélérateurs, exciter la verge
à s'élever, quand elle eſt déja en érection ;
quoique même on puiſſe accorder à un
grand homme (1) que les muſcles érec-
teurs de la verge compriment un peu les
corps caverneux, & font par cette compreſſion, que leurs extrêmités oppoſées font
plus gonflées, & que la verge eſt plus roide ; cependant l'érection eſt une action
trop tranquille, & ſouvent de beaucoup
trop de durée pour être l'action de quelque muſcle ; on voit dans les jeunes-gens

---

(1) Albinus.

des éreſtions qui n’ont d’autre cauſe que l’urine dans la veſſie, qui ſouvent les incommode fort long-tems. Il n’y a alors à l’anus, ni à l’origine de l’uretre aucun changement, ni rien de tendu ; & jamais l’éreſtion n’a été un aſte de volonté : cependant ces muſcles obéiſſent à la volonté ; c’eſt ce dont Albinus convient lui-même.

. Il eſt de même évident que d’autres pareilles éreſtions n’ont rien de commun avec une aſtion muſculaire.

Le mammelon des femmes, dans ſon état naturel, eſt, comme la verge, très-court, retiré, mou & flaſque ; mais ſi on l’irrite par un doux frottement, il s’éleve au deſſus de la mamelle, ſe roidit en forme de cylindre, devient rouge & chaud, ſe gonfle & étend les vaiſſeaux qui étoient repliés : il n’y a dans tout cela rien qui reſſemble à l’aſtion d’un muſcle. Quand le coq d’Inde eſt en colere, ſon col, de bleu, devient d’un rouge foncé, & tout le corps cellulaire qui eſt ſous la peau ſe développe dans une grande étendue, forme des prolongemens ſaiilans, devient chaud & ſe gonfle ; il n’y a pas encore là le moindre ſoupçon de l’aſtion d’un muſcle. Dans les autres animaux, le corps caverneux ne prend pas même naiſſance à l'os pubis, & toute la verge qui étoit cachée ſort du corps.

Ainſi, il eſt clair que l'érection peut avoir lieu dans les animaux ſans une action muſculaire, & qu'il eſt très-peu certain que ce ſoit une telle action qui produiſe l'érection dont nous parlons.

C'eſt pour cela que M. Duvernoy, mon maître, doutoit que les muſcles fuſſent capables de retenir le ſang dans les veines. Ce doute s'accorde aſſez avec ce qu'apprend l'Anatomie des grands animaux; c'eſt auſſi le ſentiment de M. de Senac.

Au reſte M. Duvernoy attribue cette fonction à quelque action nerveuſe, par l'entrelacement que peuvent faire les veines, avec des plexus nerveux.

Auſſi Albinus lui-même, tandis qu'il diſputoit ſur cette matiere en vrai Sceptique, n'a pas cru que cette force des muſcles qu'il admet, & la compreſſion des veines, puſſent ſuffire pour en expliquer les phénomènes.

Pour moi, je ſuis perſuadé que tout ce phénomène dépend de ce qu'il aborde plus de ſang qu'il n'en ſort. Si une ligature ne ſuffit pas pour exciter une entiere érection, je penſe que l'ardeur de la paſſion peut donner lieu à une plus grande & plus prompte congeſtion de ſang dans le corps caverneux, que ne le pourroit faire une ligature ; outre cela, il n'y a point de ligature qui puiſſe retenir tout le ſang dans la verge ; il y en aura toujours une partie qui s'échappera par l'union des veines profondes avec celles du prépuce, & de celles-ci avec les veines cutanées de la verge & du ſcrotum, de quelque façon qu'on ſerre la ligature de la veine vers le pubis.

Mais comment le ſang aborde-t-il en cette partie, & comment revient-il ? Je ne le comprens pas mieux que je ne comprens le méchaniſme de l'inflammation ; je ne vois rien là que les ſens puiſſent apprendre ni démontrer ; cependant les premiers phénomènes me font ſentir qu'il y a une puiſſance nerveuſe ; mais je n'y découvre rien de plus. L'opium rend impuiſſant ; la ſenſibilité des nerfs émouſſée dans les vieillards, en fait de même, ainſi qu'une affection au cerveau, ou la compreſſion de la moëlle de l'épine.

Il y a différens degrés dans l'érection, ſi on comprime la veine honteuſe, ce qui peut ſe faire avec le doigt, la verge gonfle, mais foiblement & mollement ; c'eſt à peu près de même dans le tems du plaiſir vénérien ; elle paſſe d'abord de ſon état de repos & flaſque, à une légere érection, qui augmente enſuite ; la verge devient en même tems plus longue & plus groſſe, il y a plus de chaleur, & elle rougit à meſure que le gland, qui eſt d'une ſenſibilité extrême, reçoit plus de frottemens.

Ce ſont les corps caverneux qui ſe gonflent les premiers, tandis qu'il ne ſe fait encore aucun changement au gland : ce n'eſt qu'uavant l'éjaculation, qu'il ſe gonfle, & en même tems la verge devient auſſi dure qu'elle peut l'être, & eſt preſque enflammée ; elle s'allonge, & devient par-là plus propre à darder la ſemence plus au loin. On peut attribuer ce gonflement ultérieur aux muſcles accélérateurs, qui pouſſent en devant & profondément, juſqu'à l'extrêmité du corps caverneux de l'uretre & dans le gland, une quantité de ſang.

La force de l'érection eſt très-conſidérable ; on ſçait par expérience que la verge en érection peut porter, & même aſſez long - tems, une charge aſſez lourde, & ces fardeaux paroiſſent au deſſus des forces de ſes petits muſcles.

L'érection ſeule eſt toujours plus douce que l'éjaculation de la ſemence, elle ne fatigue pas tant & ne cauſe point de convulſions, vulfions ; c'eft pourquoi nous avons des exemples d'érections de très - longue durée, de trois mois, & un autre exemple de quarante-cinq jours (1).

§. XII. *Les caufes qui font fortir la Semence des véficules.*

Quoiqu'il fe paffe fort peu de tems entre l'une & l'autre action, cependant, pour mettre plus d'ordre, nous les féparerons.

Premiérement, il faut diftinguer l'éjaculation de l'érection ; cette derniere eft bien plus fréquente, l'autre eft plus rare, & il n'eft pas naturel qu'elle foit répétée. Il y a des enfans qui en naiffant font en érection ; ils ne font affurément pas pour cela en état d'éjaculer, & il n'eft pas rare de voir des hommes fe livrer à l'acte vénérien fans pouvoir éjaculer.

---

(1) Ces exemples d'érection de fi longue durée, ne prouvent pas que l'érection laiffe dans un état tranquille ni doux, puifque de ces deux exemples que M. de Haller rapporte, il y en a un dont la fin a été funefte. Il eft certain que pendant l'érection le fpafme n'eft pas auffi violent qu'à l'inftant de l'éjaculation ; mais il s'en faut de beaucoup néanmoins que cet état foit tranquille.

Au contraire, dans une gonorrhée qui commence à diminuer, il arrive fouvent que la femence part trop tôt, fans attendre l'érection, & par conféquent elle ne fort pas avec affez d'impétuofité : il y a eu dans le fatyriafis, des pollutions & des éjections de femence fans érection.

D'ailleurs la femence peut paffer des véficules dans l'uretre, fans cependant fortir de la verge. Il peut naître des obftacles qui empêchent l'éjection de la femence, & alors elle entre par une route qui n'eft pas naturelle dans la veffie, pour en fortir après avec l'urine, fans aucune fenfation, comme cela eft arrivé ; on l'a vue auffi paffer par un ulcere dans l'inteftin rectum : le gonflement du veru-montanum peut donner lieu à ce vice ; il peut être produit auffi par des brides tranfverfes & dures femblables à des cicatrices, telles qu'on en a certainement trouvées dans l'uretre.

Les forces qui font parvenir la femence dans l'uretre, font différentes de celles qui la font fortir du corps.

Pour la faire fortir des véficules, il faut un plaifir porté au plus haut degré, & une certaine contention convulfive des nerfs : car il y a pareillement du plaifir,

quoique la femence ne foit pas éjaculée ;
on a vu un homme avoir des pollutions,
quoiqu'on lui eut amputé la verge.

L'acte vénérien eft accompagné d'un
fpafme extrême & d'un grand tremblement , puifqu'une femme à laquelle on
chatouille le clitoris, ne peut fe foutenir,
& fes genoux tremblent fans qu'elle puiffe
l'empêcher ; il y en a qui tombent en vraie
épilepfie. Un animal en érection n'entend
rien & ne fent rien. Quelquefois le plaifir
fait tomber en défaillance, même les femmes ; il n'eft pas fans exemple qu'on foit
mort d'excès de volupté.

C'eft ce qui fait que l'acte vénérien
eft funefte dans les maladies nerveufes ;
que dans les plaies qui commencent même
à guérir, cet acte fait revenir des hémor-
ragies , & qu'il a donné lieu à des vomiffemens de fang , ou à des évacuations de fang
par la voie des felles , qui ont eu les fuites
les plus fâcheufes.

Enfin, Démocrite & Arétée ont regardé le fpafme vénérien comme une épilepfie. Le mâle, même dans la plûpart des
animaux, y prend beaucoup plus de plaifir ; car c'eft le mâle qui court après la
femelle, excepté dans un très - petit nombre d'animaux, & fouvent ce n'eft prefque

même que malgré elle qu'elle s'y livre.
Galien avoit dit autrefois que les mâles
avoient les vaiſſeaux ſpermatiques plus
gros ; & le gland, qui chez les hommes eſt
le principal organe du plaiſir, eſt beaucoup
plus gros que le clitoris, ou du moins il
eſt bien plus gonflé pendant l'acte vénérien ; & s'il y a quelque ſenſation à l'orifice de la matrice, quand la ſemence y
aborde, néanmoins il eſt évident que, dans
le tems de l'éjaculation, le mâle eſt bien
plus tranſporté que ne l'eſt la femelle pendant tout l'acte vénérien. C'eſt une bien
ſage diſpoſition de la nature : par ce moyen,
la douceur de l'amour rend le mâle , qui
eſt bien plus vigoureux, plus égal à la femelle.

C'eſt à cauſe de la ſenſibilité qui eſt néceſſaire au gland, que ceux qui ont le prépuce ſi étroit, quils ne peuvent le découvrir, ſont incapables d'engendrer, ſont inha-
biles à l'acte vénérien , & ne peuvent devenir propres à cet acte, que quand une
opération chirurgicale leur aura découvert
le gland.

Enfin , les forces du cœur en ſont prodigieuſement augmentées , & le pouls en
eſt accéléré, le cœur palpite, la reſpiration
eſt laborieuſe , & on obſerve les mêmes

phénomènes que dans les violens efforts.

Cependant ces phénomènes font bien plus légers & plus doux quand on fe livre au plaifir vénérien dans les tems convenables ; je penfe que l'humidité dont eft abreuvé l'intérieur du vagin, modere les frottemens du gland; mais toutes les fois qu'on s'y livre contre les loix de la nature, fans que l'amour y porte, la convulfion eft plus vive, & il faut plus d'efforts.

Nous fçavons donc qu'en général l'acte vénérien caufe une agitation violente dans le fyfteme nerveux, mais nous ne fçavons pas bien ce qu'il y arrive de particulier ; car il faut un grand travail de la nature pour que la femence forte, & ce n'eft qu'après que l'uretre & enfuite le gland fe font gonflés ; le fphincter de l'anus fe ferme exactement, on s'en apperçoit ; & il eft affez clair que les mufcles releveurs de l'anus, qui font placés fous les véficules & la proftate, font remonter & expriment ces véficules & cette glande, & que par ce moyen ils font fortir la femence. Nous avons dit ailleurs (1) quelle eft l'action du mufcle, qu'un grand Anatomifte appelle releveur de la proftate.

____

(1) Elem. Phyf. Hall. Lib. 26.

Il n'y a presque point de doute que la femence ne forte en même tems de la véficule & du canal déférent (1).

Après que la femence en eft fortie, ce qui fe fait par beaucoup d'efforts, le refte fe fait facilement ; car ce ne font prefque que les mufcles accélérateurs qui agiffent, les tranfverfes ne les aident que foiblement, & par leurs contractions alternatives, ils vuident le bulbe de l'urêtre, de maniere cependant que la femence eft lancée avec quelque impétuofité : car fi elle n'eft pas dardée, elle n'eft pas capable de féconder.

Le bulbe eft une efpece de réfervoir : plus fon diametre furpaffera celui de l'uretre, plus la rapidité avec laquelle la femence fortira de l'uretre, furpaffera celle avec laquelle elle fort du bulbe.

Quoique la verge foit fort courte, ou que l'ouverture de l'uretre foit fous le gland, néanmoins le jet de la femence peut féconder.

Dans l'acte vénérien, le gonflement des

______

(1) Ne feroit-ce pas du conduit éjaculateur que l'Auteur veut parler ; car il ne paroît pas que la femence puiffe fortir en même tems & de la véficule, & du canal que nous connoiffons fous le nom de canal déférent.

corps caverneux de la verge & de celui
de l'uretre le rétrécit fi fort, que l'urine ne
peut fortir en même tems que la femence.

Nous parlerons ailleurs, plus à propos
qu'à préfent, du refte du chemin que fait
la femence pour parvenir à la matrice ;
nous examinerons fi elle pénetre dans fa
cavité, fi elle va aux trompes ; fi le gland,
eft reçu dans l'orifice de la matrice, & fi
cela eft abfolument néceffaire pour la fécondation.

Dès que la femence a été éjaculée, le
calme fe rétablit fi bien dans les nerfs,
qu'on croiroit que c'étoit leur agitation
qui étoit le principal aiguillon ; le fang
fort de la verge, pour rentrer dans les veines, la verge diminue de volume, s'af-
faiffe & eft un peu douloureufe. On peut
faire ceffer l'érection par le moyen de l'eau
froide, qui paroît faire rentrer le fang des
corps caverneux dans les veines, par l'effet qu'elle produit fur les parties folides.

§. XIII. *Quelle eft la quantité de la Semence.*

A en juger par la petiteffe du canal de
l'épididyme, par comparaifon avec d'autres canaux, comme l'uretre, le canal cho-
ledoque & le canal falivaire, on doit croire

que cette quantité est petite. Les vésicules séminales ne se vuident pas d'un seul acte vénérien ; car un homme continent en fournit presque autant dans un second que dans le premier : cependant peu de récidives vuident ces vésicules, au point qu'il faut quelques jours pour réparer la perte qu'on a faite. Il y a des Auteurs qui évaluent à deux gros la quantité de semence qu'on peut répandre en une fois ; mais comme il est difficile de le mesurer, je pense que cette quantité est au dessous du vrai.

L'homme est celui des animaux qui a le moins de semence, & qui a le moins de force pour l'acte vénérien : les chevaux, les ânes, les sangliers en ont bien davantage ; les animaux du genre des chiens & des chats n'en ont pas tant, les oiseaux encore moins, ils en ont même très-peu, & ils mettent bien peu de tems à leur coït ; les insectes, les limaçons & les poissons en ont beaucoup ; presque tous les animaux sont plus forts que l'homme sur ce point.

Les quadrupedes sont long-tems à consommer cet acte ; les tortues & les grenouilles y mettent tout un mois, & quelques insectes y sont aussi fort long-tems, les oiseaux au contraire y en emploient très-peu, ainsi que les poissons, soit qu'il n'y ait dans ceux-ci qu'un simple frottement, soit qu'il y ait un vrai coït.

Mais pour finir, je ne parle de ceci qu'en passant.

§. XIV. *Les incommodités qui suivent l'acte vénérien.*

L'homme, & la plûpart des animaux, après l'émission de la semence font un peu languissans, jusqu'à ce que la palpitation du cœur qui accompagne cet acte ait cessé, que la respiration soit devenue libre, & que les forces soient revenues. On comprend aisément que cette langueur est d'autant plus grande, que l'acte a été plus souvent répété, que les intervales ont été moins longs, que la provision de semence étoit moindre, &, suivant l'observation de Sanctorius, que le desir étoit moins vif. Les animaux ressentent aussi les incommodités qui font les suites de l'amour; le faisan, qui est un animal très-chaud, est singuliérement affoibli par l'excès; la tortue mâle s'épuise entiérement, & la partie inférieure de sa poitrine s'amollit; cet excès rend les poissons d'un fort mauvais goût, principalement les saumons;

enfin il épuife la moële des os. Tous les infectes meurent après le coït.

L'homme eft fi foible fur cet article, qu'il ne lui eft gueres poffible de fe livrer à l'acte vénérien plus de deux fois dans l'efpace de fept jours, quoiqu'un amour violent, une longue continence, & la jouiffance d'une femme qu'il defiroit ardemment, le faffe quelquefois prodiguer fa femence; mais ceci ne fe répete pas fouvent, & ne peut pas durer.

Car la nature même avertit l'homme de fe modérer ; c'eft la volupté qui le porte à l'acte vénérien ; cet acte lui eft utile, & il eft néceffaire pour toute l'ef-pece; mais il eft averti de ne s'y pas livrer avec excès, par une certaine douleur qui fe fait fentir après, dans toutes les parties génitales ; & cette douleur eft d'autant plus forte, que la paffion a été plus violente : elle devient très-vive quand on a trop répété, & elle empêche même de pouvoir re-commencer. On eft averti auffi par une certaine foibleffe, principalement dans les yeux, qui eft quelquefois fi grande après l'acte vénérien, qu'on ne peut lire. On eft encore averti par la petite quantité de fe-mence qu'on rend, quand on a recom-mencé plufieurs fois, & qu'on rend même fi difficilement , qu’on y reffent plus de peine que de plaifir.

On trouve à la vérité des contes fur des hommes qui ont fait des excès prodigieux, ou par la force de l’amour , ou par maladie ; j’ai mieux aimé qu’on ait trouvé quelques-unes de ces hiftoires ailleurs que dans mon Ouvrage.

Mais ces mêmes hommes ont bientôt été punis de leurs excès : les uns en font morts fubitement, & les autres ont été attaqués d’une trifte maladie , qui en eft la fuite ordinaire & qui punit cette intempérance : c’eft la confomption , *tabes dorfalis.*

Elle attaque même des hommes qui n’ont fait d’excès en ce genre, que par la force de leur tempérament.

Cette cruelle maladie affecte finguliérement le genre nerveux, elle affoiblit les parties génitales , ne laiffe même pas affez de force en ces parties pour retenir les urines ; elle donne un écoulement femblable à une gonorrhée , elle produit la langueur, la manie, elle affoiblit la vivacité des yeux, enleve la mémoire, rend inepte à l’étude, caufe des vertiges , des tremblemens, des défaillances, des douleurs à l’épine , la furdité , la folie , la paralyfie , des convulsions, l'épilepsie, elle racourcit les membres, elle donne lieu à l'apoplexie, & enfin la mort en est une suite inévitable.

Mais on peut demander si c'est la convulsion des nerfs, ou la perte de la semence qui produisent tous ces maux. En faisant attention aux phénomènes, il est vraisemblable que c'est l'effet de l'une & de l'autre cause : cependant les nerfs y ont plus de part, & la perte de la semence est moins préjudiciable, puisqu'on peut en perdre sans éjaculation; & même dans une gonorrhée benigne, un seul acte vénérien affoiblit davantage, qu'un écoulement spontané de semence qui a duré quinze jours.

Tous ces maux si funestes, si prompts, & qui font l'écueil de la médecine curative, font le fruit de la masturbation, passion détestable des jeunes-gens. Ce n'est point l'amour qui y donne lieu, & ils éjaculent bien plus difficilement que quand l'acte est naturel. Cette infâme habitude rend impuissant sans ressource, donne lieu à un écoulement perpétuel & involontaire de semence; la tête est dans une roideur tonique, il survient une phtisie qui termine la vie dans l'espace de trois ans, le jugement fe perd , enfin on eft en proie à une foule de maux de toute efpece.

Les animaux eux-mêmes , qui font beaucoup plus vigoureux que l'homme , & qui peuvent fuffire à beaucoup de femelles , font affoiblis par l'acte vénérien. Le cheval ne peut impunément faillir une jument plus fouvent que de deux jours l'un ; un jeune cheval auquel on a donné une jument, n'eft jamais auffi vigoureux qu'un autre.

Un animal , à la vérité , peut fatisfaire plufieurs femelles , parce qu'elles ne fe livrent à lui que pendant un court efpace de tems , que hors de ce tems elles ne s'y prêtent point, ou du moins elles ne le defirent pas ; & c'eft là la caufe de la polygamie naturelle aux animaux : elle ne l'eft point à l'homme ; car il eft bien plus foible , & l'amour chez les femmes eft tout autre que celui qui n'a pour caufe que l'aiguillon des fens ; elles s'y livrent également en tout tems ; fouvent même le reffouvenir & l'imagination leur font naître les plus violents defirs : c'eft pourquoi l'homme paroît être moins fait pour la polygamie.

§. XV. *La puberté.*

L'homme ne peut pas à tout âge fe livrer à l'amour ; on ne trouve point de femence dans l'enfant, & il eft même impoffible, quand il eft un peu plus avancé en âge, d'injecter le canal déférent ; les véficules féminales font vuides, enfuite elles fe rempliffent d'un peu de mucofité. Quoiqu'un enfant puiffe être en érection, ce ne font pas les mêmes caufes qui y donnent lieu ; il n'y a point de fenfation voluptueufe.

Après douze ans, les enfants qui ont l'efprit vif, en Europe, commencent à avoir affez de femence pour éjaculer naturellement la nuit ; peu de tems après, ils font habiles à l'acte vénérien, & on connoît un Prince qui dans fa feizieme année a été pere de deux jumeaux.

L'irritabilité eft exceffive à cet âge, le plus léger aiguillon eft capable d'exciter le defir amoureux, & de mettre en état de le fatisfaire.

Après quarante ans, & près de cinquante, la femence à la vérité ne manque pas encore ; mais l'irritabilité eft beaucoup moindre, & à peine l'homme le plus chafte peut - il avoir des pollutions nocturnes ; d'ailleurs on eſt plus long-tems à conſommer l'acte, & néanmoins on peut engendrer , ſi on a une femme dont on ſoit aimé.

De-là la vigueur pour les plaiſirs de l'amour diminue peu à peu ; je dis peu à peu, car il n'eſt nullement contre l'ordre de la nature qu'un ſéxagenaire puiſſe engendrer, quoique quelques loix ſoient contraires à cette opinion. Il faut ſeulement que l'irritation ſoit de plus longue durée & plus forte, pour que l'érection ſoit parfaite & que l'éjaculation s'enſuive.

Il y a des exemples d'hommes qui ont été très-ardents à l'amour, ou peres à 70 ans, à 76, 83, 85, 90, 96 & à 98. Maſſaniſſa a eu un enfant à 86 ans, un autre à cent ans, d'autres âgés de plus de cent ans, à 102, 104 & 110 ; un autre s'eſt rendu coupable d'adultere à 115 ; enfin ce célebre Thomas Parre, dont Harvée a écrit la vie, s'eſt marié à 120 ans, & s'eſt livré avec ſa femme au plaiſir de l'amour juſqu'à 140.

Cependant les vaiſſeaux déférens ſont preſque obliterés dans la grande vieilleſſe, & il ne reſte que bien peu d'humeur dans les véſicules ſéminales.

Il y a auſſi une loi conſtante dans les

mâles; c'est que, dans le Septentrion, ils commencent plus tard à être habiles à l'acte vénérien, mais ils finissent plus tard; & en général les peuples septentrionaux sont plus féconds, tant qu'ils ne suivent que les loix de la nature & qu'ils ne font point d'excès. Les colons d'Acadie sont très-féconds.

Ceux mêmes qui ne se livrent que tard au plaisir de l'amour sont très-sages. C'est ainsi que se conduisent les Germains & les Nomades, qui leur ressemblent beaucoup.

Comme les animaux ont plutôt acquis leur entier accroissement, ils sont aussi plutôt en état de s'accoupler; le cheval encore fétus a déja les testicules gros; ils le sont plus encore en proportion dans les petits poulets. L'éléphant, qui est le plus gros de tous les animaux, engendre dès le 5ᵉ. mois; le cheval exerce le coït à deux ans & demi; le bélier à dix-huit mois; le lapin à cinq ou six mois, & le porc de Guinée au bout de cinq ou six semaines.

Mais aussi ces animaux sont bientôt hors d'état d'exercer le coït; le cheval ne peut plus saillir à douze ans, & le verrat ne le peut que pendant cinq ans.

CHAPITRE

CHAPITRE II.

Des Organes propres au sexe féminin.

ARTICLE PREMIER.

Les Mamelles.

§. I. *La différence des sexes.*

CETTE différence n'est pas bien sensible dans le fétus; elle l'est davantage dans l'adolescence; & l'homme, en général, diffère de la femme en ce qu'il est de plus haute stature, que ses os sont plus grands, moins polis, que les traces des muscles y sont plus profondément gravées, les éminences en sont plus saillantes; dans les femmes ils sont plus unis. Toutes les parties de l'homme sont plus fermes; la peau, le tissu cellulaire, les muscles, enfin le calus des os y est plus dur, même un homme célebre (1) a remarqué cette molleffe propre aux femmes, dans le tissu cellulaire de l'aorte; c'est pour cela que l'homme est

____

(1) M. de la Sone.

Tome I. G

plus fort & plus vorace. Hippocrate a remarqué que la chair des femmes eſt d'un tiſſu plus lâche ; leurs parties ſont plus flexibles, & ſuſceptibles d'une plus grande expanſion. On peut en juger par la peau, les mamelles, le péritoine, les muſcles du bas-ventre, & même la veſſie. Par cette même raiſon, les femmes ſont abattues plus aiſément, ſont plus iraſcibles, & ſont plus fréquemment agitées de convulſions ; le poulx, en raiſon de la petiteſſe de la ſtature, eſt plus vif & plus petit ; elles ont plus de graiſſe ſous la peau, au viſage, au ſein & aux feſſes ; elles ont dans certaines parties de leur corps les poils moins apparens que les hommes, qui, par exemple, en ont la poitrine toute couverte ; elles ont cependant les cheveux plus longs.

Les femmes n'ont point de barbe. Dans les brutes, les femelles ont les dents moins longues, & pluſieurs n'ont point de cornes. Dans l'eſpece humaine, les femmes ont moins de dents. La peau des femelles des animaux eſt d'une plus foible couleur. Dans les oiſeaux, les femelles ont le plumage moins beau. La femme a plus d'agrémens extérieurs que l'homme ; ſa peau plus fine laiſſe appercevoir des veines bleues qui ſont deſſous, & cette peau étant foutenue par une plus grande quantité de graiffe, paroît plus blanche ; car elle eft jaune dans celles qui font maigres.

Il leur croît des poils aux parties génitales, comme aux hommes ; mais pas tant autour de l'anus ; & cependant elles paroiffent d'un tempérament moins chaud, parce que le fang eft moins broyé & que les vaiffeaux font plus petits.

On doit donc regarder comme ridicule, l'opinion de ceux qui difent que la femme ne differe de l'homme, qu'en ce qu'elle a au dedans ce que l'homme a à l'extérieur, & nous n'en parlerions même pas, fi on n'avoit pas renouvellé depuis peu cette opinion, qui a été réfutée autrefois ; il nous fuffira de dire que les parties génitales des deux fexes ne fe reffemblent en rien, & enfin que tout le corps de l'un & de lautre differe entiérement dans fes principes conftitutifs.

§. II. *Différence de la poitrine.*

La premiere des parties par lefquelles les femmes different des hommes, font les mamelles, qui, dans les femmes & les animaux femelles, ont du volume, & qui fe rempliffent de graiffe, & dans un certain tems, de lait. Il n'y a que les animaux quadrupedes chauds qui aient des mamelles : on peut ranger dans cette claſſe la baleine ; les quadrupedes ovipares, les oiſeaux & les poiſſons froids n'en ont point ; & ſi on dit que la ſirene & le chien de mer ont des mamelles, la choſe n'eſt pas aſſez certaine, ou plutôt ce qu'en ont dit les Naturaliſtes doit s'entendre de la baleine.

La ſage nature a proportionné le nombre des mamelles à celui des fétus que l'animal peut porter à la fois ; elle en a donné deux à ceux qui n'en ont communément qu'un, & qui peuvent en avoir deux, comme l'éléphant, la baleine, le lamentin, la vache, l'élan, la gazelle & le cheval. Les carnivores, dont chaque portée eſt de beaucoup de petits, en ont, les uns quatre, les autres ſix, même huit & dix.

La poitrine des femmes eſt conſtruite favorablement pour ſoutenir de groſſes mamelles ; Les clavicules ſont moins courbées, & la plus grande partie de la poitrine eſt élevée en devant, même dans les petites filles qui n'ont point encore de ſein.

Joint à cela, le cartilage xiphoïde eſt plus court, ainſi que tout le ſternum ; les côtes ſupérieures ſont plus dures & plus applaties, principalement dans les adultes qui ont beaucoup de sein ; de façon que cette disposition paroît moins être telle pour supporter les mamelles , qu'elle ne paroît être l'effet de leur poids.

Les quadrupedes mâles ont auſſi des mamelles avec leurs mamelons , & une glande mammaire ; mais il y a moins de graiſſe , & conféquemment ce ne font point des hémiſpheres faillans. L'homme a auſſi deux mamelles , de même que la femme ; enfin le bœuf , le cheval , le bouc , le chameau , le lievre , le chien & les autres animaux en ont auſſi.

§. III. *Dans l'eſpece humaine.*

Les femmes ont deux mamelles placées ſur la poitrine , s'il y a eu des femmes qui en aient eu trois ou quatre , c'eſt contre l'ordre naturel ; & peut-être a-t-on pris pour mamelles ce qui n'étoit qu'un amas de graiſſe.

Dans les filles nubiles , elles font hémiſphériques , un peu écartées l'une de l'autre , elles font & fermes tant qu'elles reſtent vierges : l'allaitement les rend pendantes & les allonge.

La peau des mamelles eſt d'un blanc égal ; elle eſt fine & polie , excepté au ſommet de l'hémiſphere.

G iij

Sur ce sommet, il y a une aréole circulaire de couleur vermeille dans les vierges, qui brunit avec l'âge, & sur laquelle on apperçoit la plûpart du tems de petits tubercules comme des verrues : sa couleur dépend du corps réticulaire.

Il y a sur cette aréole une papille rouge ou brune, cylindrique, dont la peau est très-fine & recouverte d'un épiderme ; elle est ridée & pleine de petites fentes. Cette papille est peu saillante dans l'état de tranquillité ; elle l'est davantage quand elle est irritée ; alors elle est cylindrique, mousse & droite. Il n'est pas naturel qu'il n'y ait point de papille, ni qu'il y en ait deux. Il y a quelques poils très-fins sur toute la peau de la mamelle, même sur l'aréole.

Les animaux ont plusieurs papilles sur une seule mamelle ; il y en a, par exemple, quatre dans la vache.

§. IV. *Structure de la mamelle.*

Tout ce que nous venons de dire peut s'appercevoir sans le secours de la dissection.

La face interne de la peau se continue en lames celluleuses, & on y voit les traces de la graisse.

Elle eſt en grande quantité ſous la peau de la mamelle ; elle eſt ramaſſée en pelotons & en petites maſſes, qui ſont diviſés par les feuillets celluleux de la peau, qui les parcourent.

C’eſt cette graiſſe qui fait principalement le volume des mamelles ; c’eſt pourquoi, avant ſa formation, elles ont ſi peu de ſaillie dans les enfans, & les petites filles qui n’ont pas atteint l’age de puberté ; & à meſure que croît cette graiſſe, elles prennent auſſi de l’accroiſſement ; au contraire, les maladies, la vieilleſſe la conſument, & les font enfin diſparoître. Dans certains pays, les femmes ont très-peu de graiſſe en cette partie ; & très-ſouvent, il y a des hommes qui ſont ſi gras, qu’ils ont des mamelles auſſi groſſes que les femmes, qui deviennent même quelquefois d’un poids énorme.

La mamelle eſt enveloppée de toutes parts d’un tiſſu cellulaire, qui s’inſinue, chargé de graiſſe, entre la glande mammaire & les muſcles pectoraux : il y a cependant fort peu de graiſſe ſous le mamelon, & la glande eſt preſque immédiatement derriere le tiſſu cellulaire.

Au centre de la mamelle, il y a un

G iv

corps qui eſt une glande vraiment conglo-
merée , enveloppée dans toute ſon étendue d'un tiſſu cellulaire ferme , blanc &
feuilleté. Elle eſt compoſée de gros monceaux , de figure à peu près ronde , & ſéparés les uns des autres par de la graiſſe &
un tiſſu cellulaire ; chaque peloton ſe ſubdiviſe en d'autres grains de couleur plombée , qui ont quelque dureté & quelque conſiſtance , & qui ſe ſubdiviſent encore : ces grains ne ſont pas creux , & conſéquemment ne ſont pas du genre des
cryptes.

Il y a une pareille glande dans les mamelles des hommes & des enfans nouveaux
nés ; mais elle eſt moins diviſée en pelotons, elle eſt plus aiſée à ſéparer des parties voiſines , parce qu'elle a moins de
graiſſe , & qu'elle eſt bornée par une enveloppe circulaire. Elle eſt déprimée ſous
l'aréole ; ſa couleur eſt d'un rouge noir ;
elle eſt très-pleine de vaiſſeaux , & recouverte d'une graiſſe engrumelée.

Elle m'a paru plus groſſe dans les nouveaux nés de l'un & de l'autre ſexe, que
dans les enfans d'un an ; c'eſt qu'alors elle
eſt plus pleine de ſucs & plus molle.

Enfin j'ai encore remarqué qu'elle étoit

plus grande dans les petites filles que dans les petits garçons (1).

§. V. *Les conduits laiteux.*

Dans une femme qui meurt, ou en allaitant, ou étant groffe, ou en couches, ou peu de tems après être accouchée, on trouve dans la glande dont nous venons de faire la defcription, un nombre prodigieux de tuyaux excréteurs, blancs, délicats, prefque tranfparens, très-dilatables & de peu de groffeur, tantôt plus larges & tantôt plus étroits; ils font même d'inégale groffeur; leur diametre eft depuis une demi-ligne jufqu'à deux, & même trois quand ils font pleins.

Ces tuyaux font plus étroits dans les femmes qui n'allaitent point, ou qui ne font pas accouchées depuis peu; ils font très-étroits dans les hommes & les vieilles femmes.

____

(1) On voit affez fouvent naître des enfans avec les mamelles très-groffes; en les exprimant foiblement, & même fans expreffion, on en voit fuinter une humeur blanche d'une certaine confiftance, & qui a une reffemblance parfaite avec du lait. Les Accoucheurs remarquent que cette particularité s'obferve moins fréquemment dans les enfans mâles, que dans ceux de l'autre fexe.

Ils se réunissent & forment des troncs comme les veines ; mais au lieu d'en devenir plus gros, ils en sont au contraire plus étroits, quand ils sont parvenus à l'aréole ; ils y forment une espece de cercle, & y sont rangés si près les uns des autres, qu'ils ne laissent presque aucun espace entr'eux.

Ils passent de l'aréole dans le mamelon, ils sont étroits dans le trajet qu'ils font dans sa substance, & ils sont repliés, tant que ce mamelon est affaissé & ridé ; mais dès qu'il est relevé, ils sont droits, ils s'ouvrent entre les rides du mamelon par de petits orifices qui sont cachés entre ces rides. Ces orifices sont étroits, & c'est par-là qu'ils évacuent l'humeur qu'ils contiennent, quand on les exprime ; & sans expression, même assez souvent, ils laissent couler cette humeur, soit que le mamelon soit irrité, soit qu'il ne l'ait pas été. Quand ces tuyaux ne sont pas étendus, les rides du mamelon font qu'à peine on peut y introduire une soie.

Dès l'année 1748 au mois de Septembre, j'ai trouvé manifestement que ces conduits ne viennent pas seulement de la glande mammaire, mais qu'ils prennent racine dans la graisse qui se trouve autour de sa base, de façon qu'on peut les suivre dans cette graisse, & on les y trouve ramifiés ; on ne peut pas éviter, si on injecte du vif-argent dans ces conduits, & qu'on enleve la glande, même avec la plus grande attention, que le vif-argent ne s'échappe par les racines qui naissent dans la graisse ; car quand on sépare la glande, on coupe les tuyaux qui sortent de la graisse. C'est ce que j'ai souvent vu ; car j'ai suivi les conduits laiteux, pleins naturellement de lait, ou d'une matiere jaune, ou après les avoir remplis de lait, de mercure, & même de cire ; ils se remplissent facilement de l'humeur qu'on y injecte.

Par le moyen de ces rameaux répandus dans la graisse, j'aurois pu examiner la nature des vaisseaux lymphatiques qui résorbent le suc adipeux ; mais je n'ai pas assez examiné ce point, & je n'ai rien voulu mettre en avant dont je ne fusse bien sûr.

Etienne dit qu'il part de toute la mamelle des fibres qui viennent se rendre au mamelon.

Vesale a vu dans les mamelles des femmes qui allaitent, des veines qui étoient aussi pleines de lait.

Jean Posthius les a appellées conduits,

& il ajoute qu'ils se rendent au mamelon. Bartholin pense qu'ils viennent se réunir au centre de la mamelle. Son fils a fait graver le premier les conduits ramifiés. Florentin a décrit avec beaucoup plus d'exactitude toute la mamelle & ces petits tuyaux.

On a donné pour nouveaux, à Paris, des tuyaux qui ne sont ni artériels, ni veineux, découverts dans la civette. Wirsungus en a trouvé dans la mamelle d'une petite chienne. Nous n'avons point jusqu'à présent de planche exacte.

Au reste je n'ai pu m'assurer par mes propres expériences, de bien des choses qu'on a dit de ces conduits; d'abord j'ai vu qu'ils étoient de différens diametres, & qu'il y avoit des endroits plus larges; je n'ai point trouvé dans l'origine de ces conduits, des sinus particuliers; ils sont très-fins en naissant, comme tous les conduits excréteurs, & le deviennent de plus en plus.

2°. Je n'ai jamais vu de sphincter, ni de valvules aux orifices qui s'ouvrent au mamelon, & n'ai rien vu qui ressemblât à une valvule dans toute l'étendue du conduit. Je n'ai jamais pu faire sortir de lait par les tubercules qui sont sur l'aréole,

3ᵈ. Je n'ai jamais vu d'anaſtomoſe d'un conduit à un autre , comme quelques Auteurs l'ont écrit , ni qu'un conduit ſe remplît par un autre ; j'ai encore moins vu ce cercle , auquel on dit que viennent ſe réunir tous les conduits laiteux ; je ſuis perſuadé que c'eſt un cercle veineux ; car il y a une vraie veine qui entoure circulairement l'aréole. Je ne ſçais ce qu'on veut dire par ce petit vaiſſeau dans lequel viennent ſe rendre les conduits ; je n'ai vu aucun vaiſſeau ſe vuider dans une glande ſébacée ; car toutes les fois que j'ai injecté les conduits mammaires , j'ai remarqué qu'ils ne perçoient pas même le tiſſu cellulaire blanc qui eſt à l'intérieur de la peau. Si de grands Anatomiſtes ont pu faire ſortir le lait par cette voie , ou ont découvert quelque conduit dans une glande ſébacée , je ne crois pas que cela ſoit plus naturel que l'excrétion du lait par des voies tout-étrangeres , comme par la cuiſſe ou les aiſſelles.

Enfin , j'ai bien plus trouvé de conduits laiteux qu'aucun de ceux qui, comme moi, ſe ſont appliqués à cette recherche ; & , dans beaucoup de mamelons que j'ai examinés, je n'en ai pas trouvé cinq, ſix, ſept, huit, neuf, dix, onze & douze , comme diſent différens Auteurs ; mais j'en ai trouvé conſtamment un bien plus grand nombre, juſqu'à quinze autour du mamelon, & pluſieurs autres, & en grand nombre, dans l'aire de ſon cercle : il y en a au moins vingt dans le mamelon.

§. VI. *Origine de ces conduits.*

Le lait ſe dépoſe des arteres dans les conduits laiteux ; l'analogie des autres ſécrétions du cops humain induit à le croire. On a fait auſſi des expériences qui tendent à le prouver ; on a injecté du vif-argent par la carotide d'une chienne qui étoit pleine, l'injection a pénétré dans les conduits laiteux. Manget a fait la même expérience ; le mercure eſt revenu par les vaiſſeaux laiteux. Il en a été de même d'une injection faite avec de la cire ; & de même le vif-argent, injecté par les conduits laiteux, eſt revenu par les arteres.

Rien de ſemblable ne m'a réuſſi ; mais il eſt prouvé que dans l'homme vivant, il y a un chemin ouvert des vaiſſeaux ſanguins dans les conduits laiteux ; les regles ſupprimées, qui s'écoulent par les mamelles, le démontrent. On a vu une hémorrhagie par les mamelles, accompagnée de vives douleurs, durer pendant quatre jours opiniâtrément. Une nourrice, après avoir été long-tems sans manger, ne donna que du sang au lieu de lait.

Ainsi, on n'a pas besoin de routes particulieres, différentes de celles qui sont naturelles à la limphe, pour apporter du canal thorachique le lait aux mamelles.

Il y a long-tems que de très-habiles gens ont rejetté ces especes de conduits; quelques-uns même n'en ont nié l'existence, qu'après les avoir cherché inutilement.

S'il s'en trouve quelques-uns, ils rapportent, comme les autres vaisseaux du corps animal, une humeur des mamelles au canal thorachique, suivant ce qu'ont observé de bons Anatomistes dans les animaux, même dans l'homme, mais plus rarement.

Le lait vient donc aux mamelles par le moyen d'artérioles qui communiquent avec l'origine des conduits laiteux, dans les grains de la glande mammaire, de quelque façon que ce commerce s'établisse.

Et il paroît probable que les racines qui viennent du corps graisseux, absorbent des cellules de ce corps quelque portion de graisse qui se mêle avec le lait.

§. VII. *La papille.*

La papille est recouverte à l'extérieur,

d'un épiderme, d'un réseau & de la peau, qui à l'intérieur est celluleuse & feuilletée. Quelques grands Anatomistes ont ajouté qu'il y avoit des fibres réticulaires de deux genres, des cellules spongieuses, & des bandes ligamenteuses dont ils ont donné la description.

Toute la papille est à l'extérieur, & principalement vers son extrêmité, ridée & réticulaire ; elle est affaissée, comme nous l'avons déja dit, quand on ne l'irrite point ; elle est retirée de maniere, que tous ses vaisseaux & ses nerfs sont repliés.

Elle se roidit quand on l'irrite, elle rougit, & ses vaisseaux qui étoient repliés se redressent ; une papille liée pendant une nuit, se gonfla prodigieusement. Je ne me souviens cependant pas d'avoir observé dans la papille, comme dans le clitoris & dans la verge, des fibres caverneuses, ni des traces de sang épanché dans ces cavernes, quoique cette partie soit naturellement de couleur de rose. On ne scait pas jusqu'à présent si la papille ne rougit pas sans qu'il s'y porte de sang, comme le visage rougit de pudeur, & comment cet effet naturel a lieu.

C'est la sensibilité de la papille, qui est extrême, qui fait qu'elle se roidit, de même que

que cela arrive par la même cause à la verge, & les houppes nerveuses qu'on y remarque, rendent cette sensibilité plus vive.
C'est dans la baleine qu'on a d'abord observé des houppes nerveuses dans cette partie, qui formoient comme des pinceaux ;
ensuite Ruysch en a découvert de pareilles
dans la femme. Quand on a enlevé le réseau & l'épiderme d'une mamelle, on
trouve des houppes fort petites, mousses,
mais en grand nombre.

§. VIII. *L'aréole de la mamelle, & ses tubercules sébacés.*

Nous en avons déja parlé ; la papille est
entourée d'un cercle brun, sous lequel est
la glande, tout près de la peau. On dit que
les filles qui ont les cheveux blonds, ont
l'aréole rouge, & qu'elle brunit à celles
qui les ont bruns, quand le lait commence
à s'y former. Il y a dans ce cercle des tubercules semblables à des verrues, disper-
sés sans ordre, quelquefois même par monceaux, dont le nombre n'est pas fixe; ils sont
percés à leur pointe, & tout remplis de
grains sébacés, qui séparent une espece de
cire propre à défendre le mamelon : car la
fonction de la mamelle la met dans la nécessité d'être humectée par la bouche de

l'enfant, & par le lait qui s'écoule ; & on fçait que quand la peau eſt humectée, elle s'excorie facilement & devient douloureuſe. Il croît quelquefois, mais fort rarement, des poils ſur ces tubercules.

Les mêmes cauſes qui rendent ces cryptes néceſſaires à l'aréole, font auſſi qu'il y a de même des glandes dans le mamelon.

§. IX. *Les vaiſſeaux des mamelles.*

Il y a un grand nombre de troncs d'arteres mammaires ; la plûpart, à la vérité, viennent de la mammaire interne, cependant ils ſont fort petits.

La premiere des arteres mammaires & la ſupérieure, paſſe par le premier intervale que laiſſent entr'elles les côtes, & traverſe le muſcle pectoral pour venir ſe rendre à la mamelle & à la peau ; elle s'anaſtomoſe avec les autres arteres de la mamelle & avec ſa congénere.

Il s'y joint un autre rameau, qui paſſe par le ſecond intervale des côtes, & qui en partant du tronc inférieur de cet intervale, va ſe rendre pareillement à la mamelle en traverſant le muſcle pectoral ; il forme différentes anaſtomoſes avec les arteres thorachiques ; il eſt gros, & c'eſt

quelquefois l'artere principale de la mamelle.

Il en sort aussi du troisieme intervale,
une ou deux, qui naissent de l'artere brachiale, & s'abouchant ensemble, elles forment quelquefois la plus grosse artere de
la mamelle.

Il en vient une autre du quatrieme intervale, qui se mêle avec les autres arteres
de la mamelle; je l'ai même conduite jusqu'au mamelon, & je l'ai vue plus grosse
que toutes les autres.

Il en vient une autre du cinquieme intervale, qui va se rendre au mamelon;
elle est fort grosse, & s'abouche avec les
autres.

Riolan dit que le rameau qui passe par
le trou du sternum vient se rendre à la mamelle; je ne l'ai pas vu, mais je ne le nie
pas absolument.

La grande artere thorachique, c'est-à-
dire la plus longue, envoie assez fréquemment une branche à la mamelle & au mamelon, & ce rameau s'abouche avec les
autres arteres mammaires.

Enfin, il y a un rameau de la brachiale
qui prend naissance sous le grand dorsal
& qui vient se rendre à la mamelle; assez
souvent ce rameau fournit aux glandes

axillaires, d'autres fois il ne va qu'à la mamelle ; très-souvent c'est sa plus grosse artere.

§. X. *L'artere épigastrique.*

Nous ne devons pas passer sous silence
cette artere, dont les anastomoses avec les
mammaires étoient connues même avant
Galien, & ont fourni matiere à des dis-
putes physiologiques ; mais avant, il est
nécessaire d'entrer dans un certain détail :
car cette artere fournit aussi des rameaux
aux parties génitales des femmes.

C'est la premiere branche de l'artere
iliaque externe (1) ; elle lui donne naissance immédiatement avant sa sortie du
péritoine ; cette branche s'avance au dessous de l'anneau des muscles du bas-ventre,
derriere le cordon spermatique, de maniere
qu'on peut couper ce cordon sans toucher
à cette artere. Il n'est cependant pas sans
exemple qu'on l'ait blessée dans des opé-
rations chirurgicales, & ce n'a pas été sans
danger.

Le premier rameau qui en sort se rend

---

(1) Je ne sçais pourquoi M. de Haller fait partir cette
branche de l'artere crurale (*femoralis*). Tous les Anatomistes la font sortir de l'artere iliaque externe.

au mont de Vénus, à la partie supérieure des grandes levres, & à la portion du ligament rond qui eſt au deſſous de l'anneau ; mais ſa principale branche rentre dans le bas - ventre, parcourt le ligament rond en ſerpentant, & s'abouche avec une pareille branche de l'artere ſpermatique qui vient de la matrice, qui eſt très - groſſe dans les femmes en couches.

Sans parler de branches moins importantes, qu'il ſuffiſe de dire que le tronc de cette artere monte entre le péritoine & le tendon du muſcle tranſverſe ; qu'il fournit aux parties voiſines du bas - ventre ; qu'il eſt recouvert par le muſcle droit ; qu'un peu au deſſous de l'ombilic, il fournit une branche extérieure au muſcle tranſverſe & au grand oblique, & qu'il s'abouche avec les rameaux extérieurs & intercoſtaux de l'artere mammaire.

Le tronc intérieur fournit une artere à l'ombilic, qui quelquefois vient de bien plus loin ; cette artere eſt unie à un rameau profond de la mammaire devant le péritoine & dans le cordon ombilical ; elle vient outre cela ſe rendre au foie, & s'abouche une ſeconde fois avec la mammaire & avec l'hépatique ; il en part un autre rameau qui defcend à la veffie avec l'ouraque, & qui fe confond avec fes arteres.

Il y a d'autres branches de cette artere qui paroiffent à la face poftérieure du mufcle droit ; elles font au nombre de trois ou quatre, & ce font celles-là qui ont ces anaftomofes fi vantées avec le tronc defcendant de la mammaire ; ces anaftomofes exiftent effectivement toujours, & les Anatomiftes qui ont précédé Galien ont eu raifon de les obferver ; c'eft avec raifon auffi qu'on en a parlé dans les tems du rétabliffement de l'anatomie, dans les deux derniers fiecles, & enfin depuis peu.

Comme ces anaftomofes font petites, elles ont pu facilement échapper aux yeux de ceux qui ne rempliffoient pas les vaiffeaux de matiere colorée, principalement Galien & plufieurs Anatomiftes du 16e. & du 17e. fiecle.

C'eft pourquoi ce n'eft point une chofe ni rare ni nouvelle ; cependant il n'y a point de queftion qui ait donné lieu à autant de difputes ; & on ne doit point attribuer cette découverte à M. Bertin, qui mérite affez d'éloges pour n'avoir pas befoin de ceux qui ne lui font pas dus.

Certainement il n'eft pas poffible que dans l'homme, l'artere épigaftrique vienne

fe rendre par fes ramifications à la mamelle.

Je paffe fous filence que quelquefois
l'artere épigaftrique fournit l'obturatrice,
& que cette derniere donne les véficales.

§. XI. *Les veines mammaires.*

En général, on fait bien moins mention
des veines; il en eft de même de celles des
mamelles. Il y a à la vérité la veine mammaire interne, qui eft femblable à l'artere,
l'épigaftrique & des anaftomofes qui font
plus fréquentes. Vefale dit que la veine
mammaire externe vient de l'axillaire, &
qu'elle commmunique fous la peau avec
l'épigaftrique par un petit tronc qui eft
fort long. J'ai auffi fait venir la principale
veine mammaire, de la thorachique externe; j'avoue cependant que je ne l'ai jamais fuivie avec affez de foin, & que je
n'ai trouvé dans la mamelle qu'un cercle
veineux, qui en général entoure l'aréole
de loin, dans lequel viennent fe rendre les
rameaux veineux de la glande mammaire,
& les autres qui viennent du mamelon fe
réuniffent.

§. X I I. *Les nerfs.*

La mamelle eft extrêmement fenfible;

il y a des nerfs confidérables. Le principal vient du nerf intércoftal, & paffant par le fecond intervale, il accompagne prefque l'artere axillaire ; les autres viennent des intervales voifins. Pour abréger, je n'en ferai pas une plus ample defcription.

J'ai lu que les nerfs épigaftriques communiquent auffi avec les mammaires ; je ne fçais fi cela eft bien vrai.

§. XIII. *La fécrétion du lait.*

On peut exprimer du mamelon d'un enfant nouveau né, garçon ou fille, une humeur féreufe, aqueufe & trouble, qui paroît être naturellement l'humeur propre de la mamelle ; cette férofité ne fe diffipe pas tout de fuite ; il s'en trouve dans un enfant de trois jours ; on en a fait fortir d'une petite fille de trois mois, de trois à cinq, d'une autre de dix-huit femaines, d'un enfant de deux, de quatre & de neuf ans, & enfin dans un qui approchoit de l'adolefcence.

Il ne fort cependant rien de la mamelle pendant tout ce tems, dans l'un ni l'autre fexe, & les mamelles ne fe gonflent pas avant l'âge de puberté, c'eft-à-dire à douze ou treize ans dans notre pays (*la Suiffe*), plus tard dans les pays froids, plutôt dans les pays chauds, & bien plutôt encore dans certains sujets, par des causes particulieres qui sont peu connues : quelques mois avant, les mamelles prennent un nouvel accroissement, elles se gonflent, s'endurcissent, sont douloureuses, & elles font une saillie ronde vers le milieu ; elles sont fermes au toucher ; il n'arrive rien de semblable dans les enfants, ou du moins cela est fort rare.

Il ne se forme cependant pas de lait dans les mamelles d'une fille ; pour que cela arrive, il faut que quelque chose y donne lieu. On a quelques exemples que la succion faite inconsidérément, ou par nécessité, ou par charité pour un enfant qui étoit abandonné qu'une fille a mis à son sein, a produit cet effet ; un enfant saisit le mamelon avec ses levres ; par l'attraction & les frottemens il le fait se roidir, il devient droit, & les vaisseaux laiteux se déplient & se redressent ; ensuite le petit enfant agissant sur le mamelon, qui se trouve alors dans un espace libre & qui n'a point de résistance, ouvre une issue au lait contenu dans les vaisseaux laiteux, & le fait sortir par les conduits du mamelon qui sont ouverts : il coule même aisément après qu'il a cessé d'agir. On voit souvent les mamelles se sécher & le lait se tarir, quand l'enfant n'a pas sucé avec assez d'avidité.

Cette action répétée fait peu à peu sortir du lait des mamelles d'une fille, ce qui prouve bien qu'on ne doit pas décider qu'une fille ait fait un enfant, seulement parce qu'elle a du lait dans les mamelles, quoique cela soit très-suspect. Des hommes célebres ont objecté que quand il n'y a point eu d'accouchement, ce n'est pas un vrai lait, & qu'il est crud ; mais si c'eût été un lait crud, il n'auroit pas pu nourrir.

Il y a des exemples de filles qui ont eu du lait dans les mamelles sans succion, comme il y a eu des hommes gras & d'une texture molle qui en ont eu dans les leurs ; mais cela n'arrive gueres que lorsqu'on se fait sucer le mamelon par un enfant nouveau né: j'en pourrois rapporter plusieurs exemples. On a vu des animaux mâles avoir aussi du lait, sur-tout après de fortes succions.

Cependant, pour l'ordinaire, il est naturel que le lait ne s'engendre que dans le corps d'une femme qui a porté pendant quelques mois un enfant dans son sein ; les mamelles se gonflent, s'enflent, sont douloureuses, & on peut en faire sortir une sérosité plus ou moins pure, & plus ou moins abondante ; il eſt cependant plus commun que le lait ne s'y porte qu'en petite quantité, qu'il ne s'en écoule point, & qu'il y ait plus de douleur.

Enfin, le troiſieme ou quatrieme jour après l'accouchement, quand il n'y a plus rien de contenu dans la matrice, c'eſt alors qu'il y a du vrai lait, enſi grande quantité que les mamelles groſſiſſent prodigieuſement, qu'elles ſe diſtendent, ſe durciſſent, & il naît des douleurs preſque inſupportables, ſi on ne donne pas une iſſue naturelle à cette humeur ; ſi alors on met l'enfant au tetton, le lait ruiſſelle dans ſa bouche ; il continuera de couler abondamment, s'il y a toujours un enfant qui le tire, & cela durera même pluſieurs années.

Le lait a quelquefois tant de force, qu'il ſort par jet de lui-même ; cela arrive, parce que les vaiſſeaux qui le renferment ſont pleins, & ſe vuident par des ouvertures fort étroites.

L'amour maternel n'y contribue en rien, car les femmes ſe font tirer le lait avec des inſtrumens, & ſe font tetter par des petits chiens.

Mais comme dans la conſtitution de nos mœurs les femmes aiment trop leur figure , leur repos & enfin leurs plaifirs, elles ne veulent pas prendre la peine de nourrir leurs enfans ; ainfi , après qu'elles ont été incommodées pendant quelques jours, peu à peu les mamelles fe dégon-flent ; il y refte cependant pendant long-tems, & même des années, quelque chofe de laiteux, qu'on peut en faire fortir par expreffion ; ou du moins en incifant la ma-melle , on y trouve renfermé quelque chofe d'épais , de jaune & de cafeux.

Les mamelles s'affaiffent à l'âge dans le-quel les regles ceffent de couler ; elles s'a-molliffent & ne fourniffent plus de lait. Il y a cependant des exemples de femmes qui, étant vieilles, ont allaité leurs petits-fils , & de femmes qui ont eu du lait dans les mamelles à cinquante ans , à foixante, foixante-huit , & enfin à quatre-vingt ans.

On a vu le lait fe renouveller par la fuc-cion , dans une brebis qui étoit ftérile de-puis long-tems.

Le lait eft une humeur d'une efpece fin-guliere ; tant qu'une femme ne fait point d'enfans, il ne fe fait jamais en elle de fé-crétion d'un lait pourvu de fes qualités propres ; il faut certaines conditions pour qu'il fe forme, & l'accouchement le fait ve-nir en abondance ; enfuite la fécrétion ceffe de s'en faire, & il disparoît, à moins qu'elle ne soit provoquée par la succion d'un enfant. Il y a toute apparence que des conduits laiteux, il y a une voie ouverte aux veines qui reportent, qui resorbent, du moins, le lait le plus clair, qui ne s'écoulera pas, & qui ne sortira pas par les conduits du mamelon, s'il n'est provoqué par le moyen que nous venons de dire. Ce moyen déplie & redresse les conduits, qui naturellement sont repliés ; c'est pour cela que quand les conduits des mamelles sont engorgés, le sang est laiteux ; outre cela, il est nécessaire que le chyle se dépose avec une grande facilité, des arteres dans les conduits laiteux, & que ces conduits aient la propriété de se dilater subitement pour en recevoir une grande portion ; comme effectivement on voit par les injections, qu'ils se dilatent très-facilement.

Les nerfs ont aussi beaucoup d'action sur le lait ; une frayeur, un chagrin vif desseche promptement les mamelles ; on a vu après une frayeur, une matiere jaune causer des douleurs cruelles au sein ; mais ceci est bien plus fort, si on en croit ce que disent les Médecins ; selon eux, la peur & la colere corrompent le lait, & il faut qu'une femme qui a été agitée de l'une de ces paffions, ait foin de fe faire tetter d'abord, ou par quelqu'un, ou par un petit chien. Une nourrice ayant donné à tetter à fon enfant après avoir eu des convulfions, tout le corps de fon enfant tomba tout de fuite en convulfion.

Si cela eft vrai, il eft vraifemblable que l'action des nerfs a fait paffer dans les conduits laiteux quelque humeur nuifible, peut-être eft-ce de la bile.

§. XIV. *La relation des mamelles avec la matrice.*

Les anciens ont prouvé.de différentes manieres cette relation, & les modernes font dans la même opinion.

Premiérement les mamelles croiffent à l'âge de puberté, & en même tems les parties génitales fe couvrent de poils, & peu de tems après les regles commencent à couler; de maniere qu'il paroît que c'eft la même caufe qui produit le gonflement du fein & l'expanfion de la matrice. Peu de tems après la fuppreffion des regles dans les femmes groffes, le lait commence à s'amaffer dans le fein; & au contraire, on dit que les mamelles s'affaiffent quand l'enfant eft mort; d'autres amas dans la matrice, comme des moles, font auffi venir du lait aux mamelles ; mais cela n'arrive pas toujours.

Une fuppreffion fubite des regles a fait gonfler les mamelles, & il y a un aphorifme d'Hippocrate qui leprouve : fi une femme, dit-il, qui n'eft ni groffe, ni accouchée, a du lait, fes regles font fupprimées. Ce qu'il y a de plus fort, c'eft qu'il coule af-fez communément du fang par les mamel-les, quand les regles ou les lochies font fupprimées ; & une autre preuve auffi forte, c'eft qu'on remarque que les nourrices font rarement réglées, même très-long-tems après leur accouchement. Cette remarque n'eft cependant pas conftante, car j'ai fou-vent vu des nourrices être réglées & de-venir groffes.

C'eft auffi d'après cette opinion, que l'on confeille d'appliquer une grande ven-toufe fur les mamelles, pour modérer des menftrues qui coulent en trop grande abon-dance, & rappeller l'humeur dans ces par-ties. On peut rapporter à cela l'hiftoire d'une jeune femme qui n'avoit point de regles, & à laquelle il étoit furvenu des puftules à la cuiffe, qui rendoient du lait. Nous lifons que les femmes groffes dont les mamelles s'affaiffent, avortent, parce que le fang fe porte vers la matrice ; c'eft

à cela que revient auffi l'affaiffement du
fein dans les hémorrhagies utérines.

Enfin, c'eft une ancienne opinion que
le lait fe porte à la matrice & fe change
en lochies, même que la frayeur peut produire cet effet, de maniere que le lait cou-
lera long-tems par la matrice, & qu'au
contraire il y aura peu de lochies, fi le lait
coule abondamment par le fein.

Tous ces phénomenes femblent prouver
que le fang repouffé par la matrice fe
tourne particuliérement & facilement vers
les mamelles, & que la plûpart du tems
il fournit la matiere d'une plus grande
quantité de lait, que cependant quelquefois il conferve fa nature, & fort par les
paffages du lait en vrai fang.

Et qu'au contraire, le fang repouffé par
les mamelles vient fe rendre à la matrice;
que quelquefois c'eft du lait pur qui s'en
écoule; que cependant, le plus fouvent, c'eft
du vrai fang qui s'amaffe dans les vaiffeaux
de la matrice, & qui augmente la quantité des évacuations fanguines.

La plûpart des Auteurs s'imaginoient
très-bien expliquer ces phénomenes, en
difant que le fang étant comme réflechi,
ou du moins détourné de la matrice &
des vaiffeaux du baffin, paffoit dans les
épigaftriques,

épigaftriques, & de-là par ces fameufes anaftomofes, dans les mammaires, pour fe rendre dans les vaiffeaux laiteux ; ou que celui qui étoit repouffé par les mamelles paffoit des mammaires dans les épigaftriques, & enfuite, par le moyen de leurs anaftomofes avec les fpermatiques, ou du moins avec les hypogaftriques venoit s'amaffer dans la matrice.

Qu'il me foit permis de dire en faveur de cette opinion, qu'on a vu une faignée du pied faire ceffer un écoulement de fang douloureux qui fe faifoit par les mamelles ; & que quelques Auteurs affurent que dans les animaux, on peut reconnoître au doigt & à l'œil l'union des vaiffeaux épigaftriques avec les mammaires.

Ce font là les raifons fur lefquelles on fe croyoit fondé ; mais il y a long-tems que d'autres ont nié ces anaftomofes, ou du moins n'ont pas cru qu'elles euffent tant de valeur.

Il eft certain qu'il n'y a dans aucune partie du corps humain, de ces petits troncs d'arteres dont les extrêmités foient voifines, à plus forte raifon de la maniere dont on prétend que font celles de l'artere mammaire & de l'épigaftrique ; ce font plutôt de gros troncs qui s'anaftomofent avec les

Tome I. I

branches de chacun de ces petits. Les anaftomofes des épigaftriques avec les mammaires font très-petites ; je les ai vues nombre de fois ; & comme elles n'ont rien de
différent des anaftomofes de tous les autres vaiffeaux , elles ne doivent pas avoir
d'autres fonctions à remplir.

Nous avons fait voir ailleurs que les
mêmes humeurs éprouvent conftamment
dans le corps animal les mêmes viciffitu-
des ; les humeurs aqueufes , par exemple,
peuvent changer de place avec d'autres
humeurs aqueufes ; la matiere de la tranfpiration infenfible fe porte aux reins &
aux inteftins , ainfi que la falive & l'urine
vers l'eftomac & le tiffu cellulaire.

D'après cela, il eft plus facile d'expliquer ce qui fe paffe à l'égard du lait ; car,
on le dira plus bas, c'eft un vrai chyle qui
circule dans le fang , & qui vient fe rendre
aux mamelles, fuivant les loix dont nous
avons parlé ; fi ce chyle eft détourné des
mamelles, il ne reflue pas feulement vers
la matrice , mais il repaffe dans la maffe
& circule avec le fang : on l'y voit manifeftement ; il prend différentes routes ; on
l'a vu s'écouler par un ulcere à la cuiffe,
au talon, à l'aîne , par le nombril , par la
bouche, par le vifage & par la plaie d'une

ventouſe ; d'autres fois par une diarrhée chyleuſe, par la voie des urines ; on l'a vu s'épancher dans le tiſſu cellulaire & dans les grandes cavités , & donner lieu à des accidens graves. Il eſt certain auſſi qu'on a trouvé une humeur ſemblable à du lait dans les cotylédons & dans le thymus.

Et cependant comme il y a une analogie manifeſte entre le ſuc de la matrice & le lait, ſouvent c'eſt dans la matrice que ſe fait le lait, comme dans un couloir analogue au ſien.

Car il y a dans la matrice d'un fétus & dans celle d'une très-petite fille , un ſuc blanc ſemblable à du lait ; & pluſieurs Auteurs ont vu une liqueur laiteuſe dans les vaiſſeaux de la matrice & ſur le placenta dans le tems de l'accouchement ; certainement il y a une grande reſſemblance entre la ſéroſité blanchâtre qui ſe trouve dans les mamelles hors du tems de l'accouchement, & le ſuc de la matrice.

Le chyle renvoyé des mamelles vient donc dans des couloirs, dans leſquels il ſe filtre un ſuc blanc, épais & un peu laiteux ; & de même les vaiſſeaux de la mamelle reçoivent de la matrice une humeur qui n'eſt point différente de la leur. Je conviens qu'il n'eſt pas poſſible de conſtater cette analogie , ni dans les petits vaiſſeaux , ni dans ceux qui peuvent être apperçus ; ce ne peut être que par les phénomencs que nous venons d'obſerver, & par la propriété que la matrice & les mamelles ont l'une comme l'autre de ſe dilater.

Il y a d'ailleurs une ſympathie de nerfs entre la matrice & les mamelles ; le chatouillement du mamelon enflamme le cœur d'une jeune fille qui n'y eſt pas accoutumée, & il y a des filles chez leſquelles ce badinage excite une ſenſation voluptueuſe au clitoris. On peut attribuer cela, ou à une ſympathie évidente des nerfs, ou à l'imagination ; car une partie du corps étant excitée à la volupté , l'imagination s'échauffe, & tout ce qui y a trait ſe préſente alors à l'eſprit ; c'eſt ainſi que l'odeur des parties excite les animaux à l'amour.

§.XV. *Le lait vient du chyle.*

Quand on penſe à la reſſemblance qu'a le lait avec le chyle, par la couleur, la ſaveur & les changemens ſpontanés qui arrivent à l'une & l'autre de ces humeurs, il eſt facile de reconnoître que c'eſt un vrai chyle.

Le chyle circule avec le ſang pendant pluſieurs heures , même juſqu'à douze , & on le diſtingue à la couleur.

La plus grande partie se dépose dans les mamelles d'une accouchée ; je dis la plus grande partie , car la sécrétion de cette humeur est des plus abondantes. Une vache a donné trente - huit livres de lait de quarante - six livres de pâturage qu'elle avoit pris. On a vu des nourrices fournir dans un jour une livre , une livre & demie , même deux , trois & jusqu'à quatre pintes de lait ; on en a vu une en donner trois livres de plus qu'il n'en falloit à son enfant.

Or , il paroît que sur cinq ou six livres d'alimens , dont une partie fournit la matiere des déjections du bas-ventre , une autre partie celle de la transpiration , il ne peut gueres y avoir plus de deux livres de chyle ; cependant il y a des exemples particuliers d'une plus grande quantité. Il y a un Auteur qui dit qu'une nourrice a donné trois bouteilles de lait , outre ce que prenoit son enfant ; une autre qui avoit bu six livres de lait de chêvre , eut une si prodigieuse quantité de lait dans le sein , que peu s'en fallut qu'il ne s'y fît des crevasses , & qu'elle eut de la peine à être soulagée , en se faisant tetter par beaucoup d'enfans.

Stalh a remarqué que les nourrices

quand on les tette, éprouvent la même fenfation que fi elles avoient une corde fort
tendue de l'aiffelle au fein.

Je ne nie pas abfolument que le lait ne
foit un vrai chyle, & que pour qu'il nour-
riffe, il ne foit néceffaire qn'il s'y joigne
quelqu'autre fubftance animale, puifqu'il
eft certain que la graiffe humaine fe mêle
avec le lait ; on foupçonne auffi qu'il y a
de la lymphe. La lymphe à la vérité approche du chyle, & il eft probable que
le lait qui s'échappe du fang tient de fa
nature, non pas tout de fuite, mais en
paffant par quelques degrés : il en approche d'autant plus, qu'il y a plus long-tems
que la nourrice n'a pris de nourriture ;
car quand elle s'eft abftenue de manger,
fon lait eft rance, amer & très-préjudi-
ciable à l'enfant, c'eft-à-dire, prefque alcalin. Dans l'Inde les Européennes ont le
lait falé, & l'enfant le refufe, parce qu'il
parvient bientôt à ce terme de putref-
cence.

Cependant la fréquente boiffon contribue beaucoup à conferver le lait, puifque
même dans une fievre aiguë il fe conferve
doux & agréable à l'enfant ; au contraire,
l'abftinence le rend amer & alcalefcent.
Dans une femme qui mange fouvent, &

les nourrices ont coutume de ne fe re-
trancher en rien, il y a dans le lait plufieurs indices d'une nature chyleufe, &
enfin acide & végétale. Le lait reffent
promptement & certainement les effets
d'une bonne nourriture: les mamelles grof-
fiffent tout d'un coup, & il s'en écoule du
lait. Ce n'eft pas au bout de quelque tems,
mais dès les premieres heures, que le lait
paroît fe féparer du fang dans les mamelles; & on a vu même le lait, c'eft-à-dire le
chyle, circuler avec le fang, & avoir toutes
les qualités d'un vrai lait, de la crême, la
faveur du lait & des parties cafeufes; le lait
qu'on a vu s'écouler d'un ulcere de la cuiffe
avoit toutes ces propriétés; ainfi, le chyle
qui nage dans le fang eft de la nature du
lait.

Il s'aigrit fur-tout, non feulement dans
les animaux herbivores, mais dans la femme. La cochenille & la garence lui donnent
une légere couleur rouge; l'indigo le teint
en bleu; l'ufage des plantes ameres rend
le lait & le fromage amers; le thlafpi & le
faffran lui donnent leur odeur & leur goût;
l'abfinthe lui communique fon amertu-
me, & le thim fon odeur; & de même
le goût d'ail domine dans le lait des vaches, quand il abonde dans les forêts; la

civette lui donne auffi fon goût ; le tithy-
male a donné fes propriétés à du fromage,
& celui qui en mangea eut une diarrhée
violente & des vomiffemens. Quand les
vaches mangent de la gratiole, leur lait
eft purgatif ; c'eft pour cela qu'il y a à
Embrun quelques prés qui font inutiles,
parce qu'il y croît beaucoup de gratiole.

Une nourrice ayant pris un purgatif,
donna à fon enfant une fuperpurgation,
& elle n'en fut nullement incommodée ;
ce fut pour la même raifon qu'une autre
ayant bu de l'efprit de vin, l'enfant eut
des convulfions.

Et par une raifon contraire, on vante
contre la lienterie le lait d'une chêvre qui
vit de plantes aftringentes & balfamiques ;
& même les vertus de la pariétaire, de la
garence, de l'ortie-griefche, de la laitue,
du pourpier, dont fe font nourries les vaches, fe communiquent tellement au lait,
que les malades qui font ufage de ce lait,
en reffentent les effets. On a guéri des enfans de maladies produ'tes par l'acide, en
faifant manger à leur nourrice de la viande
& du poiffon.

Le lait de truie ne fe coagule pas, à
caufe de la nature des alimens dont cet animal fe nourrit, qui font tous alcalefcens.

Le lait des animaux carnivores est clair, & a une odeur d'urine; il ne donne point de fromage, ne se coagule point , & est bien moins nourricier; il a encore d'autres différences de celui des herbivores.

On dit qu'on a vu s'écouler par les mamelles, de la bierre, du vin noir pur & de la décoction de casse; mais ceci est un peu fort (1).

Le grand nombre d'exemples que nous avons de nourrices qui ont continué d'allaiter, quoique malades , sans que l'enfant en fût incommodé , prouvent qu'il passe du chyle crud dans le lait; j'ai vu une femme dangereusement malade d'une fievre miliaire , nourrir malgré cela son enfant pendant quatorze jours , sans qu'il en ressentît le moindre mal. J'ai vu des enfans très - sains, quoique leur nourrice eût une vérole confirmée. On a aussi des exemples que ni le virus de la peste, ni celui de la rage n'ont été communiqués à l'enfant à la mamelle. Il y a un grand Médecin qui, depuis peu, a douté que le lait de la nourrice influât sur les mœurs de l'enfant.

---

(1) L'Auteur auroit dû ajouter que ces faits sont totalement hors de vraisemblance , & même absolument faux.

Ces preuves ne perdent rien de leur force, quoique le vice vénérien, & d'autres maladies dont la nourrice étoit attaquée, se soient communiquées à l'enfant ; car il paroît que dans ces cas, il y avoit une prodigieuse corruption dans les humeurs de la mere ; si le lait des vaches malades est mauvais dans les derniers jours, & a une mauvaise odeur, le second jour il est encore bon, & il est plutôt trop gras. On soupçonne qu'il se mêle des esprits avec le lait.

§. XVI. *Analyse du lait. 1°. Ce qui est apparent sans mélange.*

Le lait de femme est moins blanc que celui de vache ; il a quelque chose de la couleur jaune du fromage ; quand il est bon, il se tient sur l'ongle sans couler ; mais il s'étend lentement. Il est cependant mieux qu'il soit plus léger. Son goût est doux & agréable, à moins que la circulation du sang ne soit trop accélérée, ou que la nourrice ait enduré la faim ; car alors il est salé & plus jaune.

Son poids est à celui de l'eau comme 277 à 261, & comme 1043 à 1000 quand on lui a enlevé sa partie butireuse, & il en est plus pesant ; mais quand il n'en est

pas entiérement dépouillé, il eſt comme
1026 ou 1029 à 1000 ou comme 1032 ou
1035 à 1000. Bikker dit que le lait eſt à
l'égard du ſang comme 277 à 281 , & dans
d'autres expériences on l'a trouvé, relativement à l'épaiſſeur reſpective , comme
1031 à 1084.

Il contient des globules qui ſont les uns
plus petits & les autres plus gros que ceux
du ſang ; ils ſont en plus grand nombre
dans le lait des jeunes femmes ; il y en a
peu dans celui des animaux qui l'ont plus
léger.

Il bout à 199 degrés du thermometre
de Fahrenheit ; l'eſprit de vin bout à 181 ,
& l'eau ne bout preſque qu'à 212.

Quand il eſt nouveau, il n'a aucune marque d'acide , ni d'alkali ; ſi on le garde , il
s'aigrit à une chaleur modérée , plus promptement dans l'été , & très - promptement
quand il a tonné ; & ſi on le garde plus
long-tems , il ſe pourrit. Le lait des bêtes
qui ruminent éprouve plus facilement ces
dépravations ; celui des animaux qui ne
ruminent pas a plus de peine à ſe corrom-
pre ; celui des femmes tient le milieu ; car
ce dernier s'aigrit par une chaleur de 96
degrés , & aucun acide ne peut le coaguler. Quand une chienne a mangé de quel-

que subftance animale, fon lait fe corrompt facilement.

§. XVII. 2°. *Par le mélange de quelques liqueurs.*

Si on jette dans le lait des animaux qui ruminent, quelque liqueur acide, il fe for-me un *coagulum*, une efpece de graiffe ; la même chofe n'arrive pas dans le lait de femme ou de chienne, fi elle eft accou-tumée à fe nourrir de viande ; un fel fixe le coagule légérement.

Il s'épaiffit moins avec un fel volatil, & il s'y forme une certaine peau graif-feufe au bout d'un tems, fi on le fait bouillir ; un fel lixiviel le teint en rouge.

Les fels neutres, le nitre & la faumure rendent le lait clair, de maniere qu'à peine le vinaigre peut le coaguler.

Le fel calcaire des eaux de Cheltenham, & d'autres eaux de même efpece le coagu-lent.

Tous les acides végétaux coagulent le lait des animaux herbivores, plus aifément cependant à l'aide de la chaleur ; il n'en eft pas de même du lait de femme, ou de chienne. Le vin de France le coagule un peu, & celui du Rhin davantage.

De même le jus de citron, le vinaigre, la diffolution de vitriol & d'alun coagulent le lait ; l'efprit de nitre le caille entiérement, ainfi que l'efprit de fel & celui de vitriol ; cependant quelque tems après, il fe diffout fpontanément, & avec l'huile de vitriol il s'échauffe. Quand le lait a été coagulé par un acide, un fel lixiviel ne peut le diffoudre, à moins qu'il ne foit battu long-tems.

L'efprit de vin rectifié coagule le lait, & je penfe que dans les cas où il n'a pu le faire, c'eft qu'il étoit trop foible. Un homme ayant bu de l'efprit de vin après avoir pris du lait, ce lait, caillé dans fon eftomac, lui caufa de grands accidens.

§. XVIII. *Séparation des principes du lait.*

Il y a une forte d'acide volatil dans la vapeur du lait chaud ; quand il en eft dépouillé, il n'eft pas fi bon, & a moins de tendance à l'acefcence ; alors le tonnerre ne le fait pas tourner. C'eft à caufe de cela qu'on confeille aux phtifiques de le prendre en fortant du pis de l'animal. Les femmes font bouillir le lait tout auffi-tôt qu'il a été trait, de peur que les grandes chaleurs de l'été ne le faffent tourner.

Si on le laiffe fans le remuer , même dans un froid modéré , tel qu'eft le degré de chaleur tempérée , la partie que nous avons dit être globuleufe fe fépare , & peu à peu elle s'éleve au bout d'un long tems fur la furface & forme la crême , qui fur un lait léger eft à la vérité graffe , mais aqueufe ; la crême d'un bon lait ne differe que peu du beurre : la férofité eft fous la crême , elle eft graffe , & contient la partie grumeleufe & cafeufe qui s'en détache cependant peu à peu & va au fond.

Les principes du lait fe féparent , fur-tout quand on y met quelque liqueur acide , foit que cet acide foit végétal , comme le jus de citron , la crême de tartre , ou l'eau diftillée de gallium luteum , foit qu'il foit minéral , & encore mieux , quand il eft du regne animal ; c'eft pourquoi on fait tourner le lait tout fimplement avec la préfure de veau dans laquelle on met du fel ; ou celle de bouc à la mamelle qu'on a bien nettoyée , & dans laquelle on remet enfuite le *coagulum* qu'on y trouve , avec un peu de fel ; & cela réuffira mieux , fi on y joint une chaleur de 70 à cent degrés , & encore mieux , fi on y mêle quelque acide. L'efprit de vin rectifié ne réuffit pas fi bien ; l'alcali n'empêche point le lait de tourner ;

c'eſt pourquoi un Auteur célebre ne croit pas que ce ſoit la force de l'acide qui le coagule.

Quand on jette de cette préſure dans le lait bouillant, toute la partie ſolide, graſſe & caſeuſe ſe réunit tout de ſuite, & va au fond, ramaſſée en grumeaux & en floccons; on la nomme caillé, & on la mange; on la preſſe, on lui donne une forme, on la ſale, & alors c'eſt un fromage gras; car dans ce fromage, il y a la partie graſſe & mucilagineuſe du lait, qui a de l'analogie avec la lymphe animale.

Quelquefois le lait s'engrumelle dans les mamelles, & alors il devient une matiere jaune & grumeleuſe, parce que la partie la plus fluide eſt réſorbée; & on en trouve même encore dans les mamelles des cadavres de femmes mortes quelques années après l'accouchement

Si on veut des fromages qui ne ſoient pas gras, on pourra d'abord ſéparer la crême du lait; en l'agitant de pluſieurs manieres, & en lui enlevant ſa partie aqueuſe, elle deviendra un beurre gras : c'eſt à des peuples barbares que nous devons cette belle invention. Le beurre ne ſe fait pas ſi aiſément dans les pays chauds; mais dans l'Europe ſeptentrionnale , & principalement dans les Alpes , il eſt très‑bon. Les Scythes battent le lait ; le beurre, ou plutôt la crême s'éleve au deſſus ; la ſéroſité reſte au milieu, & il tombe au fond quelque choſe d'épais qu'ils appellent *hippace*; c'eſt le terme d'Hippocrate (1). On fait de même du beurre avec du lait de femme.

La ſéroſité qui reſte après qu'on a fait lo beurre, contient une partie caſéeuſe moins graſſe ; le mêlange de quelque acide pur l'en débarraſſe, & on la mange de même ; mais c'eſt un mauvais manger. On peut encore, après qu'on a fait le fromage, ſéparer de la ſéroſité qui reſte , un ſecond caillé, qui eſt une eſpece de fromage.

C'eſt ainſi qu'on ſépare les trois parties du lait, le beurre, le fromage & la ſéroſité.

Il ne ſera pas inutile de mettre en parallele ces parties dans le lait de femme & dans celui des autres animaux ; c'eſt par des expériences faites ſur ces parties , qu'on pourra déterminer exactement leurs vertus médicinales. La propriété

______

(1) Par ce terme, Hippocrate & Dioſcoride entendent le fromage fait avec le lait de jument , & ce terme a encore d'autres ſignifications. Voyez Dioſcor. livre 2 , chap. 50.

de nourrir eſt principalement dans la partie caſéeuſe ; l’huile ou le beurre eſt laxatif, & la ſéroſité eſt rafraîchiſſante.

Mais il faut bien expliquer cela, car le lait ne reſſemble pas toujours à du lait ; il varie dans le même animal, ſuivant les différens pâturages dont il eſt nourri ; le lait aqueux & bleu des vaches du ſeptentrion, eſt bien différent du lait moins ſéreux de celles d’Eſpagne, & de celui des vaches des Alpes, qui eſt fort abondant en beurre. Les vaches de l’iſle de Garnſey ont beaucoup de crême, & preſque autant que de lait ; d’autres en ont à peine la douzieme partie, principalement dans le mois de Mai ou de Juin ; il s’eſt auſſi trouvé quelquefois dans le premier lait, ſur quatre livres, une once & demie de crême, & dans le reſte, quatre onces ſur autant de livres.

Dans la femme & dans les animaux femelles, le premier lait qui vient après l’accouchement, qu’on appelle *coloſtrum*, eſt clair, & n’eſt preſque qu’une ſéroſité ; il contient peu de crême, & elle eſt moins graſſe ; il y a moins de beurre & plus d’eau ; il dépoſe auſſi peu de floccons ; ſi on y met un ſel lixiviel, il devient âcre, & a une odeur d’urine ; on diroit qu’il contient une eſpece de ſel ammoniac ; c’eſt

Tome I. K

auſſi par cette raiſon qu'il fait vomir.

Peu à peu il prend plus de conſiſtance, & devient d'autant plus un vrai lait, qu'il s'eſt paſſé plus de tems depuis l'accouchement; c'eſt ce qui fait que quand une nourrice a déja fait une nourriture, & qu'elle en fait une ſeconde du même lait, l'enfant en eſt incommodé; ainſi, nous prendrons le milieu, c'eſt-à-dire, que nous n'examinerons ni le *coloſtrum*, ni le lait trop fait.

Pour ſuivre les différences qu'il y a entre le lait des différens animaux, c'eſt le lait d'âneſſe qui eſt le plus peſant de tous; car dans la même quantité donnée, il contient 1000 parties, l'eau n'en contient que 950, & le lait de femme 989; après, c'eſt celui de brebis, qui en contient 986, celui de vache 980, celui de jument 976; le plus léger de tous eſt celui de chêvre, qui n'en contient que 970.

Deux livres de lait de femme donnent une once & demie de crême, ſix gros de beurre léger, une demi-once de fromage très-mou, & dix gros de ſéroſité épaiſſie, le reſte n'eſt que de l'eau.

La même quantité de lait d'âneſſe a donné beaucoup moins de crême, environ trois gros; point de beurre; trois gros de fromage très-mou, & une once & demie de partie solide, formée d'une sérosité épaissie. Il contient donc beaucoup moins de beurre & de fromage, & un peu plus d'eau. On a de la peine à le coaguler avec un acide.

Le lait de jument a trois gros de crême, point de beurre, dix-sept gros de fromage, ce qui fait quatre fois plus que le lait de femme; neuf gros de partie solide, formée d'une sérosité épaissie; il contient moins d'eau que le lait de femme, mais il y a plus d'huile & plus de parties solides.

Celui de chêvre a donné une once de crême, trois gros de beurre, quinze gros de fromage & six gros de sérosité épaissie; il est donc moins gras que celui de femme; mais plus gras que les autres; il a plus de partie caséeuse & moins d'eau.

Celui de brebis a donné deux onces de crême, quatorze gros de beurre, mais très-mou, quatre gros de fromage très-visqueux, six gros de sérosité épaissie. Il est donc beaucoup plus gras que celui de femme, très-caséeux, & il a plus de partie solide & moins d'eau. L'esprit de vin le coagule.

Enfin, celui de vache a vingt gros de crême, six gros de beurre très-solide, trois onces de fromage épais, dix gros de sérosité épaissie; il y a donc plus de crême &

de fromage que dans celui de femme , & il ne cede qu'au lait de brebis pour la partie graſſe.

Le lait de brebis eſt donc le plus gras & contient plus de fromage ; celui d'âneſſe plus d'eau , moins de partie graſſe & de partie ſolide ; c'eſt le lait de femme , qui après celui de brebis & celui d'âneſſe contient le plus de partie aqueuſe, moins de caſéeuſe & de butireuſe ; on doit croire que le lait d'âneſſe & celui de jument ſont plus diſſolvans , & celui de femme & de brebis plus nourriciers.

Le lait des animaux ruminans contient plus d'acide ; le petit lait de vache tout récent a un goût acide, on l'a vu teindre en rouge le ſuc d'héliotrope ; ce lait contient plus de mucilage. Celui des animaux qui ne ruminent point eſt moins diſpoſé à l'acefcence ; la préſure n'agit pas tant ſur lui, & en ſépare plus difficilement le mucilage,à moins qu'on n'y ajoute un acide dans le tems qu'on le fait bouillir ; au contraire , le lait de femme n'a aucune marque d'acidité, & au bout de quarante - trois jours, il n'eſt pas plus aigre que le lait de vache récent.

Le lait des carnivores eſt léger, il ne ſe coagule point, & ne donne point de fromage ; le lait de chienne s'aigrit quand elle vit de végétaux, & , comme celui de chêvre, il contient beaucoup de crême & de fromage, & différentes chofes peuvent le coaguler ; quand elle fe nourrit de viande, il s'alcalife & ne fe coagule pas.

Le parallele qu'a fait Hoffmann de ce qu'il appelle matiere grumeleufe, c'eft-à-dire, le fromage à ce que je crois, dans le lait de femme & dans celui des animaux, eft différent ; il en a trouvé huit gros dans une livre de lait de femme , prefque autant dans celui d'âneffe, douze onces & demie dans celui de chêvre, treize dans celui de vache. Ses expériences different encore de celles de Spielmann , en ce que Hoffmann dit que le lait d'âneffe eft plus caféeux, celui de femme plus aqueux, ce qui fait l'éloge du lait d'âneffe ; il dit que cette partie grumeleufe de lait de femme fe diffout entiérement, & moins dans celui des autres animaux.

§. XIX. *Analyfe du lait par le moyen du feu.*

Le lait mis fur le feu dans un vafe bien bouché, donne d'abord beaucoup d'eau un peu empyreumatique ; mais qui n'eft poïnt vineuſe ni inflammable : cette eau fait les ⁷⁄₈ du lait de vache.

Si on pouſſe le feu, il ſort un eſprit acide, jaunâtre, comme on en tire du bois de gayac.

En augmentant encore le feu, il monte une huile fétide d'un rouge preſque noir.

Il reſte un charbon brillant & friable, qui donne par la calcination un ſel lixi- viel fixe, un ſel marin, à ce que je crois, & enfin de la terre.

Verduc remarque qu'il a moins tiré de phlegme & d'acide du lait de vache.

Il eſt le ſeul qui faſſe mention d'un ſel eſſentiel acide, qui a l'odeur, & la ſaveur laiteuſes, qu'on en tire en le faiſant éva- porer lentement ; à moins qu'il n'entende par-là le ſucre du lait, qui ſe tire cepen- dant plutôt du petit lait.

Il y a un autre procédé pour tirer un eſprit vineux, du moins du lait de jument, & même de celui de vache ; on le laiſſe s'aigrir de lui-même, ou avec un peu de farine, ou ſans y en mettre du tout ; on fait diſtiller de ce lait fermenté, un eſprit acide que les Tartares de Sibérie appellent *arac*, & dont ils s'enivrent : cet eſprit peut avoir tant de force, qu'il s'enflamme com- me la poudre à canon.

On dit cependant qu'il n'y a que le lait de jument qui puiſſe enivrer; il y a fort long-tems qu'on l'a dit, & j'en doutois; mais mon ancien ami J. G. Gmelin m'en a aſſuré.

§. XX. *Analyſe du petit lait.*

Le lait de femme dépouillé de ſa crême, devient un petit lait doux, qui n'a rien d'alcalin, ni d'acide; il y a au contraire dans celui de vache, quoique récent, des marques d'acidité; ce n'eſt même qu'au bout d'un fort long tems que le lait de femme s'aigrit : nous en avons dit quelque choſe plus haut ; c'eſt l'effet de la nourriture animale.

On dit que le lait de brebis, dans les iſles Hébrides (*Shetland*), conſervé dans les laiteries, devient une liqueur capable d'enivrer. J'ai lu la même choſe du petit lait de jument aigri, & du petit lait verdâtre d'Italie.

Le petit lait eſt moins peſant que le lait; il eſt comme 1016 à 1030. Ce qu'on entend par ce nom n'eſt pas une liqueur parfaitement homogene; quand il eſt une fois épuré, tel qu'il eſt quand on en a retiré le fromage gras, il retient beaucoup de partie caſéeuſe ; ſi on le coagule une ſeconde fois , & qu'on en retire encore la partie caféeufe, il eft plus pur & plus clair, & cependant il refte dans cette férofité, ainfi épuifée, quelque chofe de gluant & de vifqueux , qui fe dépofe au bout d'un tems à une chaleur tempérée, qui acquiert peu à peu plus de molleffe, qui refte dans le linge quand on fait le fucre de lait , & qui paffe à travers quand on répete l'opé-ration. Ce font ces principes qui rendent le petit lait nourricier, & il fuffit pour vi-vre. Boerhaave a vécu de petit lait feul pendant quelques mois, & J. Fergufon en a vécu pendant dix - huit ans, en le cou-pant avec une décoction d'orge.

Enfin , le petit lait contient une efpece de fel qui lui eft propre, qui eft vraiment animal ; il y a une grande fabrique de ce fel dans mon pays. C'eft Fabrice Bartho-let qui en a parlé le premier, enfuite Louis Tefti l'a décrit ; il en faifoit beaucoup de cas ; avant tout cela, les Brachmanes fça-voient préparer le fucre de lait , comme ils le fçavent tirer d'autres fubftances dou-ces. On fépare le petit lait en le faifant bouillir avec des œufs , plutôt qu'en y ajoutant quelque acide ; on le fait bouillir une feconde fois, de peur qu'il ne s'aigrif-fe ; on le paffe plufieurs fois à travers un

linge, afin qu'il s'épaississe, & sa partie visqueuse s'en sépare ; on le fait rebouillir
jusqu'à ce qu'il s'éleve au dessus une pellicule , & quand il est refroidi , il donne
des cristaux blancs jaunâtres & doux.

Cette maniere de préparer ce sucre, est
meilleure que celle de faire évaporer le
petit lait , jusqu'à ce qu'il soit en consistance de miel , & de le faire dessécher au
soleil ; mais on a le sucre plus pur quand
on le prépare par évaporation & qu'on l'expose au froid , dissous dans l'eau , de maniere que les cristaux s'attachent aux parois du vase.

Ce sucre se fond aisément dans l'eau
bouillante, moins dans l'eau froide, & si
on l'abandonne une seconde fois à lui-même , il donne des cristaux plus purs qui ne
sont ni acides , ni alcalins ; mais il s'enflamme à cause du beurre fin qu'il retient ,
& devient ensuite une chaux brûlée , dans
laquelle il y a du sel marin & de la terre ,
& , à ce que je crois , un sel lixiviel , quoiqu'un habile homme n'y en ait point vu.

Ce même sel , si on le met au feu , donne
une liqueur acide , & une autre empyreumatique.

On voit qu'il est d'une nature savon-
neuse , puisque , de même que le sucre , si

on le mêle avec le lait, il empêche que la crême ne s'en sépare.

M. Navier a tiré du sucre du lait de femme; Hoffmann en a tiré du lait d'âneffe. Quatre onces de lait de femme ont donné 58 à 67 grains de sucre; celui de vache environ 54, celui de chêvre 47, 49; celui de brebis 35, 37; d'âneffe, 80, 82; & de jument 69, 70. C'eft donc celui d'âneffe qui en donne le plus, enfuite celui de jument; celui de brebis moins. On voit par-là que plus il y a de crême, moins il y a de fucre.

Le petit lait doux de F. Hoffmann eft analogue à ce fucre; le petit lait fe dépouille de fon phlegme par l'évaporation, & il ne refte qu'une maffe grumeleufe & jaunâtre; elle fe diffout dans l'eau & fe filtre.

On a fait d'autres recherches fur la nature du lait: après en avoir fait évaporer une grande partie, on a remué le refte fur le feu; le phlegme acide & l'huile épaiffe ont monté, & il n'a refté qu'un charbon qui contenoit un peu de fel marin, de fel lixiviel qui fermente avec les acides, & de terre.

§. XXI. *Le beurre.*

C'eft une efpece d'huile mêlée avec une portion d'eau, qui cependant eft inflammable ; quand il eft frais, il eft doux & d'un goût agréable, & il eft calmant comme l'huile ; il fe fond auffi à une petite chaleur, & fe met en huile ; il fe durcit au contraire au froid. On le garde en Efpagne dans des inteftins d'animaux ; quand il eft gardé il fe rancit, devient amer, il prend un mauvais goût de fromage ; alors il eft âcre, & ronge le cuivre.

Mais quand on le fond tout de fuite, de même que le lait, il change moins & conferve plus long-tems fon goût.

Il devient promptement âcre quand on le met au feu, & il rend une eau aigre qui a l'odeur de beurre, qui peu à peu s'aigrit davantage ; alors c'eft une huile épaiffe, fluide, cependant vifqueufe & rouffe ; il laiffe un charbon qui, brûlé, contient un fel fixe & végétal.

Comme d'ailleurs les huiles fe coagulent par le moyen des acides, & fe changent en réfine, de même on peut croire que c'eft ici l'abondance de l'acide qui donne à la partie huileufe du lait une forme concrete.

§. XXII. *Le fromage.*

Le fromage eſt d'une autre nature; il eſt formé de la partie mucilagineuſe du lait, qui en fait à peu près la 16e. partie. Si on le laiſſe quelque tems ſur les claies, pour lui donner plus de conſiſtance, la partie grumeleuſe du lait acquiert une ſorte de putridité, dont l'odeur eſt ſi déteſtable, pour moi & pour beaucoup d'autres, que celle des cadavres m'eſt moins déſagréable; car il y a dans cette puanteur le rance d'un ancien beurre, joint à une fétidité putride; & cette odeur eſt ſi durable & ſi permanente, que tout ce qui a touché au fromage la conſerve fort long-tems.

Cependant, non ſeulement les anciens Scythes, ou les peuples du ſeptentrion, mais principalement les Grecs, ſe ſont régalés avec du fromage, puiſque Homere fa it mettre à ſes héros du fromage rapé dans du vin. De tout tems même en Syrie, dans la Paleſtine & en Egypte, on a fait des fromages de lait de vache, de chameau, de chêvre & de brebis. Il n'eſt pas douteux que c'étoit par néceſſité que les premiers hommes faiſoient des fromages; ils n'avoient pas d'autres moyens de conſerver le lait pour les jours ſuivans, & on

sçait que les richesses du premier âge con-
sistoient en troupeaux ; l'histoire d'Abraham & d'Isaac le prouve. Le fromage se
conserve fort long-tems, &, au goût de
ceux qui l'aiment, il devient meilleur avec
le tems, & même quand les vers s'y mettent, qu'il devient coulant & qu'il s'alca-
lise.

Je pense que la matiere du fromage,
récente, & séparée du lait depuis peu, donne un phlegme aigrelet ; elle donne aussi
alors une huile bleue & un peu empyreumatique, & ensuite une autre huile épaisse
très-noire, pesante, qui va au fond & qui
est plus empyreumatique ; le charbon s'en
calcine très-difficilement, & ne se réduit
en cendre qu'avec peine.

Le fromage est singuliérement visqueux ;
l'usage qu'on en fait en Chymie le prouve,
car il sert de lut pour boucher exactement
les fentes de verres qui souffrent un grand
feu.

§. XXIII. *Usage du lait.*

C'est une nourriture naturelle qui est
destinée à l'animal naissant ; nos peres n'en
avoient pas d'autre ; en effet, il ressemble
beaucoup au chyle. Le *colostrum* même
n'est pas à mépriser, il n'est point nuisible

à l'enfant nouveau né, ni aux petits des autres animaux; il lâche le ventre, & il eſt néceſſaire que cela ſoit pour débarraſſer les inteſtins de leur mœconium. On remarque que les enfans qui ont tetté le plus long-tems ſont les plus robuſtes. Louis XIV a tetté ſeize mois, & il a vécu très-long-tems. Un enfant qui avoit tetté trois ans, étoit de la meilleure ſanté; j'ai beaucoup d'exemples ſemblables.

Mais il eſt auſſi fort avantageux à la mere de nourrir ſon enfant; on évite par-là ce reflux dangereux du lait dans le ſang, ces ſchirres au ſein qui ſont communs, & qui font courir les plus grands riſques; la ſuccion de l'enfant met à l'abri de tous ces accidens. Il y a long-tems que Marchetis a ſoutenu que les femmes qui nourriſſoient ne pouvoient avoir de cancers; on a obſervé auſſi que le reflux du lait vers les parties génitales, les relâchoit, diminuoit de leur ſenſibilité, & donnoit lieu à des fleurs blanches.

Il y a de grands hommes qui objectent que les meres & les nourrices tranſmettent par la lactation leurs vices à l'enfant, & ils aiment mieux le nourrir avec du lait de vache; ce n'eſt pas ſans quelques riſ-ques, car il s'aigrit très-facilement; d'ailleurs il eſt beaucoup plus épais que le lait de femme, & il contient plus de crême & de partie caſéeuſe : cependant je préférerois ce lait à d'autres alimens ; l'eſtomac & les inteſtins du petit enfant ne pourroient les ſupporter.

Un adulte, à moins qu'il n'ait trop accoutumé ſon eſtomac à des liqueurs fermentées, peut auſſi vivre de lait, comme il n'eſt pas rare de voir des gouteux & des phtiſiques être au lait pour toute nourriture ; on peut même vivre de lait coupé ; une femme n'a eu d'autre nourriture pendant ſix ans ; Athenée dit que Philinus a vécu long-tems de lait ; toutes les nations même, excepté les Lapons, font uſage du lait, & il y en a pluſieurs dont c'eſt le ſeul aliment.

J'ai ſouvent éprouvé que le lait diminue beaucoup l'appétit ; je penſe que cela vient de ce que ſa partie huileuſe émouſſe les nerfs de l'eſtomac. J'ai obſervé auſſi qu'il laiſſe un mauvais goût à la bouche, & qu'il la rend ſeche ; je crois que c'eſt encore l'effet de ſa partie butireuſe, qui laiſſe un goût fade qui vient de l'eſtomac. Au reſte il ſe digere facilement, nourrit bien, ſe diſtribue partout ſans inconvénient, & il modere le mouvement du ſang ; c'eſt pour cela qu'il est très-salutaire dans les catharres. Ces effets sont plus marqués, à ce que je crois, dans l'usage d'un lait léger ou coupé avec une eau minérale.

Autrefois on alloit à Stabie (1) prendre le lait pour la phtisie. Sydenham fait consister toute la cure de cette maladie dans l'usage du lait & l'équitation. Il y a long-tems aussi qu'on le conseille pour modérer la violence de la dyssenterie, & pour préparer le corps toutes les fois qu'on est obligé de faire usage du mercure, afin de mettre à l'abri de ses mauvais effets. De tout tems on en a prescrit l'usage pour les douleurs arthritiques & pour la goutte; on l'emploie même dans ces maladies avec plus de succès que la plûpart des autres remedes; j'ai vu une phtisie & des douleurs opiniâtres, qui ne cédoient à aucun autre remede, céder à l'usage du lait; il est bon pour tous les ulceres intérieurs, même le cancer de la matrice ; certainement il est bon dans la vérole confirmée, & dans les intempéries putrides.

Le lait a cependant ses inconvéniens ; il affoiblit l'homme adulte, comme ont coutume de le faire les nourritures végé-

____

(1) Ancienne ville de Campanie.

tales ;

tales ; il émousse l’action de l’estomac ;
quelquefois il lâche trop le ventre, en humectant les intestins, quelquefois il consti-
pe ; & en général il est moins propre, non
seulement à ceux qui sont accoutumés au
vin, mais même à ceux dont la fibre est
foible & lâche.

Le lait peut aussi séjourner dans les premieres voies, s’y cailler & former des concrétions pierreuses, telles que nous avons
dit qu’il s’en formoit assez fréquemment du
chile. J’ai vu dans les mamelles une pierre
laiteuse, courbée, & de la figure d’un conduit laiteux. Il dépose sur les parois des
vaisseaux de bois dans lesquels on le met,
une pierre laiteuse qui lui est propre ; le
colostrum même endurci & engorgé dans
le pylore, a occasionné de funestes convulsions.

Pour éviter ces accidens, les Médecins
ont substitué au lait de vache, celui d’â-
nesse, comme un peu plus léger ; mais cependant, pour cette même raison, souvent
il donne la diarrhée. D’autres l’ont coupé
avec quelque eau minérale, dans laquelle
il y avoit un peu de terre lixivielle, & de
sel de même nature : on pourroit même
joindre tout simplement au lait un sel alcali fixe, toutes les fois qu’on s’apperçoit

que le malade ne rend pas facilement ſes excrémens & ſes urines, & qu'il n'y a point de ſigne de trop d'acidité.

Enfin, d'autres ont ſubſtitué au lait, le petit lait, comme plus léger, & contenant moins d'huile & de partie caſéeuſe, aſſez cependant pour pouvoir nourrir. Boerhaave s'eſt nourri de petit lait ſeul pendant pluſieurs mois, & Ferguſon dix - huit ans, en le coupant avec une décoction d'orge, comme nous l'avons dit plus haut ; on en engraiſſe les cochons dans les Alpes, après l'avoir dépouillé deux fois de ſa partie caſéeuſe ; il en conſerve toujours, ainſi que de ſa partie viſqueuſe. Le lait eſt très-convenable dans l'acrimonie chaude, ſcorbutique & putride, & il paſſe fort facilement par les organes excrétoires. Il y a cependant beaucoup de malades auxquels par ſa viſcoſité il dérange l'eſtomac, & qui ne peuvent en continuer long - tems l'uſage. Les Arabes ſur-tout ont fait grand cas du petit lait, même dans les fievres aiguës, les petites véroles, & d'autres fievres avec éruption, qui ſont communes dans leur pays, & qui ſont fort dangereuſes. Je croirois qu'il eſt bon en Iſlande pour le Scorbut ; car les habitans de ce pays boivent le petit lait aigre du lait de brebis.

Les autres parties du lait n'ont pas tant de propriétés.

Ceux qui font en bonne fanté & qui fe donnent de l'exercice, mangent du beurre fans en être incommodés ; mais ceux qui n'ont pas le poumon bien libre, reffentent, dès qu'ils en ont mangé, une difficulté dans la trachée-artere, & font obligés de cracher fouvent ; les catharreux en font encore plus incommodés. C'eft pourquoi je ne puis comprendre comment il a été poffible qu'on ait ordonné dans les maladies de poitrine, cette déteftable graiffe qu'on nomme blanc de baleine, & en Italie, l'huile d'amandes douces dans la pleuréfie.

Dans toutes les maladies aiguës, le beurre eft comme un poifon ; il fe change facilement dans les eftomacs foibles, en une humeur nidoreufe, & qui ne s'évacue, après avoir beaucoup incommodé, qu'en donnant une diarrhée.

Le fromage refte fort long-tems dans l'eftomac, il donne fa mauvaife odeur à l'haleine de ceux qui en ont mangé. Les habitans des Alpes le fupportent plus facilement, parce qu'ils boivent en même tems beaucoup de lait & de petit lait ; & cette boiffon, par fon acide contrebalance les qualités putrides du fromage. Il nuit

moins aussi aux habitans de la campagne,
parce que les fatigues de l'agriculture les
font mieux digérer ; il peut même quelquefois servir de médicament, si l'acide
de l'estomac est dépravé ; je ne nie pas qu'il
ne soit fort nourrissant, puisqu'il contient
beaucoup de partie glutineuse & terreu-
se. Il n'est pas possible qu'il ne nuise pas
à ceux qui menent une vie sédentaire. Galien nous assure que le fromage donna la
fievre à Antonin ; pour moi, il me semble
avoir vu plusieurs fois, que les hommes
qui mangent beaucoup de fromage, de
moutarde, de viande, & autres substances
disposées à la pourriture, avec une apparence de force d'Athlete, ont beaucoup de
peine à échapper, s'il leur survient une fievre aiguë ; & qu'au contraire les gens so-
bres & qui vivent de végétaux, en guéris-
sent bien plus aisément. Il est certain aussi,
& on l'a éprouvé depuis peu dans une pé-
ripneumonie épidémique, que les habitans
des Alpes, qui mangent beaucoup de fromage, sont très-difficiles à purger, & qu'une
once de crême de tartre ne suffit même pas
pour les relâcher. Enfin, la partie grasse &
la qualité putride du fromage, diminuent
le mouvement péristaltique.

ARTICLE SECOND.

Les parties de la génération.

§. I. *La matrice.*

IL y a bien plus d'animaux qui ont une matrice, qu'il n'y en a qui aient des mamelles. Cet organe se trouve dans les quadrupedes chauds & froids, dans la baleine & dans les volatiles, puisqu'on peut bien appeller de ce nom la poche où va se rendre l'œuf fécondé. La plûpart des insectes ont aussi une matrice, l'abeille, le ver-à-soie, la sauterelle, le moine, le dytique (1) le ciron, l'écrevisse, l'araignée, le pou, même le limaçon, le ver, la sangsuë & le lievre marin.

Et en général, dans toutes les especes d'animaux dont les mâles ont une verge, les femelles ont une vulve & une matrice ; & dans ceux dont les mâles ont deux verges, les femelles ont deux matrices, comme le lézard, la vipere, le *marsupialis*, le ver, la sangsuë & l'écrevisse.

Par la même raison, les poissons froids

---

(1) Espece d'insecte aquatique. Voyez Geoffroy, t. I, page 186.

qui rendent leurs œufs auffi-tôt qu'ils font formés, & les animaux qui fe multiplient à la maniere des plantes, n'ont point de matrice; il y a cependant quelques poiffons froids qu'on dit avoir une vulve, je crois qu'ils ont auffi une matrice.

Dans tous les animaux qui ont quatre extrêmités bien diftinctes, l'entrée de la matrice eft dans l'efpace qui fe trouve à la naiffance des extrêmités poftérieures, & elle eft apparente en dehors; c'eft auffi dans cet endroit qu'eft le centre de gravité dans l'homme, entre l'os facrum & l'os pubis.

Elle eft placée dans les poiffons chauds, à l'endroit qui répond à celui-là.

Le fiege de la vulve varie dans les infectes; fon entrée eft à l'extrêmité de la queue dans la demoifelle.

Dans l'araignée, elle eft entre la poitrine & le bas - ventre; le crabe l'a au pied de derriere; dans le ver qui s'engendre dans le rein du loup, elle eft fous la tête.

Dans les oifeaux & les quadrupedes ovipares, elle s'ouvre dans le *cloaque* qui eft à l'extrêmité de l'inteftin.

§. II. *Le baffin.*

Le baffin eft cette cavité dans laquelle

oft contenue dans les femmes, outre la veffie & l'inteftin rectum, la matrice avec fes dépendances.

Les Accoucheurs fe font particuliérement appliqués à décrire le baffin des femmes, afin d'en déterminer les dimenfions naturelles, malgré les variétés qui fe rencontrent dans les différens individus.

Ils reconnoiffent un grand diametre fupérieur de droit à gauche, qui a cinq pouces un quart d'étendue, & un petit de devant en arriere, qui n'a que quatre pouces $\frac{1}{7}$; au moyen de quoi les deux diametres du baffin font prefque d'un pouce plus grands que les deux diametres de la tête de l'enfant (1); enfuite le diametre du détroit

______

(1) Cette mefure n'eft pas exacte; car quelquefois la tête d'un enfant a plus de cinq pouces de diametre de devant en arriere. Au moyen de cela, il ne feroit pas poffible de comprendre comment elle pourroit franchir le détroit fupérieur, fi on ne fçavoit que quand elle enfile ce détroit, elle eft dans une fituation oblique. Auffi M. Levret diftingue-t-il avec grande raifon trois diametres au détroit, relativement à l'accouchement; un de dtoit à gauche, l'autre de devant en arriere, & le troifieme de la fymphyfe facro-iliaque d'un côté, à l'os ifchium de l'autre; & ce dernier, qui eft le plus grand, eft celui qui répond au grand diametre de la tête de l'enfant, quand elle defcend dans le petit baffin.

L iv

inférieur eſt de quatre pouces un quart, celui qui va d'une des épines de l'iſchion à
l'autre, eſt de la même étendue. Burton
eſtime la diſtance d'une des tubéroſités de
l'iſchion à l'autre, environ à quatre pouces
$\frac{3}{20}$; & Roederer dit plus clairement que
d'un côté à l'autre il y a quatre pouces,
& de devant en arriere peu de choſe de
moins (1); mais il y a des baſſins mal
conſtruits qui n'ont pas plus de deux pouces de diametre (2).

---

(1) Il ne ſeroit pas poſſible que la tête d'un enfant,
dont le grand diametre eſt d'environ cinq pouces, pût
traverſer un paſſage dont le diametre ne ſeroit que de
quatre pouces ou un peu plus ; mais dans le travail de
l'accouchement, cette tête étant pouſſée par les forces
expulſives, agit ſur le coccyx, le repouſſe en arriere, &
le coccyx ainſi reculé, donne à ce diametre au moins un
pouce de plus. C'eſt au moyen de cette obſervation
qu'on explique pourquoi, dans les femmes qui accouchent pour la premiere fois dans un âge avancé, l'accouchement eſt très-ſouvent retardé : les pieces oſſeuſes qui
compoſent le coccyx ſe ſont alors ſoudées enſemble, &
offrent même quelquefois une réſiſtance invincible à
l'action qu'exerce ſur cet os la tête de l'enfant.

(2) On a fait dans le mois d'Octobre dernier, l'opération céſarienne à une femme de 25 ans, dont le diametre
du détroit ſuperieur du baſſin n'avoit de devant en arriere que 23 lignes d'étendue.

§. III. *Les ligamens larges.*

Le péritoine fait une eſpece de cloiſon qui ſépare le baſſin en deux cavités ; une antérieure , occupée par la veſſie ; & une poſtérieure , qui eſt plus grande & qui contient l'inteſtin rectum. La matrice eſt comme une portion de cette cloiſon, plus épaiſſe ; on peut le remarquer dans le fétus , mais plus manifeſtement encore dans une petite fille.

C'eſt-à-dire que le péritoine va ſe rendre des muſcles abdominaux & du pubis, à la veſſie ; il remonte ſur ſon fond , & deſcend derriere, environ juſqu'à l'endroit de l'inſertion des uretères ; delà il ſe réfléchit pour recouvrir la face antérieure de la matrice ; & comme la veſſie eſt plus large que la matrice, & qu'elle occupe toute la largeur du baſſin , le péritoine déborde la matrice de chaque côté , depuis la partie ſupérieure de ſon col , juſqu'à trois ou ſix lignes , même un pouce, au deſſous de ſon fond.

Par ce moyen, il devient la tunique externe de la matrice, & c'eſt la ſeule qu'elle ait. Après que le péritoine eſt parvenu au fond de la matrice, il redeſcend & recouvre ſa ſurface poſtérieure , parallélement à ſon feuillet antérieur , & s'étendant plus loin que l'endroit d'où il avoit commencé à monter fur la matrice, il va jufqu'à la partie fupérieure du vagin, auquel même il eft adhérent.

Ainfi, le péritoine forme dans le baffin une cloifon compofée de deux lames, entre lefquelles eft un tiffu cellulaire qui en remplit l'intervale & qu'on peut fouffler ; j'ai peine à croire qu'il y ait des fibres mufculeufes. Enfin, le péritoine forme deux efpeces de demi - cercles qui embraffent l'inteftin rectum ; & après avoir remonté par devant & fur les côtés de cet inteftin & par devant l'os facrum, il fe continue avec le péritoine de la région lombaire, au delà des vaiffeaux iliaques (1).

C'eft entre le feuillet antérieur & le poftérieur qu'eft la matrice ; quand nous parlerons des ovaires & des trompes, nous dirons comment le péritoine enveloppe ces organes.

Il y a entre le vagin & l'inteftin rectum,

---

(1) Ce font ces deux productions demi-circulaires du péritoine, que M. Petit regarde comme des ligamens poftérieurs de la matrice. Bien des Anatomiftes ont refufé à ces prolongemens le nom de ligamens ; & d'autres, en les reconnoiffant pour des ligamens, lui en difputent la découverte.

une espece de cul de sac qui termine le bas-
ventre, qui est formé par les replis demi-
circulaires dont nous venons de parler.

§. IV. *La situation de la Matrice.*

La matrice est toujours, pour sa plus grande partie, renfermée dans le bassin, au dessous de l'os pubis; elle a moins de longueur
que la vessie; je ne l'ai vue qu'une fois avoir
son fond de la hauteur du bassin; elle est placée entre la vessie & l'intestin rectum. Souvent l'épiploon est appuyé sur son fond,
ou même il y est entiérement adhérent.
La matrice n'a pas dans le bassin une situation perpendiculaire; son fond est un peu
incliné en arriere, & son col en devant;
il n'est pas rare de la voir penchée de côté;
Hippocrate l'a remarqué, & les Grecs l'ont
aussi observé après-lui. Deventer a été
trop loin sur cet article; il regarde cette inclinaison de la matrice comme la cause de
presque tous les accouchemens fâcheux;
mais cet Auteur n'a parlé de cet état de la
matrice que pendant la grossesse. La matrice, même dans une fille, penche facilement d'un côté ou de l'autre; elle est entiérement mobile, & n'est retenue dans aucune de ses parties, si ce n'est à son col;
elle s'incline facilement, & elle pencheroit

bien davantage si le péritoine ne venoit par devant s'attacher à sa partie inférieure, ce qui la rend un peu plus stable.

Il paroît qu'elle s'incline principalement à droit & en devant ; c'est l'intestin rectum qui donne lieu à la premiere inclinaison ; il est placé derriere la matrice, & un peu à gauche, & quand il est gonflé par des vents, ou par une grande quantité de matiere qui s'y est amassée, il peut fort aisément la pousser de l'autre côté ; mais la vessie étant remplie peut produire un effet tout contraire, & la repousser en arriere.

Les ligamens peuvent être plus courts & plus épais d'un côté que de l'autre, & par-là attirer la matrice de leur côté ; une tumeur à l'ovaire peut faire la même chose, ou un rein qui sera descendu dans le bassin.

La matrice est bien plus mobile pendant la grossesse, étant élevée beaucoup au dessus de l'os pubis, & n'étant attachée que par son col au vagin ; elle penche facilement ou d'un côté ou de l'autre ; souvent même elle s'incline par dessus l'os pubis, penche en devant, & fait hernie. Mais l'obliquité la plus préjudiciable & la plus constante, est celle qui est produite par l'implantation du placenta, à droit, à gauche ou en arriere, au lieu de s'être faite exactement dans le milieu du fond. Nous parlerons ailleurs de ce vice.

Ce que nous venons de dire est contre l'ordre de la nature ; mais ce qui suit est naturel. Le bassin dans le fétus est fort petit, & la vessie s'éleve dans le bas-ventre beaucoup au delà de son rebord ; il en est de même de la matrice, qui d'ailleurs est plus allongée dans le fétus. Elle s'éleve donc au dessus du détroit supérieur du bassin, & alors les ovaires & les trompes sont à-peu-près dans la cavité iliaque ; cette disposition dure pendant quelques années : j'ai cependant vu à sept ans les ovaires dans le bassin ; la vessie est aussi toujours dans le fétus plus allongée que la matrice.

Dans une fille qui est nouvellement née, le bassin se creuse de plus en plus, & en même tems la matrice augmente en largeur & moins en longueur, de maniere qu'elle est fort grosse en proportion de sa longueur : par ce moyen, dans une fille nubile, toute la matrice est contenue dans le bassin, ainsi que les ovaires & les trompes.

Quand, au contraire, une fille encore renfermée dans le sein de sa mere, a pris de l'accroissement pendant quelques mois,

la matrice s'éleve au deſſus du baſſin, &
peu à peu s'avance dans le bas - ventre ; à
ſix mois elle n'eſt pas encore fort au deſſus du pubis ; quand l'enfant eſt à terme
elle s'éleve juſqu'à l'eſtomac, & juſqu'à
l'arc du colon.

Inſenſiblement elle prend ſa place & entre dans le baſſin peu après que l'enfant eſt
né : nous examinerons cela plus au long
par la ſuite.

§. V. *Généralités de la Matrice.*

La matrice de la plûpart des quadrupedes eſt ſéparée en deux cornes, dont les
extrêmités vont en diminuant de groſſeur
& ſont les trompes ; dans la femme elle n'a
qu'une cavité, ainſi que dans la jument,
& je ne ſçais ſi c'eſt le ſeul quadrupede.
Cependant, même dans la femme, on voit
aſſez communément des marques de cette
ſéparation, de maniere qu'on a vu deux
matrices embraſſées par un vagin ſéparé
par une cloiſon, ou par deux vagins ; ou
une matrice à demi - double, ſéparée par
une cloiſon ; ou avec deux vagins, ſéparés
auſſi par une cloiſon, comme je l'ai vue,
ou avec un ſeul ; ou enfin deux matrices,
dont l'une s'ouvre dans l'inteſtin rectum ;
ou deux vulves.

Enfin, si on peut en croire les Auteurs, on a vu des matrices de femme vraiment bicornes, comme celles des animaux.

Quand il n'y a aucune de ces particularités à la matrice, il s'y trouve cependant aſſez ſouvent une certaine éminence peu marquée, qui ſépare ſa cavité poſtérieure en deux parties, dont une eſt à droit & l'autre à gauche, ce qui en fait comme deux cavités légérement déprimées. Les anciens ont obſervé cette eſpece de ſéparation ; mais ils en ont trop fait de cas, car ils ont attribué à cauſe de cela deux cavités à la matrice.

Je devois faire cette obſervation ; car, parmi les anciens, il y en a peu qui aient fait une vraie deſcription de la matrice des femmes ; la plûpart, & Galien lui même, ont tellement confondu une matrice bicorne avec une matrice ſimple & ſes trompes, qu'on a peine à reconnoître quelle étoit au juſte leur idée ſur la ſtructure de ce viſcere ; & Veſale qui critique Galien ſur ce point, n'a pas lui-même fait une exacte deſcription de la matrice humaine: nous n'avons connu que fort tard ſa vraie ſtructure ; car il n'y a que les planches d'Euſtache qui aient enfin éclairé là-deſſus.

§. VI. *La division de la Matrice. Sa figure.*

En général ce viscere ressemble assez à une bouteille ; on nomme le col sa partie la plus étroite, & la plus large se nomme le corps.

Le corps de la matrice est presque ovale à l'extérieur, & son plus grand diametre est en travers.

Les lignes qui bornent le corps sont la partie supérieure qu'on nomme le fond de la matrice, qui s'étend d'une trompe à l'autre, & qui est médiocrement convexe.

Les côtés de cet ovale à droit & à gauche, sont plus courts ; ils sont cependant convexes en dehors, & sont convergens.

Le côté inférieur, ou la moitié de l'ovale s'ouvre dans le col, & c'est la plus petite.

La face antérieure est plus applatie, la postérieure est plus convexe, & les côtés sont presque tranchans.

L'autre partie de la matrice est le col ; il ressemble assez à un cylindre qui est adapté à l'extrêmité des lignes convexes des côtés du corps ; sa longueur est perpendiculaire à la largeur du corps, & il s'élargit
un

un peu au dessus de l'orifice ; l'orifice est lui-même un peu plus étroit. Le col de la matrice, dans le fétus, est en proportion du corps, non seulement plus long, mais plus gros.

Le vagin vient s'attacher autour de la partie la plus large & presque inférieure du col ; il l'embrasse, & ce col s'avance dans la cavité de ce canal ; mais il s'y avance obliquement, il fait plus de saillie par devant, & là, le vuide qui est entre le col de la matrice & le vagin est plus petit, il est plus long par derriere. Le col de la matrice descend davantage dans le vagin après les exercices de la journée, qu'il n'étoit le matin ; je m'en suis assuré. Dans le commencement de la grossesse il est plus bas ; & vers le milieu ou la fin du troisieme mois il remonte, & enfin il devient si court, qu'il ne fait presque plus de saillie dans le vagin.

Pendant la grossesse le corps de la matrice se dilate prodigieusement ; il prend une forme ovale plus large dans sa partie supérieure.

Le col est long-tems sans éprouver de changement ; mais il commence à se dilater dans le troisieme mois, & peu à peu dans le sixieme il est fort dilaté, se racour-

<table>
<tr><td>*Tome I.*</td><td>M</td></tr>
</table>

cit & s'élargit si fort, qu'il a presque autant d'amplitude que le corps, & qu'il s'efface presque entiérement.

Je ne parle pas des différentes grandeurs de la matrice; il est certain que dans une vierge elle est fort petite, qu'elle croît à mesure que la grossesse avance, & qu'après l'accouchement elle reprend son premier volume; nous parlerons de cela plus exactement ailleurs : cependant jamais la matrice ne devient après l'accouchement aussi petite qu'elle est dans une fille.

§. VII. *La cavité de la Matrice.*

Je ne crois pas qu'il y ait un espace vuide entre les parois de la matrice, comme je ne pense pas non plus que dans les ventricules du cerveau, ni dans aucune autre cavité du corps humain, les parois soient éloignées par un véritable intervalle : car on comprend aisément que cette cavité que nous supposons vuide d'abord, ou pleine d'une humeur qui n'offriroit aucune résistance, seroit tout d'un coup effacée par la pression des parties voisines; mais il y a cependant entre les parois de la matrice un vuide dans lequel est contenue une humeur claire, & dans lequel coule le sang des regles, & est reçu le fétus.

La cavité du corps de la matrice est d'une figure à peu près triangulaire, terminée par des lignes un peu courbes, & qui font à l'extérieur une convexité plus marquée dans les femmes qui ont fait beaucoup d'enfans.

Ces lignes font comme des cordes tendues deſſous les trois arcs du corps de la matrice, c'eſt-à-dire le fond & les côtés; la ligne ſupérieure, qui fait la baſe du triangle & qui va d'une trompe à l'autre eſt ordinairement la plus courte, & fait ſaillie dans la cavité: elle eſt cependant quelquefois la plus longue. Cette ligne va ſe rendre dans deux eſpeces d'apendices grêles de la cavité de la matrice, qui ſe terminent aux trompes. La pointe a quatre lignes de largeur, & vient ſe terminer où commence le col. Cette cavité devient ronde pendant la groſſeſſe, & s'aggrandit prodigieuſement en même tems que ſe dilate la matrice.

Elle peut auſſi d'ailleurs être différemment & inégalement augmentée par un ſarcome, par un épanchement de ſang, ou par des caillots, ou par une collection d'eau qui s'y ſera faite.

L'autre cavité qui eſt contiguë à celle-ci, eſt celle du col, & regne dans toute ſa

longueur ; cette cavité eſt aſſez cylindrique
(1) ; cependant, ſur la fin de la groſſeſſe,
elle s'aggrandit comme ſe dilate le col.

Enfin, elle eſt terminée par un orifice
très-étroit, qu'on appelle interne (2), &

---

(1) Graaf eſt le premier, & le ſeul Auteur, que je ſçache, qui ait donné la vraie figure du canal qui regne dans toute la longueur du col de la matrice ; il ne dit pas qu'il ſoit cylindrique, mais que ſes deux extrêmites ſont plus étroites que ſon milieu ; de façon qu'il a la figure de deux cônes qui ſe tiennent par leur baſe. Il a conſtamment cette figure tant que la femme ne fait point d'enfans, & même qu'elle ne conçoit pas ; mais dès qu'elle a conçu, l'extrêmité de ce canal qui vient s'ouvrir dans le vagin, ſe dilate ; & quand une femme a fait un enfant, elle s'élargit beaucoup & reſte toujours plus large, de maniere qu'alors ce canal repréſente un cône, dont la baſe eſt du côté du vagin, & la pointe reſte toujours très-étroite du côté de la matrice.

(2) Les anciens appelloient cet orifice, l'orifice interne de la matrice, parce qu'ils donnoient le nom d'orifice externe à l'entrée du vagin ; mais ſi on fait attention à la ſtructure du col de la matrice, on verra que le canal qui regne dans toute la longueur de ce col, ayant deux ouvertures, l'une du côté du vagin, & l'autre du côté de la cavité de la matrice, celle de ces ouvertures qui eſt dans le vagin doit s'appeller l'orifice externe, & l'autre qui communique avec la cavité de la matrice doit être nommée l'orifice interne.

qui s'ouvre en travers dans le muſeau de la matrice. Cet orifice eſt très-étroit dans les fétus & dans les vierges, & il reſte toujours étroit, ſi ce n'eſt ſur la fin de la groſ-ſeſſe, ou après avoir déja fait un enfant, ou dans le tems du travail de l'accouche-ment.

Je ne ſçais s'il eſt bien vrai, comme quelques-uns diſent l'avoir obſervé, que l'orifice de la matrice ſe dilate par la mar-che & par un accès de fievre, & qu'il ſe reſſerre quand il eſt paſſé; d'autres diſent que la fievre le fait ſe reſſerrer dans les femmes en couches; mais cela n'eſt pas conſtamment vrai, car il n'y a pas toujours ſuppreſſion de lochies, même dans les fie-vres miliaires qui ſont ſi dangereuſes.

Dans un enfant nouveau né la largeur de l'orifice eſt de deux lignes; dans une fille de vingt-deux ans, de trois; dans les femmes qui ont fait des enfans, il eſt de cinq à huit lignes; dans le tems de l'accou-chement, de deux pouces, comme je l'ai vu, & même de quatre. Il éſt toujours na-turellement béant; car je ne parle point des membranes contre nature qui ſont quelquefois tendues au devant de cet ori-fice, ni des ſarcomes qui le bouchent, com-me j'en ai vu deux fois, ni de ces cas ra-

M iij

res, comme de le trouver très-rétréci, ou tout-à-fait oblitéré, ou dans une striction convulsive.

Et cependant il est fermé dans la femme vivante, de manière que non seulement la semence, ni le produit de la conception ne peuvent pas s'en échapper, mais que souvent une grande quantité d'eau qui s'amasse dans la matrice y est retenue, ce qui donne lieu à cette maladie à laquelle on à donné avec raison le nom d'hydropisie de matrice : quelquefois même il s'y amasse de l'air qui, y étant retenu, simule une grossesse (1).

§. VIII. *La structure de la Matrice.*
Sa membrane extérieure.

Elle n'en a point d'autre que le péritoine; c'est pourquoi une grande partie de la matrice est sans enveloppe par devant; & c'est par-là que les vaisseaux vont s'y rendre.

-----

(1) Quoique l'orifice de la matrice reste béant, il n'est point étonnant que des substances fluides qui sont renfermées dans sa cavité, ne s'en échappent pas : on le conçoit aisément d'après l'explication que nous venons de donner dans la note précédente. L'orifice externe du canal est béant ; mais l'interne reste toujours exactement clos.

Toute sa face postérieure est recouverte d'une membrane ; sous cette membrane, qui est unie à sa propre substance, est un tissu cellulaire très-fin & très - serré, sans graisse, & on ne l'en sépare que difficilement, sur-tout à sa partie supérieure.

§. IX. *La substance propre de la Matrice.*

La matrice humaine est différente de celle de tous les autres animaux que j'ai disséqués ; dans les quadrupedes c'est un vrai muscle presque comme l'ésophage ; celle des oiseaux est un sac membraneux. Dans la femme elle a une substance particuliere, floculeuse ; cette substance est celluleuse, dense & serrée ; cependant elle est spongieuse & pleine de sucs ; elle peut se séparer en lames dans la grossesse ; & dans certaines maladies, ou après un accouchement fâcheux, ou quand la matrice a été déchirée, elle s'enleve par lambeaux & en écailles, qui font des filamens, & des membranes qui font minces comme des toiles d'araignée. La matrice est aussi plus épaisse que dans tous les autres animaux ; elle a huit lignes d'épaisseur, un pouce & même au delà, jusqu'à quinze lignes ; son épaisseur n'est cependant pas la même dans tous ses points ; elle en a ordi-

nairement plus au milieu de son fond : ce-
cependant quelquefois c'est tout au contraire ; le col est un peu moins épais que
le corps (1).

On a beaucoup disputé sur cette épaisseur pendant la grossesse ; sçavoir si elle
s'amincit en s'étendant comme une pâte
molle, ce qui peut paroître probable, ou
si elle conserve toute son épaisseur, ou même si elle n'en acquiert pas davantage.

J'ai vu plusieurs fois moi - même, &
d'autres l'ont vu comme moi, qu'elle avoit
conservé une certaine épaisseur pendant la
grossesse, & même jusqu'à l'accouchement ; que même cette épaisseur avoit augmenté, qu'elle étoit dans une accouchée,
de six, de huit lignes, d'un pouce & même de deux. D'autres ont dit qu'elle avoit
trois travers de doigts d'épaisseur & au delà, & plus encore vers son fond ; mais cela
n'est pas toujours vrai.

------

(1) J'ai toujours remarqué que les parois du col sont
plus épaisses que celles du corps ; le canal qui regne dans
ce col a tout au plus une demi-ligne dans sa plus grande
largeur ; & les fibres qui entrent dans sa composition
sont toutes celles de la matrice, qui viennent s'y réunir ;
étant renfermées dans un moindre espace, elles doivent le rendre plus compact & plus épais.

Mais elle est d'un tissu fort lâche, & une grande partie de son épaisseur dépend des veines, qui sont alors à leur dernier dégré de dilatation & très-pleines de sang (1); c'est pourquoi, s'il y a une autre cause qui dilate la matrice, elle s'émince certainement. Santorini l'a vue presque aussi mince que le péritoine; elle est très-mince dans celles qui ont beaucoup perdu de sang (2); il reste cependant encore à la matrice, même après l'accouchement, une certaine propriété extensible, de maniere qu'elle peut contenir plusieurs fétus dans les animaux qui en ont plusieurs à la fois.

Il y a à la vérité plusieurs Auteurs anciens & modernes, qui ont prétendu que

----

(1) Rien n'est moins conforme à la vérité que cette assertion; les veines de la matrice pendant la grossesse, ne sont ni très-dilatées, ni très-pleines de sang; je m'en suis assuré plusieurs fois, & je donnerai le détail de mes observations à cet égard dans une dissertation sur l'origine des eaux de l'amnios, que j'ai insérée dans cet ouvrage, tome 2.

(2) M. Levret, que l'Auteur cite ici, parle de la matrice en vacuité; & il n'est nullement conforme à l'observation, que dans les femmes qui sont mortes d'hémorrhagies après l'accouchement, la matrice soit amincie; j'ai plusieurs fois vu le contraire après des pertes survenues au moment de l'accouchement.

la matrice s'éminçoit à mesure qu'elle se dilatoit. Galien a dit qu'elle étoit fort mince sur la fin de la grossesse.

On a même étayé cette opinion d'expériences. Roederer a représenté la matrice d'une femme en couches, qui n'a gueres que trois à quatre lignes d'épaisseur; Chapman lui donne trois lignes; Mauriceau, qui soutient plus que personne qu'elle est fort mince, lui en donne deux; d'autres disent qu'elle n'a que l'épaisseur d'une ligne, d'un écu; enfin qu'elle est comme une membrane, qu'elle n'est pas plus épaisse que la vessie ou qu'un linge.

Ces Auteurs n'ont peut-être examiné que des matrices affaissées par une hémorrhagie (1).

On peut croire que pareille chose est arrivée à ceux qui, pour concilier ces deux opinions, ont dit que le fond de la matrice entre les trompes, qui est l'endroit de l'attache du placenta, ne s'amincit point, & que le reste perd de son épaisseur, ou qu'il n'y a que le col qui s'amincisse. D'au-

____

(1) D'après ce que nous venons de dire dans la note précédente, on voit que ce n'est pas l'hémorrhagie qui amincit la matrice; son amincissement dépend d'une autre cause, comme je le ferai voir dans ma dissertation.

tres ont dit qu'elle s'éminçoit , mais fort peu, & d'autres très-rarement (1).

§. X. *La structure musculeuse de la Matrice.*

Dans les quadrupedes, la matrice est un muscle certainement irritable; elle a quelquefois des mouvemens spontanés dans l'animal vivant, & la moindre chose peut la faire mouvoir quand elle est sans mouvement ; elle en a même après qu'on l'a séparée du corps de l'animal ; elle se contracte si fortement , qu'il semble qu'elle n'ait plus de cavité.

Elle donne aussi plusieurs marques de son irritabilité dans la femme.

Rien n'est si connu que cette contraction subite de la matrice après l'accouchement; d'une figure ovale très-grande, elle reprend sa premiere forme , & devient presque aussi petite que la matrice d'une fille, & elle rend à son orifice son étroitesse naturelle ; les plaies de la matrice , même celle qu'on fait à ce viscere dans l'o-

______

(1) Dans ma dissertation je crois fixer les idées à cet égard, & rendre raison des contradictions des Auteurs , & de ce qûi a donné lieu aux erreurs qu'on a adoptées sur l'état de la matrice pendant la grossesse.

pération céfarienne, à travers laquelle on a fait l'extraction de l'enfant, font d'autant moins dangereufes, que la matrice, par fa contraction fubite, en diminue l'étendue dans la même proportion, qu'elle diminue elle-même de volume.

J'ai dit qu'un accès de fievre dilate l'orifice de la matrice, & peu après j'ai dit auffi qu'il le refferroit ; & quelquefois il eft fi refferré qu'il retarde l'accouchement ; il fe refferre même autour du placenta & fur la main de l'Accoucheur; quelquefois il eft fi étroit que les vuidanges ne peuvent s'écouler. Après l'extraction du placenta, la contraction des fibres de la matrice expulfe de fa cavité des caillots & les lochies.

Enfin on a vu cet orifice fe contracter fortement fur la tête d'un enfant qu'on avoit tiré par les pieds, fur les parties de l'enfant qui ne font pas encore forties de la matrice, après que la tête en eft fortie, fur le col de l'enfant, au devant de fes épaules, & il en eft furvenu des accidens fâcheux.

Une injection de vitriol faite dans la matrice, pour la cure d'un ulcere dont elle étoit affectée, l'a rendue dure comme une pierre, & fon orifice s'eft contracté.

Tout lemonde convient même que quelquefois, dans le tems des douleurs de l'accouchement, la matrice eſt très-dure, & qu'elle comprime violemment les doigts, la main & le bras de l'Accoucheur, au point de mettre hors d'état de s'en ſervir; c'eſt une véritable convulſion.

Enfin, pour qu'on ne diſe pas que c'eſt une très - forte inſpiration de la femme, qu'on prend pour une contraction de la matrice, Harvée a vu une femme accouchée d'un enfant mort, quoiqu'il y eût une deſcente de matrice; une femme ſans mouvement eſt accouchée d'un enfant pourri, par les ſeules contractions de la matrice; il y a eu une chienne qui, quoiqu'on lui eût inciſé le bas - ventre, a mis bas un petit chien par la ſeule force de la matrice, ſans le ſecours des muſcles; de même d'autres Anatomiſtes ont vu les contractions de la matrice dans des chiens & dans une lapine, expulſer les petits qui y étoient contenus. Ruyſch a touché la matrice dans le travail de l'accouchement, & il a trouvé qu'elle étoit en mouvement, qu'elle faiſoit ſaillie, & qu'elle repouſſoit ſa main. M. Puzos a ajouté que la matrice ſe contracte & ſe relâche alternativement comme les autres muſcles. Enfin, M. Méry a dit que la matrice étoit un muſcle.

§. XI. *L'ordre dans lequel sont rangées les fibres musculaires de la Matrice.*

Les anciens, probablement par analogie avec les brutes qu'ils connoissoient le plus, ont dit qu'il y avoit des fibres de toute espece dans la matrice ; Vesale a dit avec un peu plus d'exactitude que, dans la matrice des femmes qui avoient fait des enfans, les fibres extérieures étoient transversales & en très-grand nombre, qu'il y en avoit peu à l'intérieur, qu'elles étoient droites, & que celles qui étoient entre deux étoient obliques.

Piccolhomineus assure qu'il a vu des fibres très-apparentes entre les deux membranes de la matrice.

Malpighi a vu des fibres réticulaires dans la matrice des femmes grosses, de maniere que toute la matrice paroissoit n'être composée que de petits faisceaux de fibres, tels à peu près que Ruysch l'a dit ; Morgagny l'a confirmé sur la matrice d'une femme morte en couches; Connor & Diemerbroek disent qu'il y a entre les deux membranes de la matrice des femmes en travail, des tissus musculaires propres à expulser le fétus , qui cependant disparoissent dès que l'accouchement est fait.

M. Méry a vu aussi dans une femme en couches que la matrice étoit musculeuse; M. Littre a reconnu que c'étoit un muscle réticulaire, & Fantonus a vu dans la matrice des fibres en très-grand nombre, entrelacées & en paquets.

Verheyen a vu & décrit des fibres circulaires au col de la matrice, & d'autres qui étoient continues aux fibres longitudinales du vagin; M. Astruc dit que la seconde membrane de la matrice est formée de fibres charnues, & la troisieme tendineuse, & qu'il y a même des fibres transverses vers le milieu de la matrice.

Vieussens disoit que les conduits charnus de la matrice (c'étoit ainsi qu'il nommoit les fibres) étoient minces dans une fille, & qu'étant pleins de sang dans une femme grosse, ils ressembloient à un muscle.

Santorini ne balance pas d'appeller la matrice un muscle, dont les fibres sont en petits faisceaux fort apparens dans les femmes en couches, & dont les uns sont circulaires , & les autres ont leur direction de haut en bas.

Environ dans le même tems, Ruysch a dit qu'il y avoit des fibres musculeuses dans le fond de la matrice, dispersées à peu près

en cercles concentriques; il en a fait la defcription fort au long; il a dit qu'en général elles étoient circulaires, minces, & propres à expulfer le placenta fans avoir befoin de la main de l'Accoucheur.

Il a reçu des complimens de fa découverte, de la part d'Abraham Vater & de
Verheyen; & ce mufcle utérin a été admis
par Monro & Simfon.

Hummelius a vu ce même mufcle très-
apparent le lendemain de l'accouchement;
il en a donné la planche, c'eft-à-dire qu'il
a repréfenté au fond de la matrice des fibres très-fines, courbées en différens fens,
fans ordre certain, qui fe croifoient, &
dont la plûpart étoient circulaires; il y en
avoit quelques-unes qui étoient droites.

M. Noortwick a trouvé dans la matrice
d'une femme groffe, des éminences dif-
pofées à-peu-près orbiculairement, me-
nues, éparfes çà & là, & ce n'étoit pas
uniquement à l'endroit où étoit implanté
le placenta (1) qu'elles étoient.

----

(1) M. Noortwick dit formellement qu'il ne vit point
de ces éminences qu'il nomme *ftria*, à l'endroit qu'a-
voit occupé le placenta ; ce n'eft point des fibres de la
matrice qu'il veut parler ; mais feulement de certaines
éminences qu'on apperçoit fur la furface interne de la
matrice pendant la groffeffe.

Heucher

Heucher dit que la matrice eft compofée d'un mufcle confidérable, dont les fibres font tranfverfes, longitudinales, & fe
croifent.

Heifter eft le premier qui fe foit élevé
contre Ruyfch ; il admet bien des fibres
mufculaires à la matrice, mais il dit qu'on
ne peut pas y reconnoître un vrai mufcle
particulier ; & ce fentiment a été prefque
univerfellement adopté.

D'autres, fans beaucoup difputer fur ce
mufcle, ont confeillé de ne pas trop compter fur fon action, pour l'expulfion du placenta.

Et Ruyfch lui-même, dans fa vieilleffe,
a eu la bonne foi de confeffer qu'il n'attribuoit pas beaucoup de vertu à fon mufcle.

Cependant, après Ruyfch, M. de Senac
a vu dans cet endroit des fibres rangées
en maniere de tourbillon, & M. Deidier a
dit qu'il y avoit deux plans de fibres dans
la matrice, dont l'un étoit longitudinal &
l'autre tranfverfal.

Buchwald a écrit en faveur de Ruyfch,
& il affure avoir vu fouvent & manifeftement les fibres charnues de la matrice,
quoiqu'elles ne foient pas toujours fort ap-
parentes. Burton a dit qu'il y avoit des fi-

Tome I.   N

bres rayonnées , placées entre les trompes.

Vinck a confirmé qu'il y avoit des fibres rangées en différens fens, qui fervoient à l'expulfion de l'enfant.

Weitbrecht a réduit les fibres mufculeufes de la matrice à deux mufcles orbiculaires & latéraux, placés autour de l'orifice de la trompe, & qui étoient peu éloignés l'un de l'autre, à la partie artérieure; il a vu dans l'intervalle qu'ils laiffent entr'eux, un plan de fibres qui alloient du fond au col, fuivant la longueur de la matrice, & qui fe confondoient au col avec les fibres tranfverfes; le placenta fe place poftérieurement entre ces deux mufcles. Il dit auffi qu'au deffous de ces plans il y en a un tranfverfal qui fait une efpece de ceinture autour de la matrice, & qu'il fe confond vers le col avec des fibres placées fans ordre.

On nie dans les Mémoires de la Société d'Edimbourg , que les fibres fuivent un ordre régulier, mais on remarque que la plus grande partie va du col au fond, & que les autres font tranfverfales.

M. Sue a dit plus au long que la matrice avoit des fibres externes & internes ; les fibres externes conftituent différens muf-

cles placés fur le corps de la matrice,
qui s'engrenent les uns dans les autres ; il
ajoute qu'il en fort quelques trouffeaux qui
s'étendent entre les ligamens ronds, & que
quelques-unes de leurs fibres accompagnent
ces ligamens ; que fous ce premier plan il
y a des vaiffeaux entrelacés ; & qu'il y a
plus intérieurement d'autres plans de fibres ;
que les plus confidérables font du côté du
fond, & forment comme deux plans concentriques, qui tournent autour des orifices des trompes ; mais que les fibres qui
font du côté du col defcendent obliquement,
ment, s'entrelacent, & vont fe rendre dans
un mufcle confidérable qui borne l'o-
rifice de la matrice ; qu'il y a quatre petits mufcles au fond qui font à l'intérieur,
qui tous font triangulaires, deux en devant
& deux en arriere ; ils paroiffent prendre naiffance aux orifices des trompes de
Fallope.

Titfingh n'a point décrit les fibres de la
matrice ; cependant il a foutenu que c'é-
toient les principaux agens de l'accouchement.

Voici la defcription que fait M. Levret
des fibres de la matrice : il dit qu'elle eft
comme parfemée de lignes courbes charnues, qui ont pour centre de leur tourbil-

lon, l'ouverture des trompes ; mais cependant il explique l'accouchement par la force antagoniste du corps & du fond de la matrice , & celle du col : il dit que quand le corps & le fond agiffent, ils dilatent le col pour procurer la fortie de l'enfant & du placenta ; & au contraire il penfe qu'après l'accouchement, l'orifice a le deffus pour fe fermer.

J'ai eu trois fois occafion de voir ces fibres , toujours dans des femmes nouvellement accouchées, dans lefquelles elles font très-apparentes ; elles font plates, pâles, réticulaires, unies enfemble, & féparées par des intervalles & des vaiffeaux.

J'en ai vu qui defcendoient du fond de là matrice vers fon orifice ; d'autres étoient tranfverfales , entouroient fon corps, en traverfoient de longitudinales , & alternativement les recouvroient & en étoient recouvertes. Il y en a d'autres entre les trompes à l'endroit de l'attache du placenta , qui forment plufieurs plans les uns fur les autres ; elles font tranfverfes & quelquefois fans ordre.

Enfin Roederer a trouvé auffi dans quelques cadavres, plufieurs plans compofés de fibres tranfverfes & longitudinales à la partie antérieure , & à l'intérieur , des fibres fans ordre; il a vu dans la parois poftérieure, des fibres tranfverfales qui étoient les premieres, enfuite à l'intérieure, des longitudinales qui avoient différentes directions, d'autres fois auffi plufieurs couches tranfverfales & longitudinales. Les fibres intérieures du col font tranfverfales.

M. Puzos dit qu'il naît des fibres longitudinales du centre du fond de la matrice; que dans le fond il y a des fibres circulaires plus courtes & plus fortes; que celles des côtés font plus foibles, & que celles du col le font encore davantage.

Je ne veux pas difputer fur le mot; qu'on nomme mufcle ou non les fibres de la matrice, il fuffit qu'il n'eft pas douteux qu'il n'y ait dans la matrice, des fibres mufculeufes, irritables, dont les unes font tranfverfales, & rapprochent les parois latérales l'une de l'autre, les autres rapprochent le col du fond, & rendent la matrice plus courte; il eft très-difficile de déterminer leur direction; c'eft à-peu-près comme dans le cœur, puifqu'il n'eft pas poffible d'en développer une couche, fans emporter & détruire l'autre. Mais il n'y a aucun doute que ce ne foient de vraies fibres comme celles de la veffie & de l'eftomac. Vinck a remarqué que ce font celles du

col qui se contractent les premieres, pendant que celles qui sont à la partie supérieure sont dans l'inaction, & qu'en cet
endroit la matrice est encore dans toute
sa largeur ; mais il est difficile que toutes
ces fibres agissent les unes sans les autres,
puisqu'elles s'entrelacent,

§. XI I. *La membrane interne de la Matrice.*

Souvent la face interne de la matrice
est si unie, qu'on doit pardonner à ceux
qui disent qu'il n'y a pas de membrane ;
d'ailleurs elle est attachée immédiatement
aux fibres charnues, & il n'y a point de tissu
cellulaire assez marqué, qui l'en sépare :
c'est à peu près comme la membrane propre du cœur.

Cependant il n'est pas difficile pour cela
de faire voir cette membrane ; on peut
suivre l'épiderme du vagin, & on trouvera
que la même membrane est commune au
vagin & à la matrice, & qu'elle se continue par-tout.

Ou, ce qui est encore plus facile, il suf-
fira de mettre la matrice dans de l'eau
claire ; on voit alors une membrane comme
floculeuse, & non pas tomenteuse ; je l'ai
trouvée quelquefois plus pulpeuse que celle

du vagin ; c'est, à ce que je crois, cette membrane qui forme les papilles qui sont à l'orifice de la matrice.

Ainsi, ceux qui en ont assuré l'existence ont eu raison ; les anciens ne la connoissoient pas assez.

Elle est rougeâtre dans la cavité propre de la matrice, & blanche au col ; elle paroit n'être pas plus sensible que l'épiderme, du moins on y a fait des scarifications dans une chute de matrice, sans accident.

§. XIII. *Les rides du col de la Matrice.*

Nous avons dit que la substance de la matrice étoit un tissu cellulaire fort serré ; c'est ce qui fait qu'il n'y a point de viscere qui soit plus exposé à devenir schirreux, & que je l'ai très-souvent, comme beaucoup d'autres, trouvée telle, & qu'enfin sur la fin de la jeunesse elle s'endurcit presque toujours. On trouve aussi quelquefois le col de la matrice très-dur dans les animaux, comme dans la brebis.

Mais dans la jeunesse même, & sans maladie, il y a un endroit de la matrice qui est dur & calleux ; c'est toute la face interne du col, & déja les anciens l'avoient comparée avec une sorte de raison à un cartilage ; au reste sa structure est très-belle ;

il faut l'examiner dans une fille nouvellement née, ou qui n'est pas trop âgée; c'est
du moins à cet âge que cette structure m'a
paru constamment plus belle.

Il y a dans le col deux especes de palmes plissées, l'une antérieure & l'autre postérieure; je n'en ai souvent trouvé que
deux, cependant je ne nie pas qu'il s'en
soit trouvé trois, quatre & même cinq petits troncs, & je sçais bien que cette structure est souvent très-irréguliere; j'ai moi-
même vu quatre palmes, deux vraies, &
deux autres placées entre celles-là: ces dernieres étoient confuses, & paroissoient plutôt faites de lames descendantes; je les ai
vues quelquefois si tronquées, qu'on auroit
eu de la peine à les nombrer.

Cependant on voit communément que la
palme postérieure est un monticule dur, &
terminé en pointe applatie, qui descend
dans toute la longueur du col, & qui souvent, à l'endroit où la surface cesse d'être
lisse, c'est-à-dire à la pointe du triangle
de la cavité de la matrice, se réunit avec
une semblable éminence, qui partage la
matrice; par son autre extrêmité il se prolonge jusqu'à l'orifice. Quelques Auteurs
prétendent qu'il y en a plusieurs; pour moi
il m'est souvent arrivé de n'en trouver

qu'un, ainfi qu'à d'autres habiles Anatomiftes.

De cette efpece de tronc fortent, en dehors & en haut, à angles prefque demi-
droits, & celles d'en haut à angles plus
ouverts, beaucoup de lames, jufqu'à 15,
crénelées par leur bord, & qui vont de
même en diminuant ; elles font tournées
de maniere, que la convexité de leur courbure eft toujours du côté de la matrice,
& leur partie cave du côté du vagin.

Ces éminences font diftinctes par des
fillons profonds, & font prefque liffes à
leur extrêmité ; .elles ont des branches, &
enfin difparoiffent, & fe mêlent avec les rameaux du tronc antérieur ; elles fe déploient
vers l'orifice de la matrice en diminuant
peu à peu, & celles d'en haut font plus
grandes ; elles ont auffi des branches, de
maniere que les plus petites naiffent d'une
plus grande, & enfin elles font entrecou-
pées de quelques fillons, & fouvent les lames font toutes trouées ; les plus grands
fillons font féparés par de petites éminences en forme de dents de peigne, qui d'une
lame vont à une autre.

L'arbriffeau antérieur eft tout pareil ;
beaucoup d'Auteurs difent qu'il n'y en a
qu'un à la partie antérieure, & plufieurs à
la poftérieure.

Entre deux colomnes il y a des rides qui fe croifent ; elles font plus petites & n'ont point de tronc.

L'orifice de la matrice eft lui - même crénelé & dentelé , & à l'intérieur il eft fillonné. J'ai fouvent trouvé dans des femmes qui ont fait des enfans , cet orifice fendu en deux, comme s'il avoit été déchiré par l'accouchement; dans les petites filles nouvellement nées, fa ftructure eft toujours réguliere ; mais quand le col eft dilaté pendant la groffeffe, les éminences s'applaniffent, & toute la ftructure eft confufe ; elle l'eft bien davantage dans les accouchées , comme je l'ai fouvent obfervé ; j'ai vu l'arbre antérieur effacé , tandis que le poftérieur étoit refté , & quelquefois je n'ai apperçu ni l'un ni l'autre.

Il paroît auffi que l'orifice ne reprend pas facilement fa premiere figure après l'accouchement , quoique même il s'y forme de nouveau quelque chofe de cartilagineux qui reffemble au petit arbre; j'ai difféqué plufieurs femmes peu de tems après leur accouchement, j'ai toujours trouvé la ftructure de cette partie toute confufe; jai vu dans fix femmes accouchées depuis peu, les valvules prefque détruites , & je ne les ai trouvé confervées que dans trois femmes qui avoient passé trente ans ; Bianchi n'avoit pas raison pour cela d'en nier l'existence, car elles existent toujours dans l'état naturel.

§. X I V. *La mucosité de la Matrice.*
Les lacunes.

On trouve dans la matrice deux sortes d'humeurs ; dans la cavité du corps de celle d'une fille c'est une humeur séreuse, blanchâtre, trouble & qui a peu de consistance ; cette humeur m'a paru semblable à du lait dans les petites filles nouvellement nées ; d'autres l'ont trouvée de même dans les femmes grosses & dans les accouchées ; la ressemblance qu'elle a avec les fleurs blanches porte à croire que cette humeur en fait partie.

Il y a une autre mucosité rougeâtre, qu'on trouve souvent dans le col ; elle est sur-tout en si grande quantité dans le tems de la grossesse, qu'elle remplit tout le col, bouche l'orifice, & sort par le vagin ; & quand elle est sanguinolente, elle annonce que l'accouchement ne tardera pas à se faire (1). Il y a beaucoup de femmes qui

____

(1) Ce n'est pas cette mucosité qui, en devenant sanguinolente, annonce que l'accouchement ne tardera pas à se faire, c'est l'écoulement sanguin qui se fait par le ont de cette humeur ; les femelles des animaux en rendent auſſi ; la vache en a beaucoup quand elle eſt pleine. Morgagni penſe qu'elle contribue aux fleurs blanches.

Nous rechercherons les ſources de l'une & l'autre de ces humeurs ; il paroît qu'il y a dans la matrice une ſéroſité qui peut s'exhaler, comme dans toutes les autres cavités ; quant aux vaiſſeaux deſquels cette humeur tranſude, nous les déterminerons mieux quand nous aurons fait la deſcription des vaiſſeaux de la matrice.

Ce mucus ſort par des lacunes & des glandes.

Nous appellons lacunes, des conduits borgnes qui ſont cachés entre les éminences réticulaires des valvules du col de la matrice, & dans les intervalles qui ſe trouvent entr'elles ; la plûpart de ces lacunes ſont petites ; il y en a quelques-unes de plus grandes & d'une certaine longueur ; il y en a ſix ou ſept au deſſus de l'orifice qui ont

---

décolement d'une portion du placenta qui fait croire qu'il eſt prochain ; mais c'eſt un préjugé vulgaire qui eſt ſans fondement, puiſqu'on voit très-ſouvent des glaires ſanguinolentes ſortir de la vulve dès le commencement du travail, quoique la femme n'accouche que fort long-tems après.

leur direction vers la partie inférieure ; elles ſont grandes & compoſées de pluſieurs petites ; elles ſont remplies d'une mucoſité, qu'on peut en faire ſortir par expreſſion, & on peut aſſez ſouvent y introduire une ſoie fine, juſqu'à une certaine longueur.

Il eſt poſſible que la mucoſité s'exhale dans ces conduits comme elle le fait dans les narines, & s'épaiſſiſſe par ſon ſéjour. On peut auſſi ſoupçonner qu'il y a au deſſous des cryptes, mais on n'en eſt pas aſſez certain.

On les voit mieux dans une femme qui vient d'accoucher, ou qui eſt morte ſur la fin de ſa groſſeſſe ; car alors les valvules ſont applaties, & les ſinus ſe montrent à nud. On dit auſſi qu'il y'en a dans la matrice.

On voit dans les quadrupedes deux longs conduits rameux, qui s'étendent depuis la trompe juſqu'au col, un de chaque côté, qui ſont ouverts proche des trompes.

On dit auſſi qu'il y a des glandes dans la matrice, il paroît qu'on peut les démontrer plus évidemment dans les quadrupedes ; voici ce que j'ai obſervé dans la femme : je n'ai point apperçu de véſicules dans le col, mais il y en avoit beaucoup dans la matrice au deſſus du col.

Il y a quelquefois dans le col , & même à l'orifice de la matrice , un grand nombre de follicules ronds , même oblongs , formés d'une membrane fine , plus grands ou plus petits , pleins d'une mucofité claire , qui font adhérens aux troncs & aux rameaux des palmes valvuleufes ; il n'a jamais été bien certain qu'on y ait découvert de tuyau excrétoire. Quelquefois ils font diftans les uns des autres , quelquefois ils font raffemblés ; leur nombre n'eft pas fixe ; il y en a plus en haut ; quelquefois ils font à moitié enfoncés dans la fubftance de la matrice , quelquefois ils font entiérement ifolés , & quelquefois ils ont un pédicule. Je ne me fouviens pas d'en avoir vu dans une fille avant l'âge de puberté , mais dans une femme qui approchoit de l'âge adulte : ce qui me prouve que je ne dois pas les prendre pour des hydatides , ou de la mucofité ; je les ai vus dans de vieilles femmes , fecs & prefque calleux ; c'eft pourquoi il ne paroît pas qu'ils puiffent être produits par la macération , ni par de l'eau qui s'y fera introduite.

On pourroit foupçonner que c'eft là la fource du mucus , quoiqu'il foit difficile de dire par quels canaux il vient s'y amaffer.

Ils font bien plus gros dans les femmes groffes.

Il y a des Auteurs qui ont donné beaucoup de célébrité à ces follicules; ils ont dit que c'étoient les vrais œufs des femmes, & on a enseigné dans le siecle dernier que c'étoit dans ces follicules que se formoient les premiers rudimens de l'homme ; on en a même donné pour preuves, qu'on a trouvé dans des femmes qui faisoient des enfans, la matrice, les trompes & les ovaires malades.

Mais il est trop aisé de faire voir que la conception n'apporte aucun changement au col de la matrice , que c'est dans les ovaires que se fait toute la révolution de cette opération , qu'on a vu fort souvent le fétus dans la trompe & dans l'ovaire , jamais dans le col de la matrice ; car ce n'est point là où l'œuf humain est placé solidement, mais dans le fond, pendant qu'il n'y a rien dans le col, & qu'il n'éprouve aucun changement.

Graaf, à ce que je pense, a trouvé ces follicules; mais il ne les a pas regardés comme s'y trouvant toujours : enfin, Desnoues les a décrits fort au long, comme si c'eût été lui qui les eût découverts.

§. X V. *Le Vagin.*

Les anciens appelloient le vagin, col (1), & sinus (2); c'est un canal en général cylindrique, cependant il est plus large près de sa fin; il est comprimé antérieurement par la vessie, à-peu-près dans son milieu, ou vers son extrêmité, & postérieurement par l'intestin rectum.

Il est attaché au col de la matrice; il l'embrasse comme nous avons dit, & il finit à la partie postérieure & inférieure des parties génitales externes, au devant de l'extrêmité de l'intestin rectum; son entrée est un peu resserrée, & encore plus dans une jeune fille.

Son canal est tortueux; sa partie qui embrasse la matrice descend en devant dans la même direction qu'elle, jusqu'à la fin de la vessie; ensuite sa situation est presque horisontalement transversale, cependant en descendant un peu jusqu'à son extrêmité. Ainsi, le vagin fait un angle obtus avec la matrice.

Il est uni à la vessie par un mince tissu

____

(1) αυχην.

(2) κολπος.

cellulaire,

cellulaire, mais il ne l'est que foiblement.
Elle est d'abord en devant, & ensuite elle est
appuyée dessus; mais le vagin est si étroitement uni à l'uretre, qu'on ne peut l'en
séparer, & ce canal est appuyé sur sa parois antérieure, par en haut.

Il ne communique point d'abord avec
l'intestin rectum, jusqu'à l'endroit où il se
plie transversalement; car il en est séparé par le péritoine qui est entre deux,
& par la fosse que nous avons dit (1) descendre, s'incliner à gauche, & se terminer
en cul-de-sac.

Mais sa courbure est unie à cet intestin
par un tissu cellulaire, de maniere cependant qu'on peut l'en séparer sans le déchi-
rer. Près de son extrêmité, il est plus étroitement attaché à cet intestin; la substance
de l'un & de l'autre se confondent, & cependant on peut aussi les séparer aisément
avec le scalpel.

Le vagin est très-étroit dans une fille;
mais quand l'enfant sort, son diametre est
égal à celui de sa tête, & l'accouchement
le rend très-large, quelquefois de trois
pouces & au delà, & jamais il ne devient
après, aussi étroit qu'il étoit avant que la
femme eut cessé d'être fille.

____

(1) Elem. Phys. Hall. L. 26.

Tome I.   O

§. XVI. *La structure du Vagin.*

Il n'a point de membrane externe, à moins qu'on ne regarde comme une membrane du vagin un petit prolongement du péritoine, qui recouvre sa partie postérieure & supérieure, jusqu'à sa courbure.

Le vagin est principalement composé d'un tissu épais, celluleux, serré & extensible ; il est très-épais, & il y a de très-gros vaisseaux, de maniere qu'il a paru avoir quelque chose de charnu, mais ce ne sont que des plexus veineux.

Ce tissu celluleux est parsemé de quelques fibres longitudinales & d'autres transversales ou circulaires, fortes, & qui ne sont pas encore assez clairement démontrées.

Il est cependant certain que le vagin jouit d'une vertu contractile, l'homme s'en apperçoit dans le tems de l'acte vénérien, ainsi que l'accoucheur quand il y porte la main.

Le vagin est plus épais à sa partie antérieure, c'est-à-dire près de son extrémité, & j'ai vu dans cet endroit des fibres charnues circulaires.

§. XVII. *Les rides du Vagin.*

Après le tiſſu cellulaire il y a une autre membrane aſſez ſemblable à la membrane nerveuſe des autres canaux ; mais elle eſt en une grande partie dure & comme cartilagineuſe.

La membrane interne du vagin eſt manifeſtement un épiderme, qu'on peut facilement ſuivre depuis l'extérieur des parties génitales ; il eſt moins tomenteux que celui de la matrice, je l'ai cependant trouvé floculeux. On prétend qu'il y a des vaiſſeaux abſorbans dans le vagin, puiſque le virus vénérien ſe communique par ce canal.

Mais ces membranes ne ſont pas liſſes ; car il y a dans le vagin, comme à l'orifice de la matrice, un grand nombre de rides calleuſes, qui ſont merveilleuſement arrangées, dans les filles & dans le fétus. L'accouchement dérange l'ordre de ces rides ; mais elles ſe rétabliſſent tout de ſuite, & ſouvent elles reviennent dans les vieilles femmes après s'être effacées ; je les ai vues aſſez dans leur entier après un avortement & après l'accouchement ; il y a cependant des femmes dont le vagin eſt à l'intérieur liſſe & poli.

Il n'y a pas beaucoup de ces rides bien

marquées à la premiere partie du vagin,
c'eft-à-dire à l'extrêmité par laquelle il reçoit la matrice, environ jufqu'à fon milieu. En général elles font molles & en travers ; il y en a cependant auffi d'obliques.

Ces rides font des lames crénelées, comme les valvules du col de la matrice, &
comme affilées ; elles font tournées en bas,
c'eft-à-dire du côté de l'entrée du vagin ;
il y en a de grandes & d'autres plus petites,
& elles s'entrecoupent en différens fens.

Enfuite elles s'élevent dans le vagin, &
font une colomne par devant & une autre
par derriere, qui font parfemées de papilles dures, comme cartilagineufes, très-fer-
rées, prefque rondes, circonfcrites par un
fillon, à-peu-près placées comme des pierres dans un chemin ; la colomne antérieure
de ces papilles répond à l'orifice de l'uretre, & c'eft la plus grande ; affez fouvent
elle fe fépare en deux par devant, & vient
fe rendre à l'himen comme par deux queues,
& elle a deux plans unis enfemble par des
rides tranfverfes intermédiaires. Affez fouvent auffi elle fait faillie au dehors de la
vulve, & reffemble à la luette.

La colomne poftérieure eft dans le même ordre que l'antérieure ; elle eft placée
fur l'inteftin rectum ; elle eft plus pe-

tite, souvent même à peine peut-on l'appercevoir ; elle vient cependant se terminer de même à l'hymen ; il y a aussi des cas où elle fait saillie comme l'antérieure, mais cette saillie est toujours moindre.

De l'un des deux plans des colomnes, sortent en dehors, des valvules pareillement comme cartilagineuses, transversales & obliques, qui font saillie au dehors, dont la partie tranchante est crénelée, & qui s'avance en bas ; elles sont mêlées avec les papilles, & avec les autres lames moins saillantes, qui ne sont pas crénelées ni si fort inclinées, qui ont différentes directions, & dont l'union forme un réseau.

Entre les deux colomnes, il y a un plan réticulaire qui est aggrandi par les grandes valvules & formé par les petites ; j'y ai trouvé aussi un léger enfoncement.

Il y a des exemples qu'il s'est trouvé trois colomnes, dont l'une avoit ses rides très-éloignées, & les deux autres étoient postérieures & inférieures, & toutes deux alloient s'attacher à l'hymen. Il y a quelquefois quatre colomnes, dont cependant deux sont plus petites que les autres. J'ai vu à la place de la colomne antérieure, un vrai plan circonscrit de toutes parts près de l'uretre ; j'ai vu aussi près de la matrice une vraie colomne. O iij

Il y a à la partie antérieure, entre les colomnes, les valvules & l'uretre, de petites éminences ondées, ramaffées, tranfverfales, valvuleufes & crénelées, qui vont auffi s'inférer à l'hymen.

On connoît à peine l'ufage de cette ftructure particuliere; il eft probable qu'elle contribue à la dilatation, comme la même ftructure du col de la matrice contribue à fa dilatation; on croiroit qu'elle ajoute au plaifir & au frottement, s'il ne fe trouvoit de pareilles valvules au col de la matrice; cependant par leur faillie elles retréciffent le vagin, & la colomne inférieure fe préfente au devant de la partie voifine du frein du gland; il eft probable auffi que le vagin eft fenfible, & ces valvules lui font éprouver plus de frottemens. J'ai pourtant lu qu'il étoit infenfible.

On trouve deux plans de rides pareilles dans le vagin de la plûpart des animaux, dans la vache, la brebis, & même dans la femelle du Marfouin.

Les anciens ont fait mention de cette ftructure du vagin, quoique la defcription qu'ils en ont faite foit bien peu exacte.

§. XVIII. *Les taches, les pores, les glandes & les fi nus du Vagin.*

Toutes les parties génitales font abreuvées d'une abondante mucofité, dont l'ufage eft, ou d'empêcher que l'air en y pénétrant ne nuife à cette membrane, ou de conferver dans fon entier la fenfibilité de la tunique nerveufe, de peur que les frottemens vénériens ne l'échauffent trop aifément ; enfin cette humidité augmente le plaifir du mâle en humectant les papilles de la verge.

Dans le fétus c'eft une humeur blanche & laiteufe, & dans la femme adulte c'eft une vraie mucofité. Il y a des Auteurs qui font dériver les fleurs blanches & la gonorrhée, de cette humeur, & je ne le nie pas.

On trouve affez fouvent dans le vagin, des taches rondes & livides dont on ne connoît pas bien la caufe ; elles font à l'endroit qui eft liffe, & qui eft près de la matrice ; j'en ai vu qui reffembloient à des finus.

J'ai prefque toujours trouvé dans le vagin, entre fes valvules & fes rides, les pores dont ont parlé les anciens.

L'exactitude d'Euftache lui a fait ajouter aux pores, des finus, c'eft-à-dire d'affez grandes fossettes, creusées dans la substance du vagin, qui sont rameuses & pleines de mucosité; je ne confonds pas ces sinus avec ceux de l'extérieur des parties génitales, qui sont voisins de l'uretre, ou placés sur l'entrée du vagin.

On découvre rarement les sinus du vagin, cependant j'en ai vu dans celui d'un fétus, & j'y ai introduit une soie dans une accouchée. Douglas en a vu dans l'éléphant.

Différens Auteurs ont reconnu de vraies glandes rondes dans le vagin, & en ont même donné la figure : on les trouve plus communément dans les brutes ; cependant on en a vu aussi dans la femme.

Je n'en ai point trouvé, quoique j'aye vu des hydatides dans le vagin ; Morgagni n'en admet pas.

* §. XIX. LES TROMPES DE FALLOPE.

Le ligament de la Trompe.

Ces canaux sortent de la matrice; ainsi,

---

* Les mêmes raisons qui m'ont engagé à supprimer l'ample description que fait M. de Haller de la verge & des testicules, m'ont déterminé à passer aussi celle des parties extérieures de la génération du sexe féminin.

pour finir ce qui concerne ce viscere, nous commencerons par en parler ici ; mais on ne peut le faire sans avoir auparavant parlé des feuillets qui les soutiennent, & entre les lames desquels ils sont placés, qu'on nomme ailes de chauve-souris.

La lame antérieure du ligament large, qui est une production du péritoine, monte sur les côtés du fond de la matrice, & là elle passe par dessus la trompe de Fallope ; delà, en descendant sur elle - même, elle forme la lame postérieure de ce ligament ; elle se jette ensuite au delà du ligament de l'ovaire, au delà de l'ovaire même, & à sa partie extérieure ; ensuite ayant monté par dessus, elle passe parderriere & parderriere son ligament, & descendant sur elle-même, elle vient se rendre à l'intestin rectum ; mais il y a entre la trompe & l'ovaire, un prolongement de cette même lame, qui monte au delà de la trompe, & s'avançant en arriere & un peu en dedans, comme une aile qui s'élargit, elle est plus étroite en dehors & en dedans, & plus large dans le milieu ; c'est ce prolongement qui unit ensemble la trompe & l'ovaire ; l'extrêmite de la trompe est libre & flotte dans le bas-ventre, & elle est à la partie supérieure du ligament.

Entre ces deux feuillets il y a un grand nombre de vaisseaux & de nerfs, & un tissu cellulaire.

Il y a beaucoup d'Auteurs qui appellent ces feuillets, ailes de chauve-souris; ils ne sont cependant ni divisés ni angulaires; ils occupent à-peu-près la partie supérieure du ligament large.

Dans le fétus & dans un enfant, les trompes avec les ovaires sont entiérement couchées sur les vaisseaux iliaques & sur le muscle psoas, ou du moins elles sont à égale hauteur que l'entrée du bassin; mais ces parties sont entiérement cachées dans le bassin, dans une femme adulte; j'ai cependant trouvé une fois les trompes sur les vaisseaux iliaques.

§. XX. *L'ancienneté des Trompes.*

Je n'entre dans cet examen, que pour avertir les jeunes lecteurs qu'ils trouveront peu de chose sur les trompes, dans les Auteurs qui ont précédé Fallope; car les anciens n'ont fait que très-rarement l'ouverture de cadavres de femmes, ils n'ouvroient que des animaux. Dans les animaux la matrice est formée de deux cornes, dont les extrêmités, en s'amincissant peu-à-peu, deviennent les trompes, qui lui sont continues. Cette ſtructure eſt toute différente dans la femme, car les trompes viennent percer l'épaiſſeur de la matrice, pour s'ouvrir par un fort petit trou, dans ſa cavité.

Herophile a dit à la vérité que de chaque côté de la matrice il y avoit un canal variqueux, preſque comme le conduit ſéminal dans l'homme, qui venoit s'y inférer; on comprend que c'eſt de la trompe qu'il a voulu parler; il a dit auſſi qu'il y avoit vers les iles, des prolongemens latéraux qui étoient comparables à des demi-cercles.

Rufus, en parlant de la brebis, fait clairement mention de vaiſſeaux nés des teſticules, étendus à la maniere des varices, qui s'ouvrent dans la cavité de la matrice, deſquels par la preſſion on fait ſortir une mucoſité : il les appelle *cirri*; Dioclès & Galien les ont appellés cornes ; ce ſont des trompes, mais celles des quadrupedes.

Je crois même que Galien n'a décrit que la ſtructure des animaux; car il dit que les cornes dont il parle s'attachent au teſticule par leur extrêmité la plus étroite, & dans les femmes c'eſt la partie la plus évaſée qui s'attache à l'ovaire. Ce ſont les mêmes conduits ſéminaires qui, des teſticules, conduiſent aux cornes de la matrice, qu'il dit

avoir été ignorés d'Hérophile & d'Eude-
me, qui font plus larges vers le tefticule,
plus étroits dans leur milieu, d'une confiftance prefque folide, plus lâches vers la
matrice, qui verfent la femence, qui peuvent admettre une fonde, & qui font analogues aux proftates variqueufes, c'eft-à-dire aux véficules féminales. Mais ces canaux
courts & étroits, dont beaucoup d'Ecrivains modernes ont parlé, femblent revenir à cela ; car ce ne peut pas être du ligament de l'ovaire qu'ils aient voulu parler,
puifque c'eft dans les brutes qu'ils ont découvert ces conduits, & que les brutes ont
des trompes, & n'ont point cette efpece
de ligament.

Vefale a auffi parlé des trompes, & en
a donné la figure.

Cependant il étoit réfervé à Fallope d'en
faire une defcription plus exacte, & il les a
nommées le conduit féminaire ; &, par re-
connoiffance, ceux qui font venus après lui
ont donné aux trompes le nom de leur in-
venteur. Euftache les avoit connues.

Les quadrupedes ont, comme nous l'a-
vons déja dit, de chaque côté de la matrice, une trompe qui lui eft continue ; de
même les ovipares ont leurs trompes, &
ce canal fe trouve dans le lézard, le croco-

dile, la salamandre, le caméléon & la grenouille.

Les volatiles on leur *infundibulum* qui
s'ouvre dans le bas-ventre & reçoit l'œuf,
c'est une trompe.

Il y a aussi un *oviductus* dans les raies,
le papillon, le ciron & d'autres insectes ;
les espadons (1) ont, à ce que je puis voir,
deux trompes.

§. XXI. *Description de la Trompe.*

En général la trompe de Fallope est un
canal composé de deux membranes, dont
l'interne est plus longue, & l'externe plus
courte. Il y a entre ces deux membranes
quelque chose de celluleux, qu'on pourroit
comparer à un corps caverneux. Quelques
Auteurs ont cru que lorsque ce tissu spongieux se remplissoit de sang, la trompe
pouvoit entrer en érection ; on la fait effectivement se roidir en y injectant quelque
liqueur composée de cire ; elle peut du
moins se gonfler comme le clitoris. Ce canal est enveloppé entre les deux feuillets du
ligament large.

On a donné à ces canaux le nom de
trompes, à cause de leur figure conique ;

____

(1) Espece de baleine.

car c'eſt un petit canal qui s'ouvre dans la matrice , à l'angle ſupérieur & latéral de ſa cavité triangulaire, qui ſe retrécit peu-à-peu dans l'épaiſſeur de la matrice, & dont l'orifice eſt fort petit, aſſez grand cependant pour admettre une ſoie. Ce canal n'eſt pas continu avec l'épiderme de la matrice, car la membrane interne de la trompe a une toute autre ſtructure ; je ne nie pas que ſon tiſſu cellulaire ne lui vienne de la matrice. La trompe ſort de cet endroit, & ſe dilate à meſure qu'elle avance, juſqu'à ce qu'elle ſe retréciſſe encore, en deçà de ſon extrêmité : cependant ſon ouverture eſt plus large à cette extrêmité que n'eſt celle qui eſt du côté de la matrice ; mais elle eſt plus étroite que ne l'eſt le canal un peu au deſ-ſus. On a cependant vu cette ouverture quelquefois fort large.

Son tiſſu cellulaire lui fait faire quelques plis qui la racourciſſent & la rendent plus étroite ; cela eſt plus ſenſible dans le fétus que dans la femme adulte.

La direction des trompes eſt très-incer-taine ; ce qu'on peut en dire tout ſimple-ment, c'eſt qu'elles vont tranſverſalement en dehors ; elles ſe recourbent enſuite à leur extrêmité pour ſe regarder mutuellement, ou pour regarder l'ovaire : j'ai vu l'un &

l'autre. La trompe a beaucoup de longueur, & son extrêmité est bien plus éloignée de la matrice, que n'est celle de l'ovaire, c'est pourquoi elle est obligée de se replier à son extrêmité, pour revenir à l'ovaire. Je l'ai vu aller en dehors & en remontant, de maniere qu'elle se portoit sur l'ovaire, & pouvoit s'y attacher sans descendre ; je l'ai vu s'étendre fort loin en dehors, & ensuite se retourner de son attache à l'ovaire, en dedans & en bas vers l'intestin rectum ; j'ai vu enfin les trompes monter pardessus l'ovaire & étant placées derriere lui, leur extrêmité étoit tournée vers le fond du bassin : on dit qu'on les a vues se porter en dedans, ou l'une élevée au dessus de l'ovaire, & l'autre au dessous.

Car comme elles sont libres, & que la portion de l'aile de chauve-souris qui les soutient, ne gêne pas leurs mouvemens, les intestins gonflés de vents ou de matiere, peuvent les déplacer de différentes manieres : on a vu dans un cadavre, une trompe tournée en haut & en dehors, de sorte que son orifice étoit en dehors, tandis que l'autre étoit de même tournée en haut & en dehors, & son extrêmité l'étoit en dedans & en devant.

La membrane interne des trompes est

molle, pulpeufe, & toute fa furface eft couverte de lignes longitudinales, que quelques
Auteurs prennent pour des fibres mufculaires ; & certainement la fonction des trompes femble exiger qu'il entre dans fa ftructure, des fibres motrices ; & même on remarque dans les trompes des brutes un mouvement périftaltique très-fenfible ; dans la
chienne il y a des fibres charnues très-évi-
dentes, ainfi que dans la biche, & de même dans les ovipares.

Ces plis fe prolongent avec la membrane
intérieure au delà de l'extérieure, & font
autour de l'orifice de la trompe un orne-
ment frangé & comme rayonné, qui étant
mis dans l'eau, paroît feuillé comme certaines fleurs, & a une queue très - longue
qui s'attache à l'ovaire. On dit auffi que ces
franges font mufculeufes, & chaque frange
en particulier eft regardée comme un mufcle qui approche la trompe de l'ovaire.

Quelques quadrupedes ont de même l'extrêmité de la trompe, frangée ; d'autres
l'ont terminée par une ample membrane
qui fe dilate, & il n'y a point d'animaux
chez lefquels les trompes n'aient une efpece d'entonnoir large, fi ce n'eft ceux
dont le fang eft froid.

J'ai lu qu'il y avoit eu une femme qui
n'avoit

n'avoit point de morceau frangé; Swammerdam l'a omis dans ſes planches.

Je n'ai point trouvé dans la femme, de valvule à l'orifice de la trompe du côté de la matrice, ni de ſphincter à ſon autre extrêmité, ni de cellules dans le milieu du canal, comme quelques Auteurs diſent qu'il y en a trois, quatre & même davantage: ils le diſent peut-être par analogie avec les brutes; j'ai vu à la vérité les trompes rétrecies & très-étroites dans le milieu; j'y ai quelquefois trouvé des embarras; je les ai vues rétrecies, épaiſſies, & leur canal ſi étroit, qu'il n'étoit pas étonnant qu'on ne put pas y faire entrer un ſtilet d'une certaine groſſeur.

Elles s'ouvrent par un orifice dans le bas-ventre, & on peut faire entrer par cet orifice, une ſoie, une aiguille; il peut y paſſer auſſi du ſang venant de la matrice; c'eſt pour cette raiſon qu'on a même imaginé de faire ſortir par - là l'eau d'une hydropiſie de matrice. Bayle dit que dans la groſſeſſe on y peut mettre le doigt (1).

On trouve preſque toujours de la muco-

____

(1) Il eſt conſtant que les trompes éprouvent un changement dans leur direction au moment de la conception; mais il n'eſt pas bien certain qu'elles en éprouvent dans leur diametre; du moins, s'il en arrive alors, ce

fité dans les trompes, & cette mucofité eft comme fale & brune; on en a même trouvé dans les filles nouvellement nées ; elle eft fort différente en couleur, de la femence de l'homme, ce ne peut être que le lait de la matrice qui a paffé dans les trompes.

On conjecture qu'elle eft féparée dans quelques glandes de la trompe, car je ne fuis pas bien certain d'y avoir vu des glandes ; mais j'y ai trouvé une efpèce de rêfeau, dans lequel il y a des finus ; & en général la trompe eft de fubftance tomenteufe. Je crois que cette lymphe, qui a de la faveur & qui eft coagulable, dont parlent quelques Auteurs, n'eft autre chofe que cette mucofité.

Cette humeur eft peut-être une efpece de tranfudation, puifqu'on a fait paffer par les arteres, du mercure & de l'air dans la cavité de la trompe; car il y a un nombre infini de petits vaiffeaux entre les deux lames de la trompe & dans le morceau frangé.

---

changement n'eft pas de durée, & elles font dans le cours de la groffeffe ce qu'elles étoient avant; & fi Bayle a trouvé le canal de la trompe dilaté au point que le dit M. de Haller, c'eft qu'il y avoit quelque caufe particuliere, peut-être morbifique, qui avoit donné lieu à cette prodigieufe dilatation.

§. XXII. *Les changemens qui arrivent aux Trompes.*

Le principal changement est celui qui dépend de la grossesse ; ainsi, on lit dans les Auteurs que, pendant la grossesse, c'est principalement le fond de la matrice qui se dilate & qui s'éleve ; que par ce moyen les trompes font alors bien plus bas, & que ces canaux, qui auparavant étoient un peu au dessous de la ligne convexe du fond, font au sixieme mois au quart de sa hauteur, ou à la moitié, ou aux deux tiers, de deux pouces plus bas, & enfin d'un pied. Elles font pendantes, presque en ligne droite, très-allongées, & placées sur le muscle psoas.

Je veux bien croire qu'on a observé ces différentes situations des trompes, cependant, dans une femme qui étoit accouchée au sixieme mois de grossesse, j'ai vu que les trompes n'avoient presque pas changé de place ; & dans une autre qui étoit accouchée à son terme, elles n'étoient pas beaucoup plus bas, & c'étoit de même dans une autre qui pouvoit être grosse de cinq mois ; car je ne sçais pas bien à quel terme elle étoit morte (1).

____

(1) Les cas que rapporte ici l'Auteur peuvent être re-

Il y a un Auteur qui dit, que dans la groffeffe il fe fait affez communément comme des hernies, ou des ampoules aux trompes, pas loin du morceau frangé ; c'eft ce que je n'ai jamais vu.

Toutes les dépendances de la matrice font expofées à avoir des hydatides, mais j'en ai vu principalement pendantes des trompes, ou feules, ou en grappes : on en a même vu dans les chiennes.

Les trompes contiennent auffi affez fréquemment de l'eau dans leur cavité, & ce fluide y fait proprement une hydropifie ; car la trompe peut fe dilater prodigieufement, même affez pour qu'il s'y foit amaffé 7, 9, 23, 110, 140 & 150 livres d'eau.

Les membranes de la trompe paroiffent s'épaiffir en même tems.

On a vu des pierres à l'extrémité de la trompe, & on a trouvé un petit os dans fa cavité.

Il s'engendre auffi çà & là des portions de tiffu cellulaire contre nature & d'une mauvaife qualité, aux ovaires, à la matrice, aux inteftins, & fur-tout à l'inteftin rectum.

---

gardés comme des exceptions ; car il eft conftant que les trompes ne fuivent point le fond de la matrice dans fa dilatation, & qu'à mefure qu'il s'éleve en dôme, elles s'en éloignent pour refter à la partie inférieure : c'eft ce qu'on obferve conftamment.

Le plus grand vice des trompes, c’est qu’affez souvent elles font bouchées; car quoiqu’on doive en croire Morgagni, qui dit que quelquefois elles ne paroiffent bouchées que faute d’en chercher l’ouverture avec affez de foin, parce que cette ouverture peut être affaiffée & cachée entre les franges; cependant j’ai trouvé les deux trompes vraiment bouchées dans trois cadavres, & beaucoup d’Auteurs dignes de foi les ont trouvées de même; d’habiles Anatomiftes ont dit qu’on les a vues changées en ligament.

J’ai lu que l’orifice de la trompe s’étoit trouvé bouchée par de la graiffe, dans une femme qui avoit été ftérile.

La preuve même qu’elles le font fouvent, c’est que les Auteurs du fiecle dernier ont écrit & foutenu qu’elles l étoient toujours, & qu’il a fallu des expériences pour prouver qu’elles avoient une ouverture.

Si les deux trompes fe trouvent bouchées, il eft fûr que c’eft une caufe de ftérilité; il y en a d’autres dont nous parlerons ailleurs. J’ai lu qu’elles étoient bouchées dans les mules. Un grand homme a vu les trompes calleufes & prefque offeufes dans une femme ftérile. J’ai peine à croire qu’il fe foit trouvé des femmes qui n’aient eu qu’une trompe.   P iij

§. XXIII. *Les testicules des femmes,* *ou les ovaires.*

Les anciens ont nommé ces organes, testicules, pour mieux établir l'analogie entre les deux sexes ; ils avouoient cependant que l'épididyme n'étoit pas aussi apparent que dans l'homme.

Stenon les a appellés ovaires, parce qu'ils contiennent des œufs dans tous les animaux & même dans la femme, & ce nom me paroît leur convenir mieux que celui de testicule, qui peut donner lieu à l'erreur.

. L'ovaire est attaché à la matrice par le moyen d'un ligament dont nous ferons la description un peu plus bas. Il s'éleve du bord supérieur du ligament large, plus en arriere que la trompe, & quelquefois il est plus haut, ou à la même hauteur, quelquefois il est beaucoup plus bas ; je suis sûr de l'avoir ainsi observé ; & il s'attache à l'aile de chauve - souris, qui est ramenée en devant.

Il a pour membrane commune le prolongement du péritoine, qui fait le ligament large, qui lui est attaché fortement par un tissu cellulaire très-court, de maniere que l'ovaire est placé entre le feuillet antérieur & le postérieur du péritoine. Cette enveloppe s'est trouvée réticulaire dans une accouchée, souvent aussi elle est rameuse, & on y voit des taches bleues ; mais ceci a une cause particuliere.

L'ovaire n'a point de fibres musculaires dans la femme.

Les ovaires sont placés plus haut dans le fétus, ils sont sur le muscle psoas & les vaisseaux iliaques ; dans une femme adulte ils sont contenus dans le bassin ; dans le fétus ils sont allongés, & applatis, ou divisés dans leur longueur par un angle qui fait une médiocre saillie ; ils sont entiérement lisses, & à cet âge on n'y trouve aucune vésicule ; dans les femmes adultes ce sont deux demi-ovales, dont la surface antérieure & postérieure est recouverte du péritoine ; l'inférieure, qui est l'axe de cet ovale, penche vers l'intervalle celluleux des feuillets du péritoine, & reçoit par sa convexité qui est en bas, des vaisseaux qui sont comme frisés. Dans les femmes adultes, souvent leur surface est pleine de tubercules & de fentes.

Ils sont presque en travers, de façon que leur plus grand diametre, qui est en même tems leur base, est tourné en dehors.

Leur structure intérieure, outre les œufs & les corps jaunes, n'est rien, sinon un tissu plein de sucs, feuilleté, celluleux, assez semblable à une schirrosité, & dans lequel il y a un grand nombre de vaisseaux qui viennent s'y rendre de la base : on n'y découvre rien de musculeux. On a dit qu'il y avoit des glandes sébacées.

Les ovaires diminuent de grosseur avec l'age, ils deviennent durs, sales & pleins de crévasses.

Il se forme souvent des schirres à l'ovaire, & il devient entiérement schirreux, ou il ne l'est qu'en partie.

Tous les animaux femelles ont des ovaires ; ceux des quadrupedes ressemblent presque entiérement à ceux des femmes ; les oiseaux ont leurs œufs plus à nud, ils ne sont pas unis à une substance cellulaire ; d'ailleurs ils sont en grand nombre. Les quadrupedes ovipares & les poissons, ainsi que beaucoup d'insectes, ont des paquets d'œufs ; c'est la même chose dans les vers, & d'autres animaux dont l'organisation est simple ; la plûpart cependant sont renfermés dans une espece de petite poche.

§. XXIV. *Les œufs de Graaf.*

Qu'il me soit permis de les nommer ainsi, jusqu'à ce qu'on sçache quels sont les vrais œufs, c'est-à-dire, quel est l'asile des substances, qui sont le principe de ce qui par la suite devient un animal.

On a vu des œufs dans presque tous les animaux, & même dans ceux qui n'ont point d'ovaire; du moins les quadrupedes, les volatiles, les animaux froids de la classe des quadrupedes, les poissons, les vers, les insectes, enfin certains polipes ont des œufs très - apparens; ce sont des vésicules presque rondes, remplies d'une liqueur coagulable, la plûpart du tems en grappe. Je n'ai point encore trouvé d'œufs dans le fétus humain; mais on en a vu dans de fort jeunes filles, de cinq ans, & même moins âgées. Il y a quelques apparences d'œufs dans la chrysalide & dans la chenille.

Dans la femme, ces œufs se trouvent dans la substance celluleuse de l'ovaire, dans laquelle ils sont comme chatonés; cependant la plûpart font une petite saillie sous la membrane de l'ovaire; d'autres sont tout-à-fait élevés au dessus de l'ovaire, & d'autres sont enfoncés & cachés dans sa substance celluleuse; ils ne sont point suspendus à un pédicule, & ils n'ont point de cellule particuliere différente de cette substance celluleuse, qui fait le parenchyme de l'ovaire. J'ai lu qu'ils faisoient plus de saillie sur le devant. Je ne les ai jamais vus isolés, comme ils le sont dans les volatiles. Un habile Anatomiste les faisoit cuire pour les retirer de leur chaton (1).

Leur grosseur n'est pas fixe, ils sont plus ou moins gros, suivant l'âge du sujet, & on en trouve dans le même ovaire d'un quadrupede, de petits & de gros, comme on les trouve dans les volatiles. On a dit que souvent il y avoit une vésicule plus grosse que les autres; j'en ai vu une qui avoit deux lignes de diametre. Au reste la grosseur des œufs est le plus souvent, en proportion de la grosseur de l'animal; cependant pas toujours, car ceux de l'éléphant sont peu visibles, la carpe les a plus petits que la truite, & dans le saumon ils sont très-petits.

Le nombre n'en est pas plus certain; je n'en ai jamais compté plus de quinze dans un ovaire de femme. Je conviens cependant qu'on a pu en trouver beaucoup plus, 20, 30, 39 & 50, comme le disent quelques Auteurs; j'ai vu des ovaires où il n'y en avoit pas plus de deux, & six dans d'autres.

Souvent il n'en paroît qu'un fort petit nombre dans les animaux qui ont fait des petits, comme si tout l'ovaire se fût épuisé pour former le corps jaune; j'ai cependant

____

(1) Drelincourt.

vu plusieurs vésicules qui étoient restées avec ce corps jaune, & même fort grosses. On dit qu'il s'en forme de nouveaux dans les ovipares; j'ai peine à croire qu'il en soit de même dans la femme.

La plûpart du tems dans les vieilles il n'y a plus d'œufs; il y a à leur place des tubercules un peu durs; j'en ai vu qui ressembloient à des glandes sébacées; j'ai vu en place des vésicules qui avoient disparu, des corpuscules miliaires & durs; d'autres fois des tubercules à demi-cartilagineux, qu'on auroit pris pour des œufs dégénérés. J'ai vu aussi manifestement des vésicules celluleuses, pleines d'une humeur coagulée, & semblables à des verrues.

La membrane des œufs n'est pas fort dure; elle est simple dans la femme, ce n'est que par art qu'on peut la séparer en feuillets, j'ai cependant vu qu'on pouvoit séparer la lame externe sans entamer l'interne. Cette membrane est vasculeuse, elle a beaucoup de petits vaisseaux qui lui viennent de l'ovaire, par le moyen desquels on peut l'injecter.

L'œuf est très-lisse en dedans, il n'y a ni glande ni réseau.

Il est rempli d'une humeur claire, quelquefois rougeâtre ou jaune, que l'esprit de vin & le feu coagulent, & qui forme des filamens forts & blancs comme le blanc d'œuf ; il en est de même, si je ne me trompe, dans tous les animaux. Les volatiles, outre cette humeur, en ont dans leurs œufs une autre, huileuse, ce qui est le moyeu. Je crois que cette partie ne se trouve point dans les œufs des autres animaux, du moins je ne l'ai pas trouvée dans ceux que j'ai eu occasion de disséquer. Je ne crois pas que cette humeur ait un autre goût que celui du blanc d'œuf ; & si on lui a trouvé un goût âcre, ou si elle ne s'est pas durcie au feu, je pense que c'est qu'il y avoit maladie, ou qu'elle étoit corrompue.

Vesale les a nommé vésicules ; Fallope avoit vu aussi des vésicules pleines de sérosité ; Coïter en a vu dans les animaux ruminans, & les testicules pleins de ces vésicules ; S. Albert a dit que l'ovaire n'étoit formé que de vésicules unies ensemble ; Riolan a dit que ce n'étoit qu'une grappe de cinq ou six vésicules. Casserius a représenté la substance du testicule, comme glanduleuse. Besler veut que ce soient des glandes qui filtrent une liqueur semblable à du petit-lait ; il en a donné une planche fort exacte : ensuite Stenon les a nommées des œufs ; & avant lui, Harvée avoit beaucoup écrit sur les œufs des animaux ; cependant il n'avoit point donné le nom d'œufs à ces vésicules.

Baldus avoit dit que dans les viperes, c'étoit l'asile de l'animal futur.

Il n'est pas possible de croire que ce sont des hydatides, il y a trop constamment des œufs dans toutes les classes d'animaux ; du reste elles ont les mêmes propriétés, & même leur suc a la facilité de se coaguler, comme j'ai éprouvé que se coagule celui des hydatides. Il y a aussi des hydatides à l'ovaire, mais elles ne se placent qu'à ses extrémités ; quelquefois elles sont suspendues à un pédicule, & ressemblent à un petit œuf qui est prêt à sortir de l'ovaire.

Ces hydatides deviennent quelquefois prodigieusement grosses ; on en a vu de la grosseur d'un œuf de poule, & même beaucoup plus grosses.

Les membranes des hydatides sont celluleuses, comme le sont ailleurs celles des tumeurs ; on leur donne le nom d'hydropisie de l'ovaire, quand elles sont fort grosses, & c'est une maladie assez commune.

Je regarde comme des hydatides, ces vésicules dont parle Schmidt, qu'on pouvoit séparer de l'ovaire, qu'il a vues de différentes grosseurs dans l'ovaire d'une femme qui avoit tué son enfant.

Quelquefois on a trouvé dans les cellules de l'ovaire, une matiere comme du miel, & même avec quelques poils; ou une humeur laiteuſe, avec des ſtéatomes qui flottoient dedans, ou quelque choſe de caſéeux & de gélatineux; j'ai vu ces deux maladies en même tems à l'ovaire, il y avoit des hydatides à l'extérieur, & un athérome & un mélicéris dans la ſubſtance intérieure. Les membranes de ces eſpeces de tumeurs ſont ordinairement épaiſſes & même cartilagineuſes.

On a vu pendre de l'intérieur de la tunique d'une hydatide, ou du moins d'une poche pleine d'eau formée dans l'ovaire, des globules en grappe.

L'humeur d'une hydropiſie de l'ovaire ſe coagule auſſi au feu.

§. X X V. *Le ligament de l'ovaire.*

Le bord du ligament large, qui eſt entre la matrice & l'ovaire, eſt épais, & il eſt à l'intérieur, garni d'un tiſſu cellulaire plus filamenteux & plus ferme; de ce tiſſu, naît un corps rond & blanc, qui reſſemble à un vaiſſeau.

Dans l'ancienne Ecole, pluſieurs Anatomiſtes ont pris ce petit corps pour un canal, ils diſoient que c'étoit par ſon moyen que le testicule de la femme faisoit passer sa semence dans la matrice, & alors on le nommoit canal déférent.

Il y a eu des Auteurs, même assez recommandables, qui ont assuré qu'il étoit creux, & ils disoient même y avoir observé une valvule.

Il y a long-tems que Plazzon a remarqué qu'il n'avoit point d'ouverture, & que c'étoit un véritable ligament, & Harvée ne lui a pas accordé beaucoup de fonctions; cette erreur a été réfutée aussi par Graaf, & actuellement elle n'est adoptée de personne.

Quoique l'ovaire ait cette espece de ligament, il n'en est pas moins mobile; sa situation dans le péritoine, qui est flottant dans le bas-ventre, le laisse en liberté de se mouvoir. On a dit avoir vu l'ovaire former une espece de hernie dans l'aîne; du moins il est certain qu'il a contracté adhérence avec un intestin, même le colon, & avec le mesentere, si bien qu'il en recevoit des vaisseaux.

Les intestins, & la vessie remplie, peuvent le repousser & le déplacer, indépendamment du déplacement que l'âge lui occasionne.

Qu'il me soit permis de dire deux mots

d'un conduit, par le moyen duquel on a dit qu'il defcendoit quelque chofe de l'ovaire dans le col de la matrice, comme fi c'étoit un fecond rameau du premier canal. Quelques Auteurs ont nié l'exiftence de ce canal, & il peut fe faire que ce foit d'une artere qu'on ait parlé; j'en dis de même du vaiffeau éjaculatoire divifé en deux, qui alloit fe rendre à la trompe, au fond de la matrice, ou à fon orifice.

Les anciens ont parlé d'un vaiffeau glanduleux qui fort du tefticule, & qui va fe rendre à la fortie de l'uretre; & il s'en eft trouvé parmi les modernes, qui ont admis ce vaiffeau. Vefale l'a rejetté, & il peut auffi fe faire que ce foit quelque artere, ou ces Auteurs peuvent avoir entendu par-là les finus de la matrice.

§. XXVI. *Le ligament rond.*

On l'appelle ainfi communément, quoiqu'il foit applati à fa partie fupérieure, & médiocrement convexe; il part du côté de la matrice, fous l'origine des trompes, plus en devant, & il eft là plus large; il paffe entre les deux lames du ligament large, dont il éleve un peu l'antérieure.

Il fe replie enfuite en haut ou en bas, fuivant la fituation dans laquelle eft la matrice,

trice, fur les vaiffeaux iliaques, il va fe rendre en devant à l'anneau du mufcle oblique du bas-ventre, devant fon pilier poftérieur; il defcend par cet anneau comme le cordon fpermatique dans les hommes, & en fe portant en dedans, cependant fans aller jufqu'au pubis, il va au haut de la cuiffe; il fe fépare en trois ou quatre vaiffeaux, ou fibres fi l'on veut, qui vont fe perdre dans les graiffes de l'extérieur du mont de Vénus & de la vulve : nous parlerons de ces vaiffeaux. Ce ligament eft arqué, & dans fa totalité il décrit un demi-cercle.

Sa fubftance eft celluleufe, de maniere cependant que les fibres de ce tiffu font longitudinales; & il y a une grande quantité de vaiffeaux qui rendent ces ligamens dans les femmes groffes, beaucoup plus gros, plus durs & plus ronds, & le fang que contiennent ces vaiffeaux, fait qu'ils font diftendus après l'accouchement; mais au refte, dans cet état de la femme, ils ne font ni plus longs ni plus courts.

Plufieurs Auteurs ont pris ces fibres pour des fibres mufculaires, qui, en fe réuniffant de chaque côté fur le fond de la matrice, faifoient une arcade, & dont l'ufage étoit d'amener la matrice au devant de la

verge, ou d'aider ſes contractions aprè**s**
l'accouchement ; mais ils ne deſcendent
point au clitoris, ni juſques ſur le milieu
des cuiſſes, & ils ne peuvent pas attirer
la matrice en bas, dans les chûtes; ils ne
ſont pas creux, & ne peuvent tranſmettre
comme des vaiſſeaux, le vice vénérien. Il
eſt abſurde de dire , qu'ils fourniſſent de
l'air pour la reſpiration du fétus, & qu'ils
donnent paſſage à la ſemence. Il n'eſt pas
plus vrai qu'il y ait des fibres charnues dans
les ligamens larges, qui forcent la matrice
de venir au devant de la verge.

Beaucoup d'Anatomiſtes ont remarqué
qu'on ne devoit point donner à ce cordon le nom de ligament, puiſqu'il ſe termine en bas & plus bas que la matrice, &
que ſon extrêmité eſt mobile dans la graiſſe.

Ainſi, il eſt clair que la matrice eſt entiérement mobile, tant par les différentes
ſituations où elle ſe trouve , que par la
grande facilité avec laquelle ce viſcere, &
en même tems les ligamens larges doivent
céder, ou à la veſſie dilatée, ou à l'inteſtin
rectum farci de matiere, ou même aux inteſtins grêles, qui ſont au deſſus.

Cependant comme la matrice eſt attachée au vagin , & le vagin à l'inteſtin rec-
à l'uretre & aux parties externes de

la génération, la matrice ne peut pas avoir
affez de liberté pour monter jufqu'au foie,
ou à la poitrine, ou à la gorge ; ce font
des fornettes, que cependant de grands
hommes ont répétées.

Quelques Auteurs ont donné un mufcle
cremafter aux femmes ; ils ont dit qu'il étoit
d'une texture fort délicate, & qu'il enve-
lopoit les ligamens ronds ; c'eft peut - être
parce qu'ils avoient vu les fibres longitudinales de ces ligamens ; mais telles que foient
ces fibres, elles n'ont rien de commun avec
ce que les anciens appelloient les tefticules
des femmes ; & elles paroiffent n'avoir d'autre ufage que d'unir les vaiffeaux de la matrice avec ceux de la cuiffe, afin que par
cette union, une partie de la pléthôre de la
matrice puiffe fe décharger fur les vaiffeaux
qui viennent de ceux de la cuiffe, quand la
femme eft groffe.

Je vois cependant que quelquefois il y a
des fibres charnues qui viennent du petit
oblique, & qui fe mêlent avec les fibres celluleufes de ce ligament ; ces fibres pourroient tendre, mais médiocrement, le ligament rond, & contribuer à l'obliquité de la
matrice.

§. XXVII. *Les vaiſſeaux de la Matrice.*
1°. *Les ſpermatiques.*

Il y a deux claſſes de ces vaiſſeaux, les ſpermatiques & les hypogaſtriques.

Les ſpermatiques ſont les plus petits; ils ont dans la femme la même origine que dans l'homme, & deſcendent de même; ils fourniſſent des branches aux reins, au péritoine & à l'uretère.

Il y a de même un plexus pampiniforme; cependant dans les femmes l'artere eſt plus tortueuſe.

Mais comme la femme n'a point de teſticules hors du baſſin, les vaiſſeaux ſpermatiques chez elles ne ſortent point par l'anneau, mais ils ſe rendent à la baſe convexe de l'ovaire, entre les deux feuillets du péritoine, qui font le ligament large, & ſe diſtribuent dans ſa ſubſtance & aux œufs.

Ces rameaux ſont intérieurs, poſtérieurs & fort petits.

Les troncs extérieurs & antérieurs paſſent par les ailes de chauve-ſouris, ils donnent auſſi des branches à la trompe; de ſon pavillon ils vont à la matrice, ſe joignent pareillement avec les troncs utérins, & enfin ils viennent à l'angle de la matrice, deſcendent ſur ſes côtés, & com-

muniquent aussi avec les arteres utérines & celles du vagin : les troncs artériels
ne s'unissent pas pour cela avec les veines,
ni les troncs veineux avec les arteres.

Quelques-unes de ces branches sortent
du bas-ventre avec le ligament rond, &
s'unissent avec de petites branches de l'artere épigastrique dans ce ligament ; d'autres petits rameaux vont se rendre à cette
production du péritoine, qui revêt la cavité
qui est entre l'intestin rectum & le vagin,
quelques-uns d'eux vont aussi à cet intestin, & d'autres s'arrêtent dans le ligament large.

§. XXVIII. 2°. *Les hypogastriques.*
1°. *L'artere utérine.*

La matrice, & les autres organes de la
génération reçoivent beaucoup plus de sang
des hypogastriques ; leur origine est la même dans les femmes que dans les hommes.
Le tronc hypogastrique dans le fétus se ré-
flechit pour former l'artere ombilicale, &
fait un coude dont la convexité est en bas,
c'est de cette convexité que partent les
grands troncs des arteres du bassin ; de même aussi dans la femme adulte l'artere ombilicale s'est oblitérée, mais le poids du
sang, qui va en bas, fait qu'on pourroit

prendre l'artere honteuſe, ou l'iſchiatique pour le tronc de l'hypogaſtrique. L'artere utérine, celle du vagin, l'hémorrhoïdale moyenne & la honteuſe doivent entrer dans cette deſcription ; ce ne ſont pas toujours à la vérité, des troncs diſtincts, cependant, pour en parler avec ordre, il faut les regarder comme tels.

L'artere utérine prend naiſſance, ou du tronc de l'artere honteuſe, ou de la propre origine de l'hypogaſtrique.

Elle fournit ſouvent à la veſſie, à l'endroit où elle eſt ſur le vagin, un rameau ou deux, l'antérieur & le poſtérieur, & un petit rameau à l'uretere, toutes les fois qu'il ne vient pas d'une autre artere de la veſſie, & enfin au ligament rond. Son tronc arrive à la matrice, preſque à l'extrêmité du col, & elle ſe partage en haut & en bas en pluſieurs branches, qui vont en ſerpentant, & dont les inflexions ſont ſoutenues d'un tiſſu cellulaire.

De ces rameaux, quelques-uns montent, ſuivant la longueur de la matrice, entre les feuillets du ligament large ; ils donnent des branches qui la traverſent, & qui communiquent de droit à gauche ; les antérieurs & les poſtérieurs communiquent avec les ſpermatiques par des anaſtomoſes conſidérables.

L'artere utérine donne aussi des branches au ligament de la trompe, qui, là, se confondent avec les spermatiques; &, assez souvent, elle fournit l'artere de la trompe, qui parcourt toute sa longueur, & qui se confond avec les arteres spermatiques qui viennent à la trompe.

L'autre branche de ce tronc est enfoncée, & se divise dans sa substance.

En bas, l'autre branche va au vagin, se prolonge fort loin dans ce canal en s'y distribuant, & vient jusqu'à l'extérieur.

Il fournit aussi une branche à la vessie, qui parcourt l'uretre & l'intestin rectum, & cette branche est différente de l'hémorrhoïdale moyenne; il s'abouche dans le vagin avec l'artere propre de ce canal, quand il en existe une, & avec les branches de l'hémorrhoïdale moyenne.

Quand il y a une artere propre du vagin, bien sensible, alors le rameau inférieur de l'artere utérine ne va point au dehors, & il s'unit là, avec les rameaux de cette artere vaginale.

§. XXIX. 2°. *L'artere du Vagin.*

Assez communément il part d'un endroit différent que celui d'où part l'artere utérine, ou du même tronc, mais non pas du rameau inférieur qui prend naissance à l'extrêmité du col, ou de quelque autre tronc hypogastrique, comme de celui qui va aux parties externes, ou de l'artere ombilicale, ou enfin de l'hémorroïdale moyenne, comme je l'ai déja observé, & comme on le voit dans les planches de plusieurs Anatomistes; il part, dis-je, une artere qui n'est pas fort petite, plus petite cependant que l'artere utérine, qui est destinée pour le vagin. Cette artere, en s'avançant le long de la partie antérieure ou latérale du vagin, mais principalement en se ramifiant à la partie antérieure, va se rendre jusqu'aux parties externes, & s'abouche au sphincter avec les arteres des grandes levres, qui viennent se rendre à l'extrêmité du vagin; quelquefois elle n'existe point, & est suppléée par l'hémorroïdale. Près de son origine elle fournit quelques branches à la vessie, quelquefois elles viennent de l'artere utérine.

L'artere hémorroïdale moyenne existe presque toujours, & plus constamment encore dans les femmes; elle part, ou du tronc de l'artere honteuse, & alors elle est quelquefois si grosse, qu'on pourroit la prendre pour un tronc, quelquefois elle est plus petite; ou elle prend naissance à l'origine de l'artere ombilicale, & quelquefois même de l'artere facrée latérale ; les premieres branches qu'elle fournit vont à la veffie , & elle en fournit d'autres à l'origine de l'uretre , enfuite elle s'avance le long des parties latérales , prefque poftérieures du vagin ; elle en fournit auffi à l'inteftin rectum qui eft près delà , ou un feul rameau fur fa face antérieure , qui eft un autre tronc, & d'autres plus petits. Elle envoie auffi du baffin , un rameau au releveur de l'anus , & vient fe terminer pardevant à l'extrêmité du vagin, à l'endroit de l'inteftin rectum qui lui eft uni , & à l'uretre.

Ses branches communiquent par leurs ramifications avec celles de la méfenterique , & celles de l'artere honteufe, fur l'inteftin rectum.

J'ai vu une branche de l'artere du mefocolon monter dans le vagin , mais cela n'eft pas commun.

J'ai vu auffi le vagin recevoir des branches de l'artere honteufe , c'eft-à-dire de celle du clitoris ; mais ces branches ne fuivent pas toute la longueur du vagin , elles fe portent plus en devant.

Les arteres inférieures de la veffie , & les ramifications des hypogaftriques envoient affez fouvent des branches au vagin.

On a vu aussi des arteres sortir du plexus antérieur de la vessie, & se joindre à celles du clitoris, de même que j'ai vu au contraire un rameau de l'artere du clitoris revenir à la vessie, sous l'arcade des os pubis.

§. X X X. 3°. *L'artere honteuse.*

Cette artere prend naissance dans le bassin, comme elle l'y prend dans l'homme; elle envoie quelques branches à la vessie, au vagin, à l'intestin rectum, elle fournit même l'hémorroïdale moyenne; elle sort du bassin suivant la direction de l'obturateur interne, auquel elle donne des branches; elle fournit aussi les coccygiennes, les hémorroïdales externes, qui se mêlent avec les internes; elle va aux releveurs du clitoris, au muscle transverse, au sphincter du vagin & au périnée; le tronc va aussi au sphincter de l'anus & de la vulve, aux corps caverneux du clitoris, à ses muscles & au vagin; ce tronc enfin se prolonge dans l'intérieur du sphincter & des grandes levres, & s'abouche avec l'artere honteuse externe.

L'artere du clitoris, en se réflechissant, s'avance en devant sous l'arcade de l'os pubis, d'abord entre le sphincter, le muscle érecteur & le propre corps du clitoris, ensuite entre le muscle érecteur & les os is-chium & pubis, & s'y attachant, elle s'approche du corps du clitoris, entre lui & l'os pubis.

Dans ce trajet elle donne des branches au muscle transverse, au releveur du cli-toris, à son corps caverneux, au sphincter, à l'origine de l'uretre, au vagin, auquel elle en donne un assez grand nombre; elle se divise sur le corps du clitoris.

Le plus gros rameau s'enfonce sous l'os pubis, va au vagin, & se confond avec son plexus veineux.

L'autre plus petit, qui est le clitoridien, serpente sur le dos du clitoris, de même que l'artere de la verge.

Enfin, le petit tronc qui est enfoncé, après avoir fait pareillement un anastomose avec son congenere, vient se rendre dans la cavité du corps caverneux, & s'avance jusqu'au gland du clitoris, aussi par un dou-ble tronc.

J'ai dit que l'artere profonde du clitoris envoyoit une branche dans le bassin & à la vessie, ou que c'étoit le clitoris qui en recevoit de la vessie.

§. XXXI. 4°. *Les arteres des parties externes.*

Nous avons parlé des branches des arteres épigaſtriques, qui viennent auſſi aux parties internes.

L'artere crurale donne des branches au penil, à la partie ſupérieure des grandes levres, & même une groſſe branche qui ſe rencontre avec l'artere des grandes levres, qui vient de l'artere honteuſe ; je l'ai nommée la honteuſe externe ſupérieure.

L'inférieure, qui eſt plus profonde, vient ſe rendre aux grandes levres, & s'abouche avec la précédente & avec les rameaux des honteuſes ; elle vient auſſi de l'artere profonde.

La troiſieme, qui eſt la plus enfoncée, vient du coude de l'interne.

§. XXXII. *Les veines des parties génitales. Les ſpermatiques.*

Nous n'avons point de deſcription complette des veines du baſſin dans les femmes ni dans les hommes, & il en eſt preſque de même de toutes les veines du corps ; il eſt plus facile à la vérité de décrire les ſpermatiques, mais les hypogaſtriques ſont très-difficiles.

Les veines spermatiques sont à-peu-près comme dans l'homme ; elles fournissent à la partie inférieure du rein , au péritoine , à l'u-retère , & viennent se rendre au corps pam-piniforme , dont la structure est merveil-leuse ; dès que ce corps est parvenu à la base de l'ovaire , il envoie un nombre in-fini de rameaux dans cette partie. Roede-rer leur a donné le nom de labyrinthe.

Ces veines sortent pareillement par le ligament large, en petit nombre à la vérité, & font une arcade presque parallèle à la trompe, de laquelle partent des branches qui vont s'y rendre & au ligament rond ; Quelquefois elles forment plusieurs aréoles comme il y en a au mesentere ; les troncs viennent sur les côtés de la matrice, & s'unissent par de grosses anastomoses au pléxus utérin ; les rameaux vont s'y in-férer, autour de l'entrée des trompes, & communiquent avec les veines de l'autre côté.

Eustache fait aller le tronc des veines spermatiques presque jusqu'au clitoris , de maniere qu'il en fait la principale veine de la matrice ; je l'ai vue à peu près de cette façon, ou du moins la veine spermatique fournissoit des branches à la vessie, & à l'u-retère.

Les veines fpermatiques fe diftendent prodigieufement dans la groffeffe , après l'accouchement, & même avant l'écoulement des regles.

§. XXXIII. 2°. *Les veines qui viennent des hypogaftriques.* 1°. *Les rameaux qui font dans le baffin.*

Les veines hypogaftriques des femmes, de même que celles des hommes , naiffent la plûpart du tems de deux troncs, auxquels fe joint fouvent un troifieme, qui vient de l'épigaftrique ou de l'iliaque – externe ; M. Winflow l'attribue à l'obturatrice. J'ai cependant vu ces veines naître d'un feul tronc ; elles font différens entrelacemens, à travers lefquels paffent des troncs d'arteres , les hémorrhoïdales & quelques autres.

Ainfi fe fait un plexus, dont quelques principaux rameaux fe réuniffent pour former la veine utérine. Elle eft quelquefois unique, quelquefois il y en a plufieurs ; fi elle eft unique, c'eft une groffe veine qui s'applique à la matrice, jufqu'à l'extrêmité de fon col, & même jufqu'à l'union du vagin avec la veffie, & qui monte enfuite de même que les arteres, mais par un plus grand nombre de troncs, le long des côtés

du vagin & de la matrice. Cette veine fournit des branches à la veſſie, qui font ſon
plexus poſtérieur, aux deux faces du vagin & de la matrice : ces branches pàſſent
à travers la matrice pour communiquer enſemble, & elles ſont à l'inſertion de la trompe
une anaſtomoſe très-évidente avec les ſpermatiques. Elles fourniſſent auſſi au ligament large , & quelquefois au ligament
rond.

Il y a ſouvent d'autres rameaux de la
veine utérine qui deſcendent, & qui cependant partent, dans un endroit particulier,
de quelque tronc qui ſort du baſſin. Il y a
auſſi quelquefois une ſorte de veine, qu'on
pourroit appeller vaginale, plus groſſe même que la veine utérine, &, outre cela, il
deſcend un rameau de cette veine utérine,
qui vient ſe mêler avec elle.

Ces veines donnent auſſi les veines poſ-
térieures de la veſſie, ainſi que ſon réſeau
antérieur, qui eſt placé dans la tunique
cellulaire.

De ce réſeau, ſortent des rameaux qui
vont à l'origine de l'uretre , & , par leur
propre plexus , ils la recouvrent ſous l'os
pubis , & ſe joignant aux rameaux de la
veine honteuſe, qui viennent du pubis , elles donnent la veine du clitoris , qui eſt

tantôt double & tantôt unique, & qui paſ-
ſant entre les arteres, va juſqu'au gland du
clitoris, & s'enfonce profondément dans
le corps caverneux par un autre rameau.

Mais les principaux troncs de cette veine
vaginale ſuivent les côtés du vagin, ils s'entrelacent, & donnent des branches à l'une
& l'autre face, & quelques-unes à l'inteſtin
rectum, qui s'uniſſent avec les meſentéri-
ques, qui viennent de la veine porte, & ils
fourniſſent même à la partie poſtérieure de
la veſſie.

Leurs extrêmités, qui ſont en très-grand
nombre à la partie antérieure, font, en ſe
confondant avec les veines qui partent de
la veine honteuſe, un plexus, qui de chaque côté eſt couché ſur les côtés du vagin,
ſous le clitoris, qui ſe porte vers cette partie, & qui ſe mêlant avec les plexus moyen
dont nous venons de parler, au delà de
l'uretre, communique ſous le clitoris de
droit à gauche, de maniere qu'il a un corps
& deux jambes. Ce plexus eſt uni à la veine
du clitoris, mais il n'eſt pas auſſi ſûr qu'il
pénêtre dans ſa cavité ; il eſt appuyé ſur le
ſphincter du vagin, & il en éprouve même
des compreſſions.

Je l'ai ſouvent trouvé rempli de ſang
coagulé, & il a alors quelque reſſemblance
avec

avec le corps caverneux, auquel on l'a comparé autrefois; on le gonfle en soufflant les veines.

Il n'y a point de valvules dans les veines de la matrice, car on y introduit très-facilement de l'air & de l'injection, dans un sens contraire au cours du sang.

Il y a des valvules dans les veines du clitoris.

Les veines de la matrice se gonflent prodigieusement pendant la grossesse & dans le tems des regles, tout-à-fait de même que les spermatiques.

§. XXXIV. 2°. *Les veines qui sortent du bassin. La veine honteuse.*

En général cette veine suit la même route que l'artere du même nom; elle fournit quelquefois la veine vaginale, sort du bassin, & serpente autour des os ischion & pubis; elle fournit des rameaux, qu'on nomme hémorroïdaux, au releveur de l'anus, & à l'extrémité de l'intestin rectum; elle forme la veine cutanée du périnée, qui communique sous la peau des parties extérieures & des grandes levres, avec des rameaux ae la saphène; elle donne des branches à l'extrémité du vagin, se continue dans le plexus rétiforme, qui le plus sou-

Tome I. R

vent appartient plus à cette veine qu'à l'interne du vagin, & se continue aussi avec les veines du clitoris, comme elle fait dans l'homme avec celle de la verge, placée sur le dos de cette partie ; mais avec cette différence, que dans la femme il y a des rameaux du plexus antérieur de la vessie, qui se joignent à cette veine.

§. X X X V. 3°. *Les veines externes.*

Les veines des parties extérieures, qui viennent aux grandes levres & au périnée, partent de la saphene, & peut - être de la crurale, & s'abouchent avec les rameaux des hypogastriques.

Les supérieures viennent de l'épigastrique ou de la crurale, & vont se rendre aux grandes levres, au pubis, & au mont de Venus ; il part un rameau de l'épigastrique, qui va au ligament rond, qui s'abouche avec les veines utérines.

Cette même veine épigastrique envoie assez souvent une veine dans le bassin, qui s'abouche, ou avec les hypogastriques, ou avec les veines de la vessie, qui part des utérines.

Il y a par conséquent une grande communication entre les veines du bassin & les veines externes, par ce moyen le sang peut revenir par ces veines, quand les autres font gênées par l'extrême diftenfion de la matrice, ou par la dilatation de l'in-teftin.

§. XXXVI. *Les vaiffeaux internes de la Matrice. 1°. Les arteres.*

Dans les filles, les arteres font peu ap-parentes; on n'y peut appercevoir que des inflexions, qui ferpentent & qui s'entrela-cent; c'eft à ces inflexions qu'on rapporte les ondes qui s'applaniffent peu à peu pen-dant la groffeffe; elles communiquent auffi toutes entr'elles, & en en foufflant une, on les fait toutes gonfler, & quand on les in-jecte, la liqueur paffe même dans les veines.

On remarque à la furface interne de la matrice, de petits flocons, qui verfent dans fa cavité la liqueur qu'on injecte par les ar-teres, même une liqueur compofée de cire, ou du vif-argent; il en tranfude une hu-meur féreufe, que nous avons dit être blan-che dans les filles, & dans certains tems, ils contiennent du fang. Graaf a dit autre-fois, qu'en foufflant, ou en injectant les arteres, on faifoit paffer dans la matrice l'air, ou la matiere de l'injection. Il y a auffi dans la matrice, de très-petites poro-fités, au moyen defquelles fort la matiere de l'injection, même l'air, le fang & la

R ij

cire ; ces porofités ne font pas fort apparentes hors du tems de la groffeffe.

Mais dans une femme qui eft parvenue
au terme de fa groffeffe, ou qui eft nouvellement accouchée, ces pores artériels
font très-évidens & en très-grand nombre,
& à travers de ces pores, il y a de petites
arteres qui font comme de petits vers, ou
comme de petites anguilles, dont une partie eft cachée fous la membrane interne de
la matrice, qui eft fort délicate, & l'autre
partie fait faillie dans fa cavité; après la fortie de l'enfant & de fes dépendances, leur
orifice eft béant, & elles font remplies de
fang; je crois que ce font les mêmes vaiffeaux dont Weifs a dit que couloient les
vuidanges.

Monro a dit auffi que les arteres s'ouvroient dans les finus de la matrice, je penfe
qu'il entend par-là l'union des arteres avec
les veines.

Or, comme Vieuffens a appellé conduits lymphatico - laiteux, ce qui n'eft
que les plus petites arteres de la matrice,
& qu'il dit que ce font des vaiffeaux artériels, que même en les injectant de mercure, cette liqueur paffe dans les arteres de
la matrice des femmes groffes, & qu'ils fe
dilatent pendant la groffeffe ; comme Jenty

a dit très-clairement que les vaisseaux, que
les Auteurs appellent laiteux, sont des arteres, (je crois en cela qu'il parle des Auteurs François;) on comprend que ce sont
les mêmes vaisseaux que de grands hommes
en France ont vu après l'accouchement,
blancs, laiteux, pendans dans la cavité de
la matrice, & faisant des circonvolutions
comme les intestins, ou comme des poif-
sons entrelacés; & que c'est dans ces vaisseaux qu'on dit que se fait la pléthore,
qui fournit la matiere des regles; que ce
font des appendices lymphatico-artérielles,
qui sont remplies de lait dans les femmes
grosses; qu'enfin ce sont les mêmes vaisseaux vermiculaires laiteux des accouchées,
qu'a représentés M. Astruc, qui partent tout
autour d'une véficule laiteuse comme de
leur centre, puisqu'il a vu d'un seul trou
de la matrice, sortir plufieurs arteres en
ferpentant, dont il a exprimé un suc blanc,
& qui s'ouvrent par des pores dans la matrice. D'autres Auteurs ont aussi décrit les
mêmes vaisseaux laiteux dans les brutes.

Ces vaisseaux contiennent une humeur
claire, hors du tems de la grossesse; quoique plufieurs Auteurs disent n'y avoir vu
que du sang dans les accouchées, (ce que
nie M. Méry,) il faut en croire le témoi-

gnage des Auteurs François, qui difent y avoir trouvé vers le tems de l'accouchement, un vrai lait, qui, à ce que je penfe, fe convertit en lochies (1).

§. XXXVII. 2°. *Les finus veineux.*

Les veines ferpentent dans la matrice, un peu moins que les arteres; elles font pareillement allongées en ligne droite pendant la groffeffe; elles communiquent de même toutes enfemble, de maniere que quand on en fouffle une, elles fe gonflent toutes. On a cependant dit qu'il y a des valvules dans les veines utérines, je ne me fouviens point d'en avoir vu, fi ce n'eft dans les fpermatiques; Swammerdam a repréfenté des valvules dans le ligament rond, ce qui me fait croire qu'il n'en a vu que dans les veines fpermatiques; fi on les injecte, l'humeur paffe de même dans fa matrice; en les foufflant, l'air y paffe auffi, & on a vu réciproquement, qu'en introduifant de l'air dans le vagin, il paffoit dans les veines.

Mais ces veines de la matrice éprouvent comme les arteres, des changemens dans la groffeffe , & dans le tems des regles;

____

(1) J'efpere donner la folution de toutes ces difficultés, dans la Differtation que j'ai jointe à cet Ouvrage, dont j'ai déja parlé.

elles augmentent peu-à-peu , mais prodigieufement de volume , non feulement à
la furface de ce vifcère , mais dans toute
fon épaiffeur ; c'eft cependant principalement près de la furface interne de la cavité
de la matrice , à l'endroit où s'attache le
placenta ; mais ce n'eft pas dans ce feul
endroit qu'il y a plufieurs couches de
troncs veineux d'une groffeur prodigieufe,
merveilleufement entrelacés , entaffés , &
fans rameaux capillaires ; ils ne font recouverts que çà & là de la membrane intérieure , & ont leurs ouvertures béantes obliquement. De ces ouvertures , les unes font peu
apparentes , les autres ont une ligne , & même plus d'un doigt de diametre ; elles verfent du fang , elles tranfmettent l'air & la
cire qu'on y injecte , & de même on peut
les gonfler en foufflant la matrice.

Ce font , comme je l'ai fouvent obfervé ,
de véritables veines , pleines de fang & continues , fermées de leur propre membrane ,
dont on voit les ouvertures en difféquant
la matrice ; ces vaiffeaux ne paroiffent angulaires , que quand ils ont été mal remplis d'injection ; ainfi , on les remplit facilement par le moyen des veines , & ils tranfmettent l'air dans les veines & par les veines
dans la matrice ; après l'accouchement , ils

R iv

reprennent leur premier diamètre en très-peu de tems.

Il est assez vraisemblable qu'ils s'unissent avec les arteres, puisque d'ailleurs il y a un passage libre des arteres aux veines de la matrice.

Plusieurs Auteurs les ont nommés sinus, & en ont fait la description, comme si c'eût été un organe particulier, différent des veines, celluleux, creusé dans la matrice, & sans membrane, & même destiné à l'excrétion d'un mucus.

Etienne avoit dit, que la matrice des femmes grosses étoit pleine d'anfractuosités & de canaux spongieux ; Vanderlinden disoit qu'il y avoit des tuyaux & des clapiers qui parcouroient la matrice ; Salzman les avoit vus après l'accouchement ; Paisenius décrit la matrice d'une femme grosse de quatre mois, comme pleine de petits tuyaux, capables d'admettre une sonde. Bohn a dit qu'il y a des tuyaux borgnes, formés de la substance spongieuse de la matrice. Malpighi a mis des sinus caverneux dans la chair spongieuse de la matrice ; Vater les a représentés & décrits ainsi que MM. Morgagni, Monro, & d'autres Auteurs célebres.

Enfin, M. Astruc a donné une nouvelle

planche de la ſtructure de la matrice, & il y a repréſenté un grand réſeau d'arteres qui ſe diviſent, & qui viennent ſe rendre aux veines.

Il a ajouté dans les angles de ce réſeau, où viennent ſe rendre pluſieurs branches, des appendices, & comme de petits ſacs pendans de cette union des veines avec les arteres, qui dans les femmes groſſes, font ſaillie au delà de la membrane interne de la matrice; & il aſſure qu'il a fait graver ſes planches d'après la matrice d'une femme groſſe de neuf mois.

Les arteres de la matrice ſont beaucoup plus petites que les veines qui leur répondent; on ne comprend donc pas aiſément comment il a pu les faire repréſenter d'une grandeur égale; je ne puis pas croire que l'endroit où les arteres s'uniſſent aux veines, ſoit auſſi grand qu'il le repréſente; & on ne peut pas regarder comme des ſacs borgnes, courts & particuliers, des ſinus qui ſe trouvent parallèles dans une grande étendue, & qui ſont raſſemblés pluſieurs enſemble.

§. XXXVIII. *Les vaiſſeaux lympha-*
tiques de la Matrice.

Quoique je n'aye jamais eu occaſion de

voir ces vaisseaux dans la femme, cependant je les ai vus, dans de grands animaux, même très - distinctement. M. Méry les a vus dans une matrice humaine, & dans toutes les parties qui font dépendantes des parties génitales. Morgagni les a vus dans une femme en couches, gorgés & rampans fous la membrane interne de la matrice; ainfi que M. Winflow, Stehelin, & d'autres grands Anatomiftes.

On a dit même qu'il y en avoit dans les ligamens des ovaires.

Il y a une obfervation fur l'ovaire d'une femme, dans laquelle on rapporte qu'il y en avoit de très-gros. Il eft plus aifé de les voir dans les brutes; on les y a vus fe rendre dans les vaiffeaux hypogaftriques; on les a même fuivis jufqu'au réfervoir du chyle, mais tout cela n'eft pas bien certain.

Il y a une vraie lymphe dans des vaiffeaux tranfparens de la matrice des vaches; cette lymphe devient laiteufe par le moyen de l'efprit de vinaigre, & fe coagule comme le blanc d'œuf. Il n'y a point d'expérience à cet égard faite fur la femme, mais rien ne s'oppofe à ce qu'il en foit de même que dans les brutes.

C'eft à quoi je rapporte les vaiffeaux laiteux de la matrice, dont j'ai parlé ailleurs (1).

§. XXXIX. *Les nerfs de la matrice.*

Dans la femme comme dans l'homme, les nerfs hypogaftriques ont plufieurs origines.

Les premiers, qui font les fupérieurs, naiffent du plexus renal ; ce plexus eft formé par des rameaux qui fortent d'un grand ganglion , auxquels s'en joignent d'autres qui viennent du tronc du nerf intercoftal , & qui s'avance profondément derriere l'aorte & la veine émulgente , & d'autres encore qui viennent du plexus , qui va de l'artere méfentérique fupérieure à l'inférieure , & qui defcendent devant & derriere la veine.

Il y a un nerf très-long qui defcend avec le cordon fpermatique derriere la veine émulgente gauche , devant l'aorte, auquel fe joint le tronc intercoftal, fous la premiere vertebre de l'os facrum , & il defcend à l'ovaire.

Les autres nerfs naiffent du plexus mé-

---

(1) Tous ces vaiffeaux laiteux de la matrice ne font, comme je le dirai ailleurs, que les ramifications des vaiffeaux fanguins, qui font fi fines, que le fang n'a pu y pénétrer, & qui font remplies pendant la groffeffe d'un fuc lymphatique.

focolique, du tronc de l'intercoftal & des fpermatiques ; ainfi fe forme un plexus, qui defcend au devant de l'aorte, & devant le tronc iliaque gauche, qui fait un réfeau vers la derniere vertebre des lombes, d'où il part des rameaux qui defcendent dans le baffin, & qui, par de gros troncs, viennent à la matrice & à la veffie.

D'autres vont fe rendre à la trompe & à l'ovaire, par le moyen du ligament large.

Mais d'autres rameaux, qui viennent de ce plexus, s'uniffent avec la quatrieme paire de nerfs de l'os facrum, & viennent en grand nombre à la matrice & à la veffie ; & un autre, qui vient de cette quatrieme paire facrée, va pardevant, fe rendre au vagin.

Enfin, il y a un nerf venant de l'ifchia-tique, comme il y en a un qui va dans les hommes, à la verge, qui, accompagné du troifieme & quatrieme nerf facré, vient fe rendre en ferpentant de même aux envi-rons des os ifchium & pubis, à l'extrémité du vagin, à la vulve & au clitoris, & rampe fur le dos de cette partie.

Je fuis sûr d'avoir vu ces nerfs ; je ne nie pas qu'il n'y en ait davantage, car nous n'en avons pas la defcription complette.

La matrice, & les parties qui en dépendent font très-fenfibles; du moins les plaies de la matrice font-elles accompagnées de fymptômes graves, de fréquentes défaillances, & fuivies d'une prompte mort ; comme je l'ai vu dans une fille à qui une balle de plomb avoit traverfé la matrice. Guizard compare les plaies de la matrice à celles du cœur (1).

Le frottement de la verge dans le tems des approches , caufe des chatouillemens voluptueux à l'orifice de la matrice ; toutes les parties extérieures font extrêmement fenfibles, fur-tout le clitoris, dont le chatouillement excite un tremblement dans les jambes & les cuiffes ; cependant on a fouvent fait des plaies à la matrice, qui n'ont point mis la vie en danger.

____

(1) Il s'en faut de beaucoup que les plaies de la matriée foient comparables à celles du cœur; celles - ci ne laiffent abfolument aucune efpérance de guérifon , aulieu que celles de la matrice ne font pas néceffairement mortelles : l'expérience le prouve ; & fi une bale en traverfant la matrice, a caufé la mort, il eft conftant que cette bale a dû produire bien du défordre dans le bas-ventre , & je ne penfe pas que ce foit la léfion feule de la matrice qui ait rendu la plaie mortelle.

ARTICLE TROISIEME.

Les Regles.

§. I. *C'est la loi dans l'espece humaine.*

ON a coutume d'appeller regles ou mois, une excrétion de sang par la vulve, qui survient naturellement à toute femme bien constituée, presque sans aucune exception, dès qu'elle a atteint l'âge de puberté, jusqu'au commencement de la vieillesse, & qui se fait périodiquement tous les mois.

Ce qui me fait dire que c'est une loi dans l'espece humaine, c'est que les premiers voyageurs ont dit que les femmes n'étoient pas réglées sous le pole Arctique, & quelques Auteurs même ont dit, que les femmes du Brésil en étoient exemptes; mais l'exemple de tout le genre humain, & des femmes même qui sont sur le fleuve Orinoke, qui en est fort voisin, autorise à en douter. Un Auteur moderne a confirmé que les Samoïades étoient asservies à cette loi commune; je ne nie pas cependant qu'elles ne soient moins fréquemment réglées que les autres femmes.

J'ai dit aussi que c'étoit de l'espece humaine; Ariſtote à la vérité, a dit que tous les quadrupedes qui avoient le ſang chaud, perdoient tous les mois du ſang par les parties génitales.

Les anciens, & quelques modernes l'ont dit auſſi de la guenon, de la vache, de la biche, de la jument, de la chienne & de la baleine; on aſſure même que la raie, la tanche & le ſurmulet ſont aſſujettis à cette évacuation.

Mais je ſuis preſque perſuadé qu'on a pris pour des regles un écoulement de ſang, qui ſe fait quand ces animaux ſont en chaleur; du moins ceux qui prennent ſoin de mes beſtiaux n'ont jamais rien obſervé de ſemblable, & en général les animaux n'ont preſque jamais d'écoulement ſanguin par la vulve, ni de flux hémorrhoïdal.

On a vu aſſez ſouvent des femmes qui, pendant toute leur vie, ou du moins pendant pluſieurs années, n'ont point eu de regles, ſans qu'il leur ſoit ſurvenu d'accidens, & ſans même que cela les empêchât de faire des enfans.

J'ai eu une parente qui, après ſon premier accouchement, n'a eu ni regles ni lochies; elle eſt morte à la vérité fort jeune,

mais il paroiſſoit qu'il y avoit d'autres cauſes plus prochaines de ſa mort (1).

Ce ſont des exceptions qui paroiſſent
dépendre d'une ſtructure particuliere de la
matrice, & cela ne prouve rien contre une
loi établie de tout tems.

§. II. *L'âge où les Regles coulent.*

C'eſt dans le même tems que les mamelles commencent à ſe gonfler, & le poil
à croître aux parties génitales, que les regles commencent à paroître.

Cette évacuation eſt quelquefois pré-

---

(1) J'ai connu une femme, qui ayant été bien réglée,
& ayant fait deux enfans, en fit un troiſieme à 23 ans;
les vuidanges coulerent comme à l'ordinaire, mais ſes
regles ne parurent pas au tems qu'elles devoient revenir,
& ne revinrent plus; on lui a adminiſtré contre mon ſentiment des remedes de toute eſpece, ſaignées, bains,
opiates, &c. mais toujours infructueuſement; cette femme a vécu plus de douze ans après ce dernier accouchement ſans avoir de regles, & ſans cependant ceſſer de
faire des remedes pour les rappeller, quoique cette ſuppreſſion ne lui causât, pour ainſi dire, aucune incommodité; quoiqu'elle fut d'ailleurs d'un fort bon tempérament, elle eſt morte de phtiſie; & je crois qu'on doit
plutôt attribuer cette maladie à la quantité prodigieuſe
deremedes qu'elle avoit opiniâtrément faits pour rappeller ſes regles, qu'à leur ſuppreſſion.

coce;

coce ; on a vu fortir du fang de la vulve d'une fille à l'inftant de fa naiffance, à trois mois, à quatre, à deux ans, à trente mois ; à 3, 4, 5, 6, 7 ans & un peu au-delà, à 8, 9, 10 & 11 ans.

Je vois prefque tous les jours une Demoifelle de neuf ans, qui eft réglée depuis quelques années ; elle n'en reffent pas la moindre incommodité ; elle eft feulement plus délicate & de plus petite taille.

On a même vu quelquefois des filles être meres à l'âge de neuf ans ; nous avons ici, & près des Alpes, l'exemple récent d'une fille, à qui fon pere a fait un enfant à cet âge. On ne manque pas d'exemples de filles qui font devenues meres à dix & douze ans.

Il eft rare de voir des filles fi précoces dans nos climats ; cela eft fort ordinaire dans les pays chauds de l'Afie ; les filles y font nubiles à huit ans ; elles font des enfans peu de tems après, c'eft-à-dire à neuf ou dix ans. En Perfe, les femmes attendent leurs regles à neuf ans.

Cependant en Europe, les regles paroiffent la plûpart du tems quand une fille a acquis la plus grande partie de fon accroiffement ; en Suiffe, c'eft à douze & à treize ans, comme je l'ai bien remarqué ; dans les pays méridionaux, c'eft plutôt, & plus tard, à mesure qu'on approche du septentrion ; dans les montagnes, c'est souvent à vingt-quatre ans. C'est pourquoi j'ai beaucoup de peine à croire un Auteur, fort élégant d'ailleurs, & que je ne connois point, qui écrit que les Samoïedes font des enfans à 11 & 12 ans, comme si elles habitoient un pays chaud.

Mais les femmes ne font point assujetties à cette évacuation jusques dans la vieillesse ; je vois du moins que souvent, vers l'âge de 36 ans, les femmes perdent quelque chose de blanc par la vulve, & deviennent stériles ; ensuite, après 40 ans, un peu plutôt ou un peu plus tard, il arrive un trouble dans l'ordre & dans les périodes des regles, de maniere qu'avant 50 ans, il y a souvent des alternatives de grandes pertes & de longues suppressions, jusqu'à ce que, vers l'âge de 50 ans, les regles cessent entiérement, & les femmes deviennent stériles ; mais dans les pays chauds, comme les regles font précoces, aussi les femmes y font-elles plutôt stériles, & il est probable qu'en le devenant, leurs regles se suppriment, & au contraire dans les pays froids, les regles coulent plus tard. Cependant cela n'est pas si constant, qu'il ne se trouve quelquefois des femmes qui soient encore réglées (comme le difent différens Auteurs) depuis cinquante jufqu'à cent ans & au delà.

Il y en a même qui ont été bien réglées, & fans interruption , jufqu'à cet âge; & d'autres ont, pour ainfi dire, une feconde jeuneffe, après avoir eu une longue fup-preffion , leurs regles leur font revenues à 55 ans, à 68 & jufqu'à 100 ans.

Il y a cependant lieu de craindre que ces regles tardives ne foient un état contre na-ture, & ne dépendent de quelque vice de la matrice ; il y a long-tems qu'on a remarqué qu'elles étoient mortelles.

Ce retour tardif des regles peut auffi quelquefois rendre la fécondité.

On a vu des femmes faire des enfans à 54 ans, à 58, 60, 63 & 70, & j'ai eu une parente qui a eu deux fils après cinquante ans, qui actuellement font Magiftrats.

Comme dans les pays froids les regles font plus tardives, elles ceffent plus tard ; on a vu affez fouvent des femmes allaiter des enfans à 50 & à 60 ans.

Une femme eft accouchée dans les ifles Orcades, à 63 ans.

§. I I I. *Les Regles des femmes grosses & des nourrices.*

Il y a aussi une autre cause qui supprime les regles, c'est la grossesse; c'est presque à ce seul signe que les femmes ont coutume de se croire grosses, quand cette suppression arrive sans cause de maladie.

Cependant, quoique le plus communément la grossesse supprime les regles, elle ne le fait pas toujours; nous avons des exemples de femmes qui ont été réglées le premier mois, le second, le troisieme & le quatrieme; d'autres jusqu'au sixieme, même jusqu'au huitieme, & pendant toute la grossesse, même dans plusieurs grosses-ses, & de plus, sans le moindre accident; il y en a qu'on dit n'avoir été réglées que pendant leur grossesse.

Il n'est pas rare que les nourrices aient leurs regles, je l'ai observé moi-même, & j'ai lu qu'une nourrice les avoit tous les quatorze jours; je ne disconviens pas que cela ne puisse arriver aux femmes laborieu-ses, qui sont peu pléthoriques (1); c'est

____

(1) Il me semble au contraire qu'il est d'expérience, que plus une femme est laborieuse, & moins elle est plé-thorique, moins aussi ses regles sont abondantes hors du pour cela que la lactation n'empêche pas une femme de devenir grosse, quoiqu'on croie communément qu'une femme ne peut le devenir en nourrissant.

§. I V. *Phénomènes des Regles.*

Assez communément, l'éruption des régles est précédée de l'écoulement d'une humeur séreuse & blanchâtre ; cet écoulement se fait même quelques mois avant celui de sang.

Ensuite les femmes ressentent plus ou moins des symptômes de la retention du sang aux environs des vaisseaux hypogastriques ; c'est une douleur dans les lombes & dans l'endroit où passe la veine-cave, qui se fait ressentir par continuité jusques dans le bassin, & elles éprouvent une lassitude dans les jambes.

Il y a en même tems d'autres symptômes d'un sang qui fait effort pour sortir, ce sont des phlogoses, des rougeurs, des douleurs de tête, des boutons sur la peau, & principalement au visage.

Ces symptômes sont moins marqués

---

tems de la grossesse, & moins par conséquent elle doit être sujette à cette évacuation quand elle nourrit.

dans les jeunes filles, & souvent ils se dissipent spontanément dès la premiere évacuation ; mais ils augmentent plutôt ou plus tard , & quelquefois ils sont accompagnés de grandes douleurs de colique ; le poulx devient plus vif, plus fort, même inégal , jusqu'à ce qu'il sorte par la vulve une sérosité sanguinolente, & ensuite du sang , avec plus ou moins de vîtesse, & qu'il coule par gouttes , ce qui arrive assez souvent aux femmes pléthoriques. Nous n'examinons pas encore la source de cette évacuation.

Quoique le tems de la durée de ce flux périodique ne soit pas fixe, cependant dans les unes il dure sept ou huit jours, & dans d'autres , chez lesquelles il se fait avec plus de vîtesse, il ne dure que trois à quatre jours.

La quantité de sang qui s'écoule n'est pas plus déterminée ; mais elle est plus considérable dans les pays chauds ; elle va jusqu'à une livre & plus, ou à dix onces ; il y a des femmes qui perdent du sang jusqu'à défaillance ; il y en a même eu chez lesquelles l'évacuation a été si forte, qu'elles en sont mortes subitement.

C'est pourquoi, quand les regles ont été retenues dans la matrice par une membrane qui bouche l'orifice du vagin , & qu'on donne issue à cette matiere par l'incision de cette membrane, il en sort tout-à-coup 2, 3 , 4 , 5 , 8 , 10 & 12 livres de sang.

Dans les pays froids, la quantité de sang qui s'evacue se réduit à 6 , 5 , 4 & trois onces, & les femmes qui ont la matrice d'un tissu très-ferme, en perdent encore moins.

Le genre de vie y met aussi de la différence ; les femmes qui vivent dans l'abondance , & celles qui font lascives, ont leurs regles en plus grande quantité.

Au contraire , dans le Nord elles font moins abondantes , & celles qui font des exercices violens, qui font en langueur & font peu nourries, en ont fort peu.

A mesure que les regles coulent, la douleur diminue peu-à-peu, & cette disposition inflammatoire qui étoit à la matrice, se dissipe par l'évacuation du sang qui y faisoit congestion , & par le resserrement des vaisseaux ; l'écoulement du sang se tarit ; il est ordinairement suivi d'un écoulement séreux , & pendant que les regles coulent, le poulx diminue, la femme est affoiblie, elle a les yeux creux & entourés d'un cercle livide, parce que l'impétuosité du sang s'est rallentie.

Souvent, après la premiere évacuation ,

une jeune fille eſt quelques mois ſans avoir
ſes regles, mais cet intervalle ſe rapproche
toujours de plus en plus du mois ſolaire, de
maniere que quand une fille aura eu ſes regles le premier de Mai, pendant pluſieurs
années elles recommenceront auſſi le premier de Mai. Voici quel eſt tout le période
des regles : elles coulent ordinairement pendant ſept à huit jours, & la femme eſt tranquille pendant vingt-deux ou vingt-trois.

J'ai remarqué que cela étoit ainſi dans
les femmes d'une bonne ſanté, ſobres, qui
n'avoient pas de paſſions violentes, & qui
ne faiſoient qu'un exercice modéré. Souvent un dérangement dans la maniere de
vivre, en rapproche ou retarde le période.
Les femmes voluptueuſes, & qui vivent
dans l'abondance, ont leurs regles plus
fréquemment, quelquefois tous les quinze
jours.

Chez d'autres femmes, elles retardent
pour différentes cauſes, & les intervalles
des périodes ſont inégaux.

Pour terminer ceci, nous dirons que
chaque période eſt précédé des mêmes phénomènes, de douleurs dans les lombes,
ſouvent de douleurs de colique très-vives,
& d'autres effets de la congeſtion du ſang,
qui cauſe des divulſions aux nerfs ; tous

ces symptômes se dissipent par l'évacuation, ou par la perte d'une quantité de sang, proportionnée à la disposition particuliere du sujet.

§. V. *Le sang menstruel.*

Il faut réfuter les préjugés des anciennes Ecoles, de peur qu'on ne les fasse revivre ; ces préjugés ne viennent pas de la part d'Hippocrate ni d'Aristote, qui ont dit que le sang des menstrues étoit comme celui qui coule d'une victime, que même il se coagule tout de suite. Marcellus Donatus a confirmé par une expérience, cette propriété de ce sang ; j'ai lu même qu'il étoit plus visqueux qu'un autre. C'est cette viscosité qui faisoit croire qu'une fille rendoit tous les mois quelque chose de charnu, semblable à une mole.

Il paroît que l'opinion dans laquelle on a été, que le sang des regles étoit fétide & venéneux, nous vient d'Asie, & que c'est principalement des Médecins Arabes qu'elle a passé en Europe ; du moins il est assez vraisemblable que, dans des pays très-chauds, si la malpropreté se joint à une chaleur excessive de l'air, le sang peut contracter de l'acrimonie & de la fétidité, étant retenu dans des parties chaudes , & dans le voisinage des excrémens du bas-ventre.

Je ne dispute pas que le sang menstruel ne soit fétide dans quelques femmes, mais c'est trop dire, que d'avancer que ce sang est un poison, qu'il a la vertu d'exciter à l'amour, qu'il est mortel pour les hommes , & qu'enfin l'haleine des femmes qui sont dans le tems de leurs regles, est nuisible; & que ce sang fait mourir les arbres ; cette opinion du moins est adoptée dans le public, tellement même que nos Jardiniers éloignent leurs femmes & leurs filles des nouvelles plantes ; elle a même passé dans le fond de l'Amérique.

Mais c'est se tromper, que de conclure de quelques cas particuliers, contre toutes les femmes qui sont saines & propres; le sang des regles , qui vient d'une femme saine & qui n'est pas mal-propre, ne differe en rien de celui d'une autre femme, ni en rougeur ni en chaleur, & n'a pas plus d'o-deur; s'il est un peu plus visqueux , il peut bien se faire que ce soit le mucus qui s'y mêle, qui lui donne cette viscosité.

Mais le sang même qui a séjourné long-tems quand l'orifice du vagin est bouché

par une membrane, la plûpart du tems, eſt
ſans fétidité (1).

§. VI. *La ſource des Regles.*

Il y a long - tems qu'on a diſputé ſur
cette ſource.

Bien des Auteurs ont dit qu'elles venoient du vagin ; ils ſe croyoient fondés
dans cette opinion, parce qu'il n'eſt pas rare
que des femmes groſſes ſoient réglées, &
ils croyoient que pendant la groſſeſſe l'œuf
remplit toute la matrice, & que ſon orifice
eſt fermé ; ils ajoutoient que les regles n'é-
toient pas ſupprimées dans les femmes dont
la matrice étoit remplie d'une eau ſanieuſe ;
que le ſang des regles conſervoit ſa fluidité,
aulieu que celui qui ſort de la matrice eſt
un ſang coagulé ; que la matrice d'une fille
étoit fort étroite ; que les vaiſſeaux de la
matrice étoient, à ce qu'ils croyoient, fort
petits, en comparaiſon de ceux du vagin,
qui ſont plus gros, moins délicats, & qui
font moins de détours.

---

(1) Le ſang qui a ainſi ſéjourné, très - communément
a perdu ſa couleur, ſa conſiſtance, & a de l'odeur ; mais
ſon ſéjour, & la chaleur des parties où il a ſéjourné, ont
occaſionné ces changemens , & on ne doit nullement
en conclure que dans l'état naturel, il ait de mauvaiſes
qualités.

Ils en appelloient enfin aux expériences :
ils citoient l'exemple d'une femme groffe,
qui avoit eu manifeftement une hémorrhagie par le vagin ; celui d'un écoulement de
fang par les grandes levres, ou du col de
la matrice ; celui d'une matrice dans laquelle il n'y avoit point de fang, quoique
les regles coulaffent ; ils difoient qu'on avoit
vu tranfuder le mercure par les vaiffeaux
du vagin, fans qu'il en fortît de ceux de
la matrice ; qu'une femme galeufe n'avoit
point de regles, parce que le vagin étoit
couvert de galle ; qu'on avoit trouvé l'orifice de la matrice bouché, dans une femme
qui cependant étoit réglée ; qu'une autre
l'étoit auffi, quoiqu'on lui eût amputé la
matrice après un renverfement, & qu'il ne
fût refté que le col.

Il eft conftant que les regles coulent
quelquefois par le vagin, principalement
quand il y a quelque embarras à la matrice,
dans le tems que les regles veulent couler ;
& cela n'eft pas plus étonnant que le flux
hémorrhoïdal, ou d'autres écoulemens de
fang, qui fe font par mille autres voies
dans le tems des regles, ou qui les rempla-
cent quand elles font fupprimées.

Mais il y a bien des preuves que c'eft
de la matrice qu'elles viennent principale-

ment ; ſes vaiſſeaux ſont plus gros & en plus grande quantité que ceux du vagin ; il eſt évident que c'eſt de la matrice que viennent les lochies, qui ſont analogues aux regles ; la ſurface interne de la matrice eſt villeuſe & poreuſe, & l'injection paſſe facilement dans ſa cavité ; on y remarque des pores de différentes eſpeces, deſquels on peut faire ſortir du ſang par expreſſion ; on a trouvé du ſang menſtruel épanché ſous la tunique interne de la matrice ; on a vu à la face interne de ce viſcere, des taches d'où il tranſudoit du ſang ; on a trouvé la matrice pleine d'un ſang noir dans une ſuppreſſion de regles, & on l'a vue teinte de ſang pendant leur écoulement ; on a vu auſſi les vaiſſeaux de la matrice pleins de ſang ; enfin, ce qui prouve que le ſang des regles vient de la matrice & non du vagin, on l'a vu couler par les trompes, par un ſarcome de la matrice, par l'orifice, par la cicatrice reſtée après l'opération Céſarienne, par une plaie de la matrice, & il étoit même très – facile de diſtinguer les gouttes qui s'écouloient. En introduiſant le doigt dans l'orifice de la matrice d'une femme groſſe, on a ſenti le ſang qui venoit frapper contre ; enfin, on a trouvé un caillot de ſang cylindrique dans le col de la matrice d'une fille dont on a fait l'ouverture; les regles ont été fupprimées par un farcome de la matrice ; & le vagin s'eft trouvé net dans des femmes , dans la matrice defquelles on voyoit les fources d'où fortoient les regles.

Je ne crois pas qu'elles viennent également de la matrice & du vagin ; elles ne viennent du vagin, que lorfque cet organe fupplée à quelque vice de la matrice, qui l'empêche de remplir cette fonction : car il a bien pu fe faire que quelquefois, mais fort rarement , les regles aient coulé pendant la groffeffe, d'un endroit de la matrice qui étoit libre, c'eft-à-dire où les membranes n'étoient point adhérentes (1),

---

(1) Ce que dit ici l'Auteur ne fe conçoit pas facilement ; car, comme je le ferai voir, il n'y a point de vaiffeaux fanguins dans toute l'étendue de la matrice, qui répond au chorion ; ainfi, fi une portion de cette membrane fe décole de l'endroit où elle étoit adhérente, il ne peut fe faire dans le vuide que laiffe ce décolement, qu'un épanchement d'eau, & c'eft ce qu'on nomme communément de fauffes eaux ; mais il n'en eft pas de même de l'efpace de la matrice où eft implanté le placenta; il y a là de gros vaiffeaux fanguins, qui communiquent avec ceux de cette maffe yafculeufe ; fi, par quelque caufe que ce foit, cette communication ceffe, c'eft-à-dire, fi une portion du placenta fe décole, alors il fe

car l'orifice de la matrice n'eſt pas toujours fermé ; ou elles ont pu ſortir du cercle extérieur de cet orifice.

Je crois qu'il n'y a pas dans la matrice une ſeule partie qui ne fourniſſe à l'écoulement des regles, quoiqu'on trouve plus de taches au fond & au corps qu'on n'en trouve au col ; mais il eſt vraiſemblable que le ſang vient de tous les points de l'intérieur de la matrice, puiſque les regles n'ont pas moins coulé, dans le cas où la plus grande partie de la matrice étoit carcinomateuſe.

§. VII. *Sont-ce les arteres, ſont-ce les veines qui fourniſſent la matiere des regles.*

Il ne m'eſt pas plus facile de décider

---

fera véritablement effuſion de ſang, parce que les vaiſſeaux de la matrice, ainſi déſunis, laiſſeront échapper le ſang qu'ils contiennent. Si ce ſang, au lieu de s'arrêter & ſe coaguler dans le vuide que laiſſe cette déſunion, ſe fraie une route vers l'orifice de la matrice, & ſort au dehors, il ſortira avec profuſion & par caillots ; ſon écoulement ſera accompagné de douleurs d'accouchement, plus ou moins fortes ; il n'aura point de récidive ; en un mot ce ſera une perte qui n'aura nullement le caractere de regles, & qui ne peut être priſe pour des regles.

quels font les vaiffeaux qui fourniffent le fang qui s'écoule par les regles, que ceux d'où part celui qui fort par les narines ; le flux hémorrhoïdal, qui eft voifin du flux menftruel , & qui fûrement vient des veines, les lochies, qui certainement viennent de même des finus veineux, le gonflement des veines, dont nous parlerons, dans les femmes qui ont leurs regles ; la couleur noire qu'acquiert ce fang quand fon évacuation eft arrêtée, fa ftagnation dans les veines , les ouvertures qui lui donnent iffue, bien plus grandes qu'on ne peut les attendre d'arteres , tout cela prouve que les regles viennent des veines.

C'eft pour cela qu'on fait fortir le fang menftruel des finus de la matrice, c'eft-à-dire de veines dilatées ; & ceux qui admettent des cellules intermédiaires entre les arteres & les veines pour cet ufage , ou des appendices veineufes dilatées, difent la même chofe.

Cependant on peut faire des objections contre cette opinion : on peut dire que les regles ne fe font que par erreur de lieu, c'eft-à-dire que le fang prend la place d'une humeur plus tenue, en dilatant peu-à-peu les vaiffeaux, qui d'abord ne livroient paffage qu'à une férofité jaune , & enfuite à

un

un sang rouge; qu'une preſſion latérale de cette eſpece ne ſe fait bien que ſur les arteres, & qu'elle ne peut être que très-foible dans des veines.

On ajoute que les filets tomenteux qui laiſſent échapper cette humeur dans la matrice, ſont manifeſtement artériels.

Il y a même des Auteurs qui croient fermement avoir vu les ouvertures capillaires des arteres utérines, verſer la matiere des regles; & ils diſent même y avoir introduit des ſoies.

Ainſi, la plûpart des modernes penſent que le ſang des regles eſt artériel; mais il n'eſt pas facile de le démontrer: cependant, comme pendant le tems des regles, les veines hémorrhoïdales ſont bien plus gonflées que les veines utérines; comme l'évacuation menſtruelle a bien de la reſſemblance avec la perſpiration inteſtinale; que même en injectant les vaiſſeaux de la matrice, l'injection tranſude, comme le fait la matiere de cette perſpiration; comme il eſt plus aiſé de concevoir une congeſtion de ſang dans les arteres, & qu'il eſt bien plus difficile de trouver une cauſe qui ait la puiſſance de le retenir dans les veines; toutes ces conſidérations portent preſque à croire que les menſtrues viennent des arteres, &

que ce font les divifions des veines qui fourniffent les lochies , & que l'une & l'autre de ces excrétions ne part pas de la même fource , & ne fait pas le même chemin.

§. V I I I. *La caufe des Regles.*

Cette queftion eft des plus difficiles à réfoudre. On demande quelle eft la caufe qui rend les femmes plus fujettes à une évacuation fanguine, que les hommes, & pourquoi cette évacuation fe fait fi exaƈtement tous les mois, du moins dans beaucoup de femmes & dans celles qui fe portent bien , & qui peuvent fervir d'exemple à cet égard.

Il y a à-peu-près trois fyftèmes là deffus , l'influence de la lune , un ferment dans la matrice, & la plethôre.

En général les phafes de la lune font affez d'accord avec les périodes des regles ; c'eft pourquoi il n'eft point étonnant que les Médecins des fiecles reculés, & même quelques modernes, aient eu recours aux influences de cet aftre pour les expliquer ; ils s'étayoient dans cette idée, du pouvoir qu'il a fur les épileptiques , des douleurs aiguës que l'on reffent dans le tems de la pleine lune, & d'autres particularités qui ont rapport à fes périodes.

Mais il y a long-tems que l'expérience

nous a appris que, prefque toujours, la réflexion fait voir le faux de ce qui fe préfente d'abord à l'efprit, pour l'explication
d'un phénomène; premiérement, quelque
vertu qu'on attribuât à l'influence de la
lune, cette vertu ne pourroit être la même
dans les pays qui en font près, & dans ceux
qui en font éloignés; car il ne peut y avoir
une même force d'attraction, ou de quelqu'autre puiffance que ce foit, à des dif-
tances différentes : fi on fuppofe que la
proximité de la lune, fon périgée, fait couler les regles, il n'en fera pas de même de
fon apogée; cependant il eft fort aifé d'obferver dans les villes très-peuplées, qu'il
n'y a point de jour dans le mois que cette
évacuation ne commence à plufieurs femmes, & que l'apogée ni le périgée n'y font
rien.

On voit auffi que dans le tems de ce périgée, quelques femmes commencent à
avoir leurs regles, chez d'autres elles finiffent, d'autres ne les ont pas, ni même aucun
autre écoulement. On ne peut donc pas
attribuer les regles à l'influence de la lune,
puifque dans la même phafe elles commencent chez les unes, continuent chez les autres, chez d'autres font à leur fin, & que
d'autres ne les ont pas; on ne peut pas at-

tendre de la même caufe, des effets tout contraires.

D'ailleurs, la même femme a fes regles, tantôt dans la nouvelle lune, & tantôt dans la pleine lune; il femble plutôt que les périodes fuivent le foleil.

Enfin, un grand nombre d'obfervations ont prouvé que la lune n'agiffoit nullement fur le mercure du barometre, qu'elle n'avoit par conféquent aucune force attractive, qui agiffe efficacement fur un vaiffeau d'un pouce de diametre; elle n'en aura donc aucune fur ceux de la matrice, qui font très petits & capillaires, & qui d'ailleurs ont une caufe motrice qui leur eft propre.

Ferdinand I I, G. Duc de Tofcane, a éprouvé autrefois que le décours de la lune ne faifoit point maigrir les écréviffes, & que fon influence ne faifoit rien pour la confervation des arbres coupés.

§. I X. *Les fermens.*

Cette théorie a pris naiffance dans le fiecle dernier; on attribuoit alors prefque tous les mouvemens de la machine humaine, à une fermentation chymique, & il y a eu quelques modernes qui ont été partifans de cette opinion.

De grands hommes ont placé ce ferment dans la matrice, dans ses sinus caverneux, & même dans les prostates des femmes.

Quelques - uns aussi l'ont fait venir hors de la matrice, ils ont eu recours à la bile, ou à une férosité excrémentitielle de toutes les glandes & du tissu cellulaire, qui sont autour des reins, des ovaires & de la matrice.

Ils ajoutent pour preuve, que les femmes ne sont jamais plus portées au plaisir vénérien, que dans le tems que leurs regles sont prêtes à venir; que les femmes les plus lubriques ont leurs menstrues plutôt & avec plus d'abondance; que c'est toujours vers l'âge de quatorze ans que se fait sentir le premier aiguillon vénérien, que c'est aussi à cet âge que les regles commencent à paroître, & qu'elles cessent en même tems que le goût pour les plaisir de l'amour.

J'ai vu à la vérité quelques femmes qui n'ont pas voulu m'avouer qu'elles eussent alors plus de pente au plaisir; néanmoins il est vraisemblable que la congestion du sang peut exciter en elles une titillation & un desir naturel du remede à leur mal; & il semble que c'est cette même congestion qui met les animaux en chaleur.

T iij

Il y a beaucoup de filles très-chastes, qui souffrent des douleurs insupportables aux approches de leurs regles, & on ne peut pas attribuer ces douleurs à une acrimonie qui cause de l'inflammation, ou qui corrode, mais à la distension excessive des vaisseaux; il y en a même qui dans ce tems sont languissantes & tristes.

Celles qui sont réglées avant l'âge de puberté ne connoissent pas encore l'aiguillon vénérien, & assez souvent elles passent toute leur vie sans le ressentir.

On voit sensiblement que les phénomènes des mois ne sont pas de nature à indiquer qu'il y ait quelque chose d'acrimonieux dans les femmes; il est probable que si cela étoit, leur suppression feroit sur la matrice des effets plus sensibles, & que ce ferment retenu rongeroit & détruiroit ce viscere; mais ces effets se font ressentir dans toute l'habitude du corps; & quand ce sang est retenu, il donne lieu à des maladies manifestes, il embarrasse la tête & le poumon, & s'épanche dans toutes les parties du corps; il distend les vaisseaux, & donne des marques, comme nous le dirons plus bas, des efforts qu'il fait sur leurs parois.

§. X. *Quelle est donc la véritable cause des Regles ?*

Pour expliquer cette cause, il faut faire attention aux phénomènes qui accompagnent les regles, aux causes qui les provoquent, aux obstacles qui les retardent & les suppriment, aux maux que cause leur suppression, & aux avantages que procure leur retour.

Nous avons détaillé plus haut les phénomènes extérieurs, il faut actuellement ajouter les intérieurs. Avant l'écoulement des regles, & pendant leur écoulement, les veines spermatiques & les veines de la matrice se gonflent, toute la matrice est plus épaisse & tuméfiée ; ce sont là des signes d'une plethôre locale.

Si quelques Anatomistes n'ont pas trouvé cette tuméfaction, on peut croire que c'est parce qu'ils n'ont pas fait assez d'expériences.

En même tems, avant l'écoulement des regles, l'orifice de la matrice est fort étroit.

Le mouvement du sang est aussi accéléré dans ce tems, le poulx est plus vif, plus fort, & enfin il est inégal.

T iv

§. XI. *Ce qui est capable d'accélérer & de faire revenir les Regles.*

Il y en a trois causes principales; un mouvement occasionné dans le sang; une plus grande quantité de sang dans tout le corps, & un plus grand reflux de sang vers la matrice.

Ce qui donne lieu à la premiere cause, c'est la chaleur du climat, qui rend précoce l'éruption des regles, & qui en rend l'écoulement plus abondant; c'est la fievre qui les accélere : cette cause provoque aussi l'avortement; c'est la vivacité de l'esprit; ce sont la joie, la colere, la frayeur, le commerce vénérien, la premiere fois qu'on s'y livre : je sçais que cet acte a procuré l'écoulement des regles. On peut ajouter à cela l'éternuement, les plantes âcres & odoriférantes, & principalement le pouillot.

La plethôre est la seconde cause qui rend les regles plus abondantes & plus fréquentes; l'abondance, l'oisiveté, de même que la transpiration diminuée, produisent cette plethôre, ainsi que l'usage des martiaux, qui augmente la quantité de la partie rouge du sang, & par-là rétablit les regles. Le prompt accroissement rend aussi l'éruption des regles prématurée, & en même tems il fait gonfler les mamelles.

Pour ce qui est de la troisieme cause, ce qui lui donne lieu, c'est tout ce qui rétablit les regles en rappellant le sang vers l'aorte inférieure ; tels sont le bain des pieds, les saignées du pied, le bain de vapeurs, l'application des sangsues à la partie intérieure des parties génitales, les pessaires médicamenteux qui étoient si connus des anciens, même les médicamens purgatifs, les ligatures faites à l'artere crurale, tandis qu'on expose les parties génitales à la vapeur de l'eau chaude, ce qui cause un sentiment de plénitude & de douleur dans la région de la matrice, & les regles paroissent dès qu'on lâche la ligature.

§. X I I. *Ce qui est capable de diminuer ou de retarder les Regles.*

Il est clair que ce sont les contraires des causes dont nous venons de parler ; tels qu'un air froid, c'est ce qui fait qu'il y a des suppressions très-fréquentes de regles dans les Alpes ; une nourriture acide & rafraîchissante ; des affections de l'ame de longue durée & désagréables ; le chagrin, la peur, des amours malheureuses ; une diminution quelconque de la plethôre, par le

peu de nourriture que l'on prend ; de longues maladies qui ont précédé ; des faignées
répétées, ou des fcarifications : c'eft par ce
moyen que dans le Bréfil, les filles s'affran-
chiffent de leurs regles ; une déperdition
exceffive de quelque humeur, telle qu'u-
ne abondante tranfpiration, comme dans
les filles de la campagne ; j'ai vu même la
danfe fupprimer pour quelques mois les
regles d'une fort jeune fille, chez laquelle
elles avoient commencé à paroître : on peut
auffi rapporter à cela un accroiffement confidérable, la falivation, la diarrhée, ou
quelque ulcère qui fuppure abondamment.

Enfin, tout ce qui détourne le fang de
la matrice, comme le froid aux pieds & le
bain froid.

§. XIII. *Symptômes auxquels la fup-preffion des Regles donne lieu.*

Il y en a un grand nombre, & ils font
très - variés. De ces fymptômes, les uns
regardent la matrice, lorfque le fang y fé-
journe ; d'autres dépendent d'une corruption particuliere du fang, que produit cette
fuppreffion ; d'autres ont leur fiege dans les
nerfs, & d'autres enfin dépendent de la
plethôre, qui naît de la fuppreffion des
menftrues.

Je rapporte à la premiere claſſe les in-
flammations & les ſuppurations de la matrice ; car pour ce qui eſt des ſchirres, on
peut plutôt les regarder comme cauſes,
que comme effets de la ſuppreſſion des
regles.

On doit rapporter à la corruption qu'acquiert le ſang en ſéjournant dans la matrice, & qui repaſſe dans les veines après
avoir contraĉté quelque acrimonie, la perte
de l'appétit ; delà vient le chloroſis, la diſ-
ſolution du ſang & ſa pâleur, les bouffiſſu-
res, & les autres effets de la mauvaiſe di-
geſtion.

Ce ſang ainſi décompoſé, repouſſé vers
la tête, & exerçant ſa violence ſur les nerfs,
produit l'hyſtériciſme, des convulſions &
l'épilepſie.

La plethôre produit des engorgemens
de ſang à la tête, des douleurs de tête, des
maux de dents, l'aveuglement & la ſurdité.

De cette même cauſe naiſſent communément l'engorgement du poumon, des
douleurs & des chaleurs de poitrine, le crachement de ſang, la phtiſie, qui, autant
que je l'ai vu, eſt incurable, quand elle eſt
jointe à la ſuppreſſion des regles ; car les remedes rafraîchiſſans ne peuvent pas réta-
blir le cours des regles, & ni les remedes

chauds, & qui provoquent les regles, ne peuvent guérir la fievre.

Cette méme caufe produit des douleurs de colique dans le bas-ventre, des tenfions, des crampes ; tous ces maux attaquent auffi les femmes groffes dans le tems que les regles paroîtroient , fi la groffeffe ne les eût fupprimées.

§. X I V. *Ce qui fupplée aux Regles.*

La fuppreffion des regles produit fur-tout des hémorrhagies, & le fang retenu & qui remplit les veines, s'ouvre une iffue par tous les émonctoires ; il y a un grand nombre de ces exemples. On a vu le fang fe faire une voie à travers un écartement de la future fagittale, par l'angle de l'œil , par les narines, par l'oreille , par la machoire , par les gencives, les dents & leurs alvéoles , par les conduits falivaires, par le palais & par l'arriere-bouche.

Dans la poitrine , par les poumons , & c'eft une route qu'il prend affez communé-ment : on l'a vu auffi s'échapper par les mamelles.

Dans le bas-ventre, par le vomiffement , par des hémorrhoïdes , par la voie des uri-nes qui étoient fanguines , par le nombril.

Par différens endroits de la peau, en maniere de sueur, par le sommet de la tête, par une levre, par un genou, par les pores de la main, par le carpe, par une tumeur au dos, par l'aîne, par la peau qui étoit comme lépreuse, par des gales à la tête, par des plaies dans la region du foie, par des plaies à la main, près de la poitrine, par un doigt, par le moignon d'une cuisse amputée, par une scarification, par un ulcère au sein, à l'estomac, à la cuisse, à la jambe, aux pieds; par une ouverture qui s'étoit faite à un bronchocele; enfin le sang des regles s'est fait jour par différentes veines, comme une veine du sourcil, la saphène, la crurale, la veine de la malléole; & ce qu'il y a de remarquable, c'est qu'elles s'ouvroient spontanément.

Mais quelquefois le sang n'a point percé la peau pour sortir; on l'a vu faire une tumeur avec pulsation proche le bras, rendre des veines variqueuses, & dans la grossesse, & hors de ce tems.

Enfin, le sang menstruel est quelquefois sorti par plusieurs sources à la fois; on l'a vu s'échapper en même tems par les narines & par les yeux; par la bouche, les oreilles, les narines & la tête; par les oreilles, l'ombilic & le pouce; par le nez, & par la voie des urines, qui étoient sanguinolentes ; par les oreilles , les yeux, le nez, le nombril & les mamelles ; &c.

§. XV. *Quels font les maux que diffipe le rétabliffement du cours des Regles.*

Hippocrate efpéra que l'âge de puberté guériroit une épilepfie , un obfcurciffement de la vue, un crachement de fang, c'eft-à-dire des maladies produites par l'engorgement de fang dans la poitrine & dans la tête. Le rétabliffement du cours des regles guérit les fymptômes auxquels leur fuppreffion avoit donné lieu ; tels font l'appétit dépravé, les maux de tête, l'hyftéricifme, la convulfion, l'hémoptyfie, le vomiffement de fang, les difpofitions à l'anevrifme ; & ce même moyen rappelle le fang dans fes routes naturelles, quand il s'en eft écarté ; tous ces effets font très-connus, & n'ont pas befoin de preuves.

§. XVI. *La théorie du flux menftruel.*

Il n'y a pas dans les deux fexes la même proportion entre les arteres & les veines.

Il faut premierement fe rappeller, qu'en général les femmes font d'une habitude plus molle, elles ont les fibres plus déli-

cates , moins de forces dans les muscles ,
les arteres plus extensibles ; delà leur accroissement est plus prompt, & leur peau
ainsi que leurs visceres ont plus de disposition à s'étendre considérablement , sans
qu'il en résulte d'accident.

On n'a pas encore bien démontré pourquoi les femmes sont plus disposées à la
plethôre dans toute l'habitude de leur corps
que les hommes ; & on n'explique pas non
plus pourquoi cette plethôre agit principalement, communément & naturellement
sur la matrice ; on doit à cet égard rendre
à Wintringham la justice de dire , que c'est
lui qui a le premier pénétré dans ce secret
de la nature ; car, comme il le dit, il ne se
feroit jamais de congestion de sang dans
les femmes , & elles ne différeroient en
rien des hommes, si leurs veines, de même
que leurs arteres n'étoient plus foibles que
celles des hommes ; les arteres pousseroient
avec moins de force , & les veines rece-
vroient avec plus de facilité, & offriroient
moins de résistance.

Mais les expériences heureuses de ce
grand homme ont démontré , qu'à la vérité , dans les femmes & dans les hommes ,
les arteres ont plus de force que les veines,
mais que la somme de forces que les arte-

res ont au deſſus des veines, eſt plus conſidérable dans les hommes, & moindre dans les femmes.

Dans la brebis, les arteres de la femelle ſont dans tout le corps, plus larges & plus lâches que les mêmes arteres dans le mâle.

Dans le bélier, la denſité de l'aorte près du cœur, eſt en raiſon de la force de cette même artere auſſi près du cœur, comme 79 à 78; au deſſus de l'origine des vaiſſeaux émulgens, cette proportion eſt comme 1238 & 1000; au deſſus des iliaques, comme 1272 à 1000. Mais la force de l'artere iliaque dans le bélier eſt à celle de cette même artere dans la brebis, comme 1205 à 1000; & la proportion qu'il y a entre la partie ſolide de l'artere, dans l'aorte deſcendante du bélier, avec ſon calibre & la quantité du ſang qu'elle contient, eſt à la même proportion dans l'aorte deſcendante de la brebis, comme 1108 à 1000; & dans l'aorte aſcendante, cette proportion du bélier à la brebis, eſt comme 1033 à 1000; & au deſſus des arteres émulgentes, comme 1319 à 1229.

Par conſéquent les arteres inférieures, & qui vont ſe rendre dans le baſſin, ſont plus lâches dans les femmes, par conſéquent

quent auſſi, le ſang que le cœur leur envoie,
les diſtend avec plus de facilité.

Au contraire, dans les femelles les veines
ne ſont pas en même proportion, plus foibles que dans les mâles. La force de l'aorte
dans le bélier, en raiſon de celle des arteres iliaques, eſt au deſſus de cette même
raiſon dans la brebis, comme 71 à 70 ; la
force de la veine - cave dans le bélier n'eſt
au deſſus de la veine-cave de la brebis, que
comme 155 à 154.

Au deſſus des émulgentes, la force des
arteres du bélier eſt à celle des veines, comme 1238 à 1000, & cette force eſt dans
la brebis, comme 1166 à 1000, c'eſt-à-
dire en proportion moindre.

Proche les arteres iliaques, la force des
arteres eſt à celle des veines dans le bélier,
comme 1295 à 1000 ; dans la brebis elle
eſt comme 155 à 154, ce qui fait une bien
plus petite proportion.

Ainſi, comme dans la femelle les veines
ſont bien moins dilatées par le ſang artériel que dans le mâle, le calibre des veines
ſera donc en proportion plus petit dans les
femelles que dans les mâles.

La quantité du ſang contenu dans la
veine-cave du bélier eſt à celui de l'artere
qui lui répond, comme 1685 à 1000, dans

la brebis elle eſt comme 1713 à 1000 ;
les arteres dans la brebis ſurpaſſent donc
moins les veines en largeur , & davantage
dans le bélier ; elles offrent donc plus de
réſiſtance dans la brebis ; il en eſt de même
des autres exemples.

Il ſuit de la premiere remarque , que
dans les femelles les arteres pouſſent moins
de ſang dans les veines , & il ſuit de celle-
ci, qu'elles en pouſſent beaucoup moins.

§. X V I I. *Les arteres du mâle prennent*
plus de fermeté en approchant du baſ-
ſin , celles de la femelle en acquierent
moins, elles s'amolliſſent au contraire.

Je ne ſuis point étonné de ce que de
grands hommes ont remarqué que l'aorte
inférieure étoit plus groſſe dans les femmes que dans les hommes , & je ne fais pas
grand cas de la remarque qu'on a faite, que
les arteres hypogaſtriques ſont plus petites
dans les femmes ; car comme le baſſin des
femmes eſt plus ample, que les viſceres qui
y ſont contenus ſont plus conſidérables,
& que la matrice & le vagin demandent
plus de vaiſſeaux que les véſicules ſéminales & la proſtate ; c'eſt avec grande raiſon
qu'il ſe porte plus de ſang dans le baſſin,
ſans que pour cela il ſe faſſe plethôre, puiſ-

que cette portion plus grande de fang eft
divifée dans un plus grand nombre de parties organiques.

Mais Wintringham a fait voir que l'aorte
s'élargit davantage dans la femme que dans
l'homme, à mefure qu'elle approche des
vaiffeaux iliaques, qu'elle augmente moins
en force, & que par conféquent les arteres
des parties génitales dans les femmes font
plus dilatées par la force du cœur, toutes
chofes égales, que dans le baffin des hommes.

Car dans la brebis, la denfité de l'aorte
diminue davantage en approchant des iliaques, & elle eft à la denfité de la même
artere auprès des reins, comme 1000 à
1089, au lieu que dans le bélier elle eft
comme 100 à 106 ; c'eft-à-dire que la partie fupérieure de l'artere ne furpaffe pas
tant l'inférieure en denfité dans le bélier,
& plus dans la brebis ; ce qui prouve auffi
que les arteres de la brebis ont moins de
force aux environs du baffin, & qu'elles reçoivent avec plus de facilité le fang qui
leur vient du cœur, que les mêmes arteres
dans le bélier.

Il n'eft pas feulement apparent que les
arteres du baffin reçoivent le fang avec plus
de facilité, cela eft effectivement ; car dans

la brebis, la proportion de la capacité de l'aorte inférieure est à celle de l'aorte supérieure, en raison de la même proportion de ces deux arteres dans le bélier, comme 1082 à 1000 ; l'artere inférieure est donc plus ample dans la brebis que dans le bélier.

A l'origine des vaisseaux iliaques, plus près de la matrice, la proportion de l'artere avec la veine est relativement à la proportion qu'il y a entre ces mêmes vaisseaux près des reins, bien plus grande dans le bélier que dans la brebis, elle est comme 1105 à 1000.

La capacité de l'aorte augmente donc dans la femme à mesure qu'elle descend, mais bien davantage en proportion que dans l'homme ; c'est-à-dire que le sang la dilate plus près du bassin dans la femelle que dans le mâle. Il y a déja long-tems qu'on a dit que les arteres étoient très-grandes, en proportion de la matrice.

Mais ce qu'on doit sur-tout observer, les veines sont en raison contraire, c'est-à-dire que dans le bélier la densité des veines diminue davantage en descendant, & elle diminue moins dans la brebis ; & la densité de la veine-cave près du cœur dans le bélier, est à celle de la veine-cave près du cœur dans la brebis, comme 91 à 90 ; au lieu que vers les vaiſſeaux iliaques elle eſt comme 155 à 154 ; la proportion eſt donc moindre.

Par la même raiſon, comme le calibre de la veine-cave vers les reins , eſt dans la brebis en raiſon du calibre de l'aorte au même endroit, comme 4694 à 1000 , ces deux vaiſſeaux ſont de même près des iliaques , comme 191 à 100 , & les veines iliaques comme 164 à 100 , c'eſt-à-dire que les veines en s'avançant ſe dilatent moins que les arteres, du double & même de plus.

Maintenant il ſuit de tout ceci, que le ſang arrive avec plus de vîteſſe dans l'aorte inférieure des femmes, que ce ſang revient des extrémités artérielles, plus difficilement par des veines, en proportion plus petites & plus denſes ; qu'il eſt par conſéquent retenu plus long-tems dans les détroits de la naiſſance des veines de la matrice ; c'eſt-à-dire que la matrice eſt conſtruite de maniere qu'il peut très - facilement s'y faire plethôre.

§. XVIII. *La plethôre des vaiſſeaux inférieurs.*

D'après cela , nous allons faire voir com-

ment se fait la premiere éruption des regles dans une fille.

Les vaisseaux qui se développent les
premiers dans tous les animaux, sont ceux
des parties supérieures, c'est-à-dire ceux
de la tête; ensuite ceux du bas-ventre,
sur-tout du foie, & peu après ceux du
poumon. Tous les animaux même, en naiss-
sant, ont les vaisseaux inférieurs du corps
fort petits; le bassin n'est presque rien, &
les pieds sont très-petits en proportion du
reste du corps.

C'est ce qui fait que la tête prend moins
d'accroissement, & que les extrémités en
prennent beaucoup, mais principalement le
bassin & les pieds; le sang qui devoit parvenir à ces parties étoit détourné par les
arteres ombilicales qui étoient très-grosses,
& qui le portoient au placenta, d'où ce
sang revenoit au cœur, non par le bassin,
mais par le foie; mais après que le cordon
ombilical a été lié, le sang qui passe dans
les branches de l'aorte inférieure, par les
loix de la dérivation, vient avec plus de
véhémence dans les vaisseaux voisins de la
ligature.

Le sang se porte donc en abondance vers
les parties inférieures, & si évidemment,
que l'artere honteuse ou l'ischiatique de-

vient le tronc de l'artere hypogaſtrique ; il fait effort vers la partie inférieure du baſ- fin, au lieu qu'auparavant il remontoit du baſſin à l'ombilic.

Ce ſang fait prendre d'autant plus d'aug- mentation au baſſin & aux extrémités in- férieures, que ces parties étant plus petites, ſont auſſi d'une texture moins ſerrée, tien- nent moins de la nature oſſeuſe , elles ont encore toute la molleſſe de l'embryon; elles s'augmentent auſſi avec plus de facilité, parce que le ſang arrive avec vîteſſe par le moyen des arteres, & que ſon retour par les veines eſt plus lent ; le baſſin s'étend peu - à - peu, de maniere que la matrice, ainſi que la veſſie, qui s'élevoient au deſſus de ſon bord, ſont entiérement contenues dans ſa capacité. Ce développement des vaiſſeaux de la matrice eſt confirmé, même par une expérience anatomique ; car dans un enfant la matrice n'a que peu de vaiſ- ſeaux, & qui ne peuvent pas admettre d'in- jection; & quand la puberté a développé les arteres , on y voit après l'injection un grand nombre de ces vaiſſeaux, & fort gros.

Vers l'âge de douze à quatorze ans , quoique les parties aient pris de l'accroiſſe- ment dans les filles , cependant il eſt léger, les os se font peu allongés, ils ne croissent que quand il y a un cartilage épais aux épiphyses, & ils cessent de croître quand ce cartilage n'est qu'une croûte mince ; il se fait donc plethôre dans l'un & l'autre sexe ; dans les garçons, les fréquentes hémorrhagies par le nez, la grande vivacité, les couleurs vives du visage & d'autres signes le prouvent ; alors même cette plethôre se remarque dans le bassin des garçons ; les poils qui croissent sur la région du pubis, la génération de la semence, l'augmentation de volume des vésicules séminales, les pollutions qui se font très-aisément, le penchant à l'amour, enfin le gonflement des glandes inguinales, tout cela le démontre.

Il se forme aussi plethôre dans les filles, & en général les causes en sont les mêmes ; d'ailleurs il se fait nécessairement plethôre dans le sexe féminin, parce que les filles font moins d'exercice de corps, parce qu'elles ne sont pas si sujettes à des hémorrhagies d'un autre genre, parce que leurs arteres plus foibles reçoivent le sang avec plus de facilité, & le renvoient plus difficilement dans les veines, qui sont d'une texture plus serrée, & que ce sang enfin est retardé dans son cours par l'étroitesse des vaisseaux. Il y a long-tems qu'on a dit que les femelles de tous les animaux étoient fort sanguines ; & un grand homme qui fut autrefois notre collegue, a fait voir par ses expériences que les femmes avoient plus de sang que les hommes.

C'est aussi pour cette raison que les femmes supportent mieux les hémorrhagies.

Il y a des preuves évidentes que dans une jeune fille le sang se porte avec impétuosité dans les vaisseaux hypogastriques, les plexus caverneux du vagin font plus gros, le clitoris a plus de volume, il croît des poils au pubis & aux grandes levres, l'aiguillon vénérien se fait ressentir plus vivement à cet âge.

Les filles parviennent plutôt à la puberté que les garçons, tant à cause de cette plethôre, qui est plus grande chez elles que chez les garçons, que parce que les arteres qui chez elles portent le sang à la matrice, ne font pas d'une texture si serrée que celles qui apportent le sang au bassin des garçons.

C'est à cette plethôre que les anciens & des modernes ont attribué les regles.

§. XIX. *Plethôre propre de la Matrice.*

Le sang porté à la matrice par les arteres dans une fille fort jeune, développe

les pelotons d'arteres qui font pliées & re-
pliées, à mefure que la matrice croît dans
tous les fens, elles les allonge en ligne
droite, de même qu'on le remarque dans
la groffeffe.

Mais dès que la matrice ne peut prendre
que peu d'extenfion, ou point du tout, le
fang rend les plis de ces arteres plus ondés,
comme on remarque, quand on a rempli
d'injection une artere, qu'elle eft plus con-
tournée en fpirales ; cette figure retarde
d'autant plus le cours du fang, que les plis
font plus nombreux & à angle plus aigu.

Outre cela, comme la dureté & l'étroi-
teffe des veines rend alors plus difficile le
retour du fang de la matrice ; cette double raifon fait que le fang fait plus lentement fa route dans les arteres capillaires
de la matrice, & qu'il en arrive plus qu'il
n'en fort ; c'eft en petite quantité, cependant elle augmente peu-à-peu par les pulfations répétées. Mais cette abondance de
fang, qui n'eft alors d'aucun ufage, s'a-
maffe dans les extrémités artérielles & dans
les principes des veines, qui le reportent
avec plus de lenteur, de même que les arteres le pouffent avec moins de force.

Par ce moyen la matrice fe gonfle & s'é-
tend, & les vaiffeaux en fe dilatant difpo-

sent un espace pour contenir le sang, par la pression latérale que produit toujours la lenteur du mouvement direct ; du moins je ne me souviens pas d’avoir souvent trouvé dans d’autres parties du corps, de grosses arteres & de petites, pleines de sang coagulé & en caillots, comme j’en ai vu dans la matrice ; Graaf l’a observé aussi, & quelques autres.

Mais les veines voisines, les spermatiques & les hypogastriques s’étendent aussi ; le sang y aborde de même plus lentement, il y a moins de vîtesse, & la pression latérale supplée au mouvement direct.

Cette distension des vaisseaux cause de la douleur, en distendant aussi les nerfs.

Ainsi les arteres exhalantes de la matrice, qui paroissent être les mêmes que celles qui serpentent pendant la grossesse, se distendent, non tout-à-coup, ni au premier effort que font les regles pour sortir, mais peu-à-peu, de maniere que d’abord ce n’est qu’une espece de rosée muqueuse qui s’en échappe, ensuite la sérosité du sang, & enfin c’est du sang qui sort. Il y a long - tems qu’Hippocrate & d’autres grands hommes ont enseigné, que dans la puberté les regles s’écoulent par la dilatation & le développement des vaisseaux.

Il arrive dans ce cas la même chofe que quand on a fait la ligature d'une artere ; le fang de cette artere, eft détourné par la ligature, & paffe dans une branche libre ; ici la ligature eft la veine qui offre plus de réfiftance ; la branche libre eft l'artere exhalante dans laquelle paffe le fang amaffé, comme dans une branche qui offre moins de réfiftance.

Je n'admettrois pas que les finus de la matrice font peu - à - peu diftendus par le fang, que le fang s'y accumule, que ces finus compriment les arteres voifines, retardent par ce moyen la circulation, jufqu'à ce que les orifices de ces finus s'ouvrent dans la matrice pour donner paffage au fang, puifqu'un grand homme (Morgagni) & plufieurs autres Anatomiftes n'ont pas vu dans des femmes mortes dans le tems de leurs regles, ces gros finus qui fûrement ne fe cacheroient pas, que les orifices qui donnent iffue au fang des regles n'égalent pas en diametre ceux des finus, & qu'enfin la tranfudation que l'on apperçoit fe faire par les arteres de la matrice, eft femblable à celle qui fe fait dans l'eftomac, dans les inteftins, dans les narines, & on eft fûr que cette tranfudation fe fait, ainfi que celle des régles, par des pores invifibles.

Je ne dirai pas qu'il se fait rupture des arteres, pas plus qu'il ne s'en fait de celles des narines ; car comme il seroit nécessaire que ces petites plaies formassent des cicatrices, ces cicatrices seroient dures, & mettroient obstacle à l'écoulement des regles dans les périodes suivans.

§. X X. *Pourquoi les hommes, les femmes grosses, les vieilles femmes & les animaux ne font-ils point asservis à l'écoulement menstruel ?*

D'après ce que nous avons dit, il ne paroît pas difficile de rendre raison de ce qu'il n'y a que les femmes qui soient assujettis à cette évacuation, depuis l'âge de quatorze ans jusqu'à quarante-six, environ.

Les brutes n'ont point d'écoulement menstruel, je ne le crois point, quoi qu'on en dise ; car quoique les arteres de la matrice des brutes soient très-grosses, & que les veines le soient moins, cependant ce viscere chez elles n'est point spongieux ni dilatable, & il n'y a point d'orifices ouverts dans sa cavité qui y versent du sang ; car il n'y a point de femelle d'animal, autant que je puis m'en souvenir, qui répande autant de sang à l'extraction du placenta, qu'en répand la femme; c'eſt pour cette raiſon que les femelles des animaux avortent plus rarement que la femme; car elles n'éprouvent pas l'effort du ſang menſtruel ſur la matrice.

Les vaiſſeaux ont auſſi bien plus de fermeté dans les grands animaux que dans l'homme; j'en ai ſouvent été étonné: ils ont de même les os, la peau, & le reſte de la texture du corps bien plus durs. C'eſt auſſi pour cela qu'ils n'ont preſque jamais d'hémorrhagies, & ils ne ſeroient preſque jamais expoſés à la plethôre, ſi les hommes ne changeoient pas leur maniere de vivre. On croit quand une jument eſt pleine, qu'elle a beſoin d'être ſaignée.

Il y a de grands hommes qui regardent encore comme une cauſe de la menſtruation dans les femmes, l'effort que fait le ſang perpendiculairement ſur la matrice; il en a plus de force pour entrer dans le baſſin par le moyen des arteres, & plus de peine à remonter perpendiculairement par le moyen des veines; du moins cette cauſe n'eſt-elle pas ſans quelque vraiſemblance, quoique d'autres objectent que le ſang fait de même effort en ligne perpendiculaire ſur le baſſin des hommes, ſans cependant s'amaſſer dans les teſticules, & que les

hommes ne font point néceffairement af-
fujettis par la nature à un flux hémorrhoïdal, ni à rendre du fang par la voie des
urines.

Il n'eft pas rare, comme nous le dirons
dans l'inftant, de voir des hommes fujets
à ces deux maladies. Outre cela nous avons
fait voir (1), comme nous l'avons reconnu
évidemment à l'œil, que la pefanteur du
fang, & principalement du fang veineux,
eft très-capable d'en retarder la vivacité.

Dans les brutes, la facilité avec laquelle le fang circule dans les arteres du baffin,
paroît contribuer à la diftenfion de la matrice & à l'accroiffement du fétus.

Tout le monde convient que parmi les
hommes il y en a qui font incommodés de
la plethôre; c'eft pourquoi il eft très-com-
mun de voir des enfans, affez fouvent même des adultes & des vieillards qui perdent
du fang; je fuis moi - même dans ce cas;
plufieurs en perdent périodiquement comme les femmes, par les hémorrhoïdes, ou
par des voies extraordinaires; il y en a même qui en perdent par la verge.

Cependant ces pertes ne font pas fi néceffaires dans l'homme que dans la femme; les arteres de l'homme font plus dures,

____

(1) Hall. Oper. Min. p. 129 & 130.

les veines plus molles , le fang en paffe donc plus facilement dans les petits vaif-feaux ; & les hommes font plus d'exercice ; mais le fang ne s'arrête pas de même dans le baffin , parce que les arteres font plus dures , que les veines offrent moins de ré-fiftance , & qu'il n'y a point là de vifcere qui foit pourvu d'une grande quantité de vaiffeaux.

Le plus fouvent les hémorrhagies des hommes ne font pas menftruelles, quoique quelquefois elles le foient, & que Sancto-rius penfe que tous les mois les hommes reffentent les effets de la plethôre ; c'eft, felon lui, une langueur , une diminution dans la tranfpiration, un défaut d'appétit, & tout cela , dit-il , fe diffipe en peu de tems par une abondante tranfpiration , ou par l'évacuation d'une urine épaiffe ; ces particularités font fort rares, & on ne peut les citer pour exemple.

Enfin, Stahl & fes partifans ont enfei-gné que les flux hémorrhoïdaux périodi-ques font auffi falutaires & auffi naturels, au fexe mafculin , que les regles le font aux femmes.

C'eft-à-dire que comme en général les hommes font moins fujets aux hémorrha-gies , & qu'ils diffipent plus de leurs humeurs

meurs par des caufes extérieures, comme
par les exercices & la différence dans la
maniere de vivre; de même il n'y a point
d'organe dans l'homme, dans lequel le
fang s'accumule peu-à-peu, jufqu'à ce
qu'il fe faffe une iffue; car il n'y a rien de
fi fpongieux, ni capable de fe dilater auffi
prodigieufement, & de fi contractible que
l'eft la matrice.

Les femmes groffes font très-rarement
réglées, parce que le placenta occupe la
matrice, & en reçoit les extrémités artérielles qui s'y implantent, & parce que le
fétus convertit en fa propre fubftance pour
fon accroiffement, ce qui feroit pléthôre
dans la matrice ; c'eft pour cette raifon
qu'affez fouvent les femmes dont l'enfant
eft très-petit & confume peu de fang, font
réglées, principalement dans les premiers
tems, & quelquefois auffi fur la fin, fi la
mere eft pléthorique. J'ai lu qu'en France
la plûpart des femmes groffes ne fe portent bien que quand elles font réglées (1);

______

(1) M. Storch, que M. de Haller cite fur ce point, fe
trompe fort ; il n'y a pas affurément la cinquantieme
partie des femmes en France qui foit réglée pendant la
groffeffe ; de toutes celles dont j'ai la confiance, je n'en
connois pas dix qui foient dans ce cas.

fi elles étoient moins pléthoriques, & que cependant il s'écoulât du fang de la matrice, il y a lieu de croire que ce feroit parce qu'il y auroit quelque portion du placenta de décolée, & le fétus feroit foible, ou il ne vivroit pas (1).

Les nourrices font rarement réglées, parce qu'une très-abondante fécrétion de lait confume une grande quantité de chyle, & ne permet pas qu'il fe faffe plethôre; cependant·quand cette plethôre a lieu, la femme, quoique nourrice, a fes regles, comme cela arrive à la plûpart des nourrices que je connois.

Les femmes au deffus de 48 ans n'ont point de menftrues; la principale caufe en

____

(1) D'après la note de la page 286, il eft évident que es regles qui viennent pendant la groffeffe, ne viennent pas des vaiffeaux propres de la cavité de la matrice, mais de ceux de fon col ou du vagin. Quand il fe fait un décolement de quelque portion du placenta, il s'écoule du fang par les orifices des vaiffeaux de la matrice qui fe trouvent alors béans; fi la défunion eft d'une certaine étendue, ou qu'on ne puiffe pas arrêter l'hémorrhagie, l'enfant périt, & il fe fait avortement; fi au contraire, comme cela arrive très-communément, il fe fait un caillot entre la portion du placenta décolée & la parois de la matrice qui lui répond, la perte ceffe, la groffeffe n'en eft point endommagée, & va heureufement à fa fin.

eſt, que les arteres de la matrice ayant alors acquis trop de rigidité, ne peuvent plus s'étendre, & offrent plus de réſiſtance au ſang qui lui eſt envoyé par les forces du cœur ; on ſent cette dureté en diſſéquant la matrice, elle réſiſte au ſcalpel ; on ſent auſſi en injectant la matrice, que ſes vaiſſeaux réſiſtent davantage, car on a beaucoup plus de peine à les remplir ; c'eſt pour cela que les femmes ſont à cet âge expoſées à beaucoup de maladies ; tantôt ce ſont des pertes exceſſives, quand le ſang accumulé dans la matrice a vaincu les obſtacles qui s'oppoſoient à ſa ſortie, & qu'il s'écoule en abondance ; tantôt ce ſont de longs intervalles entre les périodes, parce que le ſang ne peut diſtendre les vaiſſeaux de la matrice, qui lui oppoſent beaucoup de réſiſtance, que quand il eſt en grande quantité.

Il n'eſt pas non plus néceſſaire que les femmes qui ne ſont point pléthoriques ſoient réglées, ni celles qui diſſipent leur plethôre par une abondante tranſpiration, ni celles qui d'ailleurs ont les vaiſſeaux de la matrice très-durs & très-étroits.

§. XXI. *Les causes des périodes des Regles.*

Après que le sang que renfermoient les vaisseaux de la matrice s'en est écoulé, les vaisseaux n'en sont plus distendus, & il y est remplacé par une humeur tenue ; ainsi il y a pendant quelque tems une sorte de repos ; mais la quantité de sang qui s'est perdue se répare assez promptement, parce qu'alors les vaisseaux se distendent avec plus de facilité ; quelques jours après une saignée, il y a plus de sang qu'il n'y en avoit auparavant ; en cinq jours, il se fait réparation d'une livre de sang ; on a vu une perte de douze livres de sang qui s'étoit faite par le nez dans une fievre miliaire, se réparer tellement dans l'espace d'un mois, qu'il y avoit même des signes de plethôre.

Or, les regles reviennent à-peu-près tous les trente jours ; la perte du sang qui s'est écoulé se répare donc en vingt-trois jours ; ainsi les mêmes causes produiront les mêmes effets, le sang s'amassera dans les vaisseaux de la matrice, il les distendra, & enfin les ouvrira.

Mais l'écoulement des regles se fera nécessairement plutôt, si la réparation est plutôt faite, ou que la perte ait été moindre , & elles reviendront plus tard fi la perte a été très-grande.

Si enfin on demande pourquoi la plethôre fe fait plutôt tous les mois que fuivant d'autres périodes , & pourquoi elle s'évacue par la matrice , je ne me crois pas plus obligé de répondre à cette queftion , que je ne le ferois , fi on me demandoit pourquoi les femmes accouchent à neuf mois , & que la jument & la brebis mettent bas à d'autres termes ; ou fi on me demandoit pourquoi certaines plantes fleuriffent au mois d'Avril , d'autres en Mai , & d'autres en Juin , & pourquoi les cerifes mûriffent fix femaines après leur fleurifon , les pommes quatre mois , & les châtaignes cinq.

Le nombre des périodes des regles eft auffi déterminé par la quantité de fang qui fe répare chaque jour , par la portion qui eft employée à dilater les vaiffeaux de la matrice , par la réfiftance que ces vaiffeaux oppofent à leur diftenfion , par le plus ou le moins de largeur des pores exhalans ; toutes ces caufes peuvent être diverfement combinées , être unies , ou féparées. Il y a cependant une certaine variété dans les femmes qui jouiffent d'une bonne fanté ,

& cette variété eſt plus ſenſible dans celles qui ſe portent moins bien.

§. XXII. *Objections.*

Les contradictions qu'éprouvent de la part de leurs rivaux, les Auteurs de ſyſtêmes & de nouvelles opinions, ne ſont pas gracieuſes pour eux, mais elles ſont très-avantageuſes au public; c'eſt par ce moyen qu'on voit les raiſons reſpectives de deux opinions contradictoires, & que très-ſouvent la vérité ſe fait jour; & il arrive, ou que la nouvelle opinion triomphe des préjugés, ou que ſes fondemens ſont renverſés & qu'elle tombe dans l'oubli; car il eſt très-rare, quoique cela ſoit arrivé quelquefois, que la vérité ait ſuccombé ſous le préjugé dans les diſcuſſions des Médecins, qu'aucun motif ne peut empêcher de parler librement.

Or, on a fait beaucoup d'objections contre la théorie des regles par la plethôre; premiérement, on pourroit ne pas regarder comme une cauſe de cette plethôre la molleſſe des femmes, puiſqu'il y a des hommes mous, & des femmes très-fortes, & qui même ſont barbues; cependant ces hommes n'ont point d'évacuation menſtruelle, & ces femmes n'en ſont point exemptes ; qu'il y a même des hommes qui éprouvent des symptomes de l'hystéricif- me ; qu'il y en a qui font fuffoqués, qui ont la fenfation d'une boule qui leur monte à la gorge, que même le caftoreum les fou- lage & l'ambre leur fait mal.

Que la diminution de la tranfpiration ne contribue pas plus à l'écoulement des regles , car on a obfervé qu'une fille en bonne fanté , pefe autant avant & après fes regles.

Qu'il y a beaucoup de filles chez lef- quelles l'accroiffement eft très - fenfible après l'éruption des regles.

Il y en a beaucoup qui n'admettent point la plethôre dans les femmes ; ils difent qu'il n'eft pas probable que depuis foixante fiecles toutes les femmes aient été pléthoriques ; que même des femmes après leurs couches, & des filles mal-nourries , foibles , malades , phtifiques , & celles qui font beaucoup d'exercice, font réglées comme les autres.

Qu'une faignée diminue la plethôre, que l'écoulement menftruel n'eft donc pas fi néceffaire.

Qu'il n'eft pas bien clair comment quel- ques gouttes de fang expulfés par la ma- trice diffipent des fymptomes graves , qu'une faignée ne pourroit diffiper en évacuant une bien plus grande quantité de fang.

Que le fétus ne confomme point toute la plethôre menftruelle ; elle augmente de feize fcrupules par jour, & affurément l'enfant ne prend pas autant d'accroiffement.

Que quelques petites gouttes de fang n'ont pas affez de force pour dilater les vaiffeaux lymphatiques, au point qu'ils puiffent admettre du fang.

Que les femmes qui ont quelque membre de moins, n'en ont pas plus fréquemment leurs regles.

Que les fymptomes que produit la fuppreffion des regles fe diffipent fans une vraie évacuation, après que ces fymptomes fe font manifeftés; c'eft ce qu'on remarque dans les femmes groffes.

Qu'au contraire, fouvent les regles viennent tout-à-coup, fans qu'aucun fymptome ait précédé leur écoulement.

Que les femmes qui ont fait plufieurs enfans à la fois, qui ont perdu beaucoup de fang, ou qui font nouvellement accouchées, n'en ont pas moins leurs regles plus abondamment.

§. XXIII. *Réponfe à ces Objections.*

Premiérement on ne voit que très-rare-

ment de ces femmes fortes qui font barbues,
& il eſt encore plus rare de voir de ces hommes mous & fans barbe; on peut dire que
ces fortes de femmes tiennent beaucoup du
tempérament de l'homme; car on remarque des différences dans les deux ſexes,
même dans les os, dans preſque tous les
ſujets; & les hommes qui font efféminés
tiennent beaucoup du tempérament des
femmes.

La quantité de ſang qui s'évacue à chaque période des regles, eſt de ſix à douze
onces, mais il n'eſt pas aiſé de l'évaluer
juſte, il faudroit pour cela une parfaite
égalité dans les alimens que l'on prend,
dans l'intervalle qui s'eſt écoulé depuis la
derniere évacuation de l'urine & des gros
excrémens, dans la quantité de la ſueur,
/dans les habillemens, ſi on veut établir
quelque choſe de certain, à travers toutes
les petites différences qu'il peut y avoir.

Il n'eſt pas plus étonnant que les filles
ſoient pléthoriques, qu'il l'eſt qu'elles
ſoient toutes délicates, d'une texture molle,
& qu'elles aient des mamelles; le gonflement des mamelles & l'éruption des regles
font l'ouvrage de la puberté, & ce ſont
deux choſes communes à toutes les femmes. Ce qui dénote aſſez les différences

individuelles, c'est qu'il y a des filles qui ne font réglées que fix ans entiers après les autres, & chez lesquelles cette excrétion s'établit difficilement.

On doit convenir que les femmes foibles & malades n'ont pas leurs regles de même que celles qui jouiffent d'une bonne fanté; cependant fi la remarque que nous avons faite est jufte, on doit fe fouvenir que les regles n'ont lieu qu'en raifon directe de l'impulfion du fang, & en raifon inverfe de la réfiftance que lui oppofent les artérioles de la matrice; que par conféquent une moindre quantité de fang peut de même fe faire jour à travers une matrice qui est plus foible, comme une grande plethôre peut le faire à travers une matrice qui a plus de force.

Une faignée diminue confidérablement la plethôre, & quand elle est légere, le fang fe répare bien abondamment; les faignées ont détourné les regles, & les ont fait fe porter fur d'autres parties; elles diminuent auffi de beaucoup la quantité de cette évacuation.

Dans les premiers mois le fétus ne confomme pas toute la plethôre; delà l'appareil des regles fe fait fouvent reffentir dans les premiers mois, delà les femmes éprouvent

les effets de la plethôre, elles ont des va-
rices & d'autres incommodités, & les humeurs se portent dans les mamelles.

Ce ne sont pas seulement de petites gouttes de sang qui constituent les regles; il y en a une si grande quantité, que les vaisseaux de la matrice en sont très-gonflés; une partie du sang qui est retenu, transude à la quantité de quelques-onces par les pores de la matrice, l'autre partie repasse dans la masse par le moyen des veines, qui se sont débarrassées de celui qu'elles contenoient.

Je ne suis pas assez instruit si on a fait des remarques justes sur ce qui se passe dans les femmes qui se portent bien, & auxquelles il manque un membre; je croirois qu'elles doivent être pléthoriques, comme les hommes qui sont dans le même cas, & que leur plethôre s'évacue, ou par la matrice ou par une autre voie.

Il est vraisemblable que quand le sang qui vient naturellement à la matrice avec impétuosité, fait des efforts inutiles pour en sortir, & qu'il a donné lieu aux symptomes qui nécessairement doivent en résulter, dans ces cas qui sont fort rares, ce sang se détourne vers d'autres vaisseaux voisins, comme lorsqu'on a fait la ligature d'une veine, & que son impétuosité la force de se dilater.

L'éruption des regles peut se faire sans le moindre symptome, toutes les fois que les vaisseaux de la matrice sont souples, & qu'ils se développent, lentement à la vérité, mais avec facilité.

L'accouchement relâche la matrice, & le passage du sang en devient plus libre.

Il me paroît qu'il est prouvé que c'est la plethôre qui produit les regles, puisque le sang détourné de la matrice passe par d'autres voies, & qu'il est évident qu'il fait effort pour dilater les vaisseaux ; une femme chez laquelle les regles s'écouloient par un ulcere, éprouvoit à chaque période les mêmes phénomènes que les autres femmes ; elle avoit les veines gonflées, & les autres symptomes ; & même une petite fille de trois ans qui étoit réglée, eut d'autres hémorrhagies après leur suppression ; on ne pouvoit attribuer cela à cet âge, ni à l'aiguillon vénérien, ni à une fermentation dans la matrice, ni à toute autre cause qu'à l'abondance du sang.

Les effets des bains, des vapeurs, des ligatures de l'artere crurale, prouvent évidemment qu'en rappellant le sang vers l'aorte inférieure & vers le bassin, par conféquent en augmentant la plethôre de la matrice, & conséquemment la caufe des regles, on en provoque l'éruption.

Dans aucun autre fyftême, on ne peut rendre raifon de ces phénomènes.

§. X X I V. *L'ufage des Regles.*

La nature a rendu les femmes pléthoriques, afin que quand il en feroit tems il fe trouvât dans la matrice une quantité fuffifante de fang, pour en tranfmettre abondamment au fétus ; car il paroît que les mêmes vaiffeaux qui, dans le tems des regles, fourniffent à cette évacuation, font auffi deftinés à s'inférer à l'œuf, & à nourrir le fétus ; la nature a auffi rendu la matrice extenfible, & l'a conftruite de maniere qu'il peut s'y amaffer une grande quantité de fang ; car fans cette ftructure particuliere, il auroit été inévitable que les veines, qui fe feroient déchargées dans des troncs qui auroient été comprimés par la matrice, ne fe fuffent tuméfiées, & qu'il ne fe fût fait collection de fang dans ce vifcere.

Delà, les femmes qui ont leurs regles plus abondantes font les plus fécondes ; delà auffi pendant la groffeffe, dans le tems des périodes des regles, font-elles menacées d'avortement, & c'eft auffi dans le tems de ces périodes que se fait l'accouchement : ce qui prouve que c'est l'impétuosité du même sang qui donne lieu aux regles, qui provoque aussi l'avortement ; & comme il ne le procure que rarement, il passe dans les femmes qui sont d'une bonne santé, au placenta & au fétus.

Si on suppose que les arteres de la matrice sont dures, les veines très-molles, & que ce viscere n'est pas extensible, la circulation dans la matrice se fera rapidement, il viendra peu de sang, & son retour se fera plus facilement ; il ne s'y amassera donc point, & il n'y aura plus de cause qui le fasse arriver plus abondamment pendant la grossesse, ni qui le retienne ; car l'embryon dans les premiers tems, n'est pas en état de comprimer les veines.

Voilà quel est le vrai usage des regles ; elles ont un autre usage qui n'est que secondaire, c'est de débarrasser de la plethôre, qui existe alors ; mais les femmes n'auroient point eu cette plethôre, si elle n'avoit pas été destinée à servir à la nourriture du fétus.

CHAPITRE III.

LA CONCEPTION.

§. I. *Le Sexe.*

CETTE matiere présente tant de difficultés, qu'à peine puis-je promettre de la traiter d'une maniere satisfaisante pour le Lecteur. La nature nous fait un mystere des premiers rudimens de l'homme ; dans les premiers jours qui suivent la conception, on ne peut rien distinguer dans l'œuf, même dans celui des quadrupedes ; outre cela aucun de nos sens ne peut nous faire connoître si le pere a la moindre part à la conception, quoique d'ailleurs il soit indubitable qu'il y contribue. Enfin nous n'avons sur cet objet qu'une foule d'expériences infidéles ; car les Ecrivains, principalement ceux du siecle dernier, ont cru avoir apperçu bien des choses de la réalité desquelles on doute fort actuellement ; ce n'est même qu'avec la plus grande défiance qu'on peut admettre ce qu'en ont écrit les hommes même les plus célébres. Pour moi, je n'ai jamais été assez heureux pour trouver l'occasion d'examiner le fétus humain, que quelques semaines après la conception. Je me suis beaucoup appliqué à faire ces recherches dans les animaux, tant sur les œufs couvés que sur les brebis. M. Kuhlemann a publié les expériences que j'ai faites là-dessus ; c'est moi qui ai incisé toutes les matrices, mais il s'est chargé de veiller sur les brebis, afin que nous pussions déterminer le jour fixe de la conception : c'étoit assurément le travail le plus ennuyeux. Cet homme célèbre a d'ailleurs fait beaucoup de dépense, & s'est encore donné plus de peine, pour qu'il nous fût possible de découvrir la vérité. En 1763 & 1764, j'ai ouvert nombre de truies, de chèvres & de brebis pleines ; étant bien assuré du jour de la conception. J'ai d'ailleurs sous les yeux les résultats des ouvertures que j'ai faites, tant autrefois que depuis peu, de chiennes, de lapines, de loirs & de truies ; si par ce moyen je ne puis répandre un grand jour sur une matiere si obscure, du moins ces observations me serviront à prémunir contre quantité d'erreurs ; on ne sçauroit croire, quand on n'en a pas fait l'expérience par soi-même, combien il est difficile de s'assurer du jour de l'impregnation, & combien on est souvent trompé en ouvrant des

femelles

femelles d'animaux qu'on a achetées pour être pleines & qui ne le font pas : car, dans les premiers jours de la conception, à peine y a-t-il des changemens affez fenfibles dans l'animal, pour qu'on puiffe reconnoître qu'il a conçu.

C'eft pourquoi je n'ai trouvé d'autre moyen de furmonter ces difficultés, que d'examiner long-tems & avec grande attention ce dont on eft fûr par l'expérience, & de diftinguer avec prudence ce qu'on fçait véritablement, de ce qu'on n'a fait qu'ajouter par conjecture.

Je détaillerai donc premiérement ce que certains Auteurs ont véritablement vu, & j'ajouterai ce que l'imagination de ces grands hommes leur a fuggéré au delà.

§. I I. *Le Sexe.* 1°. *Les animaux qui n'ont point de fexe.*

Je parle d'abord de l'acte vénérien, qui eft la copulation du mâle & de la femelle, d'où il réfulte la formation d'un animal qui doit par la fuite voir le jour, de quelque façon que cette génération fe faffe.

Avant de parler de cet acte, il eft bon de dire quelque chofe du fexe des animaux.

La nature a divifé les animaux en beaucoup de différentes claſſes. La premiere eſt celle des petites bêtes, très-ſimples dans leur organiſation, dans leſquelles, à l'aide des meilleurs microſcopes, à peine peut-on diſtinguer autre choſe qu'une petite ſphere creuſe, ou bien une figure circulaire ou ovale, ou bien un cylindre, ou bien enfin une figure changeante; il y en a pluſieurs qui ne ſont point ſphériques, mais qui ne ſont qu'un cylindre d'où partent des branches de tous côtés. Ces animaux naiſſent dans différentes eaux ou ſpontanément, ou quand on a fait infuſer quelques plantes dans ces eaux; quelquefois ils ſont mamelonés, ou légérement épineux; mais au reſte ſans aucune diſtinction de parties. Ces petits animaux paroiſſent engendrer vivans des animaux ſemblables à eux, qui d'abord d'une petiteſſe infinie, deviennent peu-à-peu auſſi grands que celui qui les a produits, pour en produire auſſi de même. Le volvoce, par exemple, engendre certainement par une plaie ou fente qui lui vient naturellement, de petites ſpheres ſemblables à lui, qu'on appercevroit auparavant à travers les tégumens du ventre de la mere.

On peut en dire de même de ces petits corps animés, circulaires & ſphériques qui ſe trouvent dans l'eau dans laquelle on a fait infuſer certaines plantes ; car après ces animalcules, on en voit de plus petits encore, qui grandiſſent peu-à-peu. Les animalcules féminaires peuvent être rangés dans cette claſſe.

Mais auſſi les petits vers qu'on trouve dans le vinaigre, les anguilles qui s'engendrent dans la colle faite avec de la farine, ſont vivipares, & ces animalcules rendent par le côté un fétus ſemblable à eux, qui eſt chaſſé d'une matrice par des contractions périſtaltiques. Ledermuller croit qu'ils pondent auſſi des œufs ; cependant l'œuf differe de l'animal naiſſant, en ce que le fétus des ovipares, en ſortant de ſa mere, eſt contenu dans une enveloppe diſtincte de ſon corps.

Tous les animaux dont nous venons de parler paroiſſent être ſans ſexe & ſont tous femelles, puiſque tous les individus de chacune de ces eſpeces engendrent dans leur corps un fétus pareil à eux, & le mettent bas à ſon tems.

C'eſt une eſpece fort étendue que celle de ces animaux, dont les uns nuds, & n'ayant qu'un tronc, ſe trouvent dans l'eau, ou dans les ordures qui flottent ſur l'eau ; les autres pareillement aquatiques, ſont hériſſés de rameaux, & d'un ſeul tronc ils produifent comme nombre de branches, qui font autant de vrais animaux ; & les autres enfin habitent dans l'intérieur des plantes du genre des coraux, & des différentes fentes qui fe trouvent dans l'écorce, ils pouffent des branches, & de ces branches fortent des têtes.

§. I I I. *Les animaux qui n'ont qu'un fexe, & qui font engendrés d'œufs.*

Enfuite font des animaux plus compo-fés, dans lefquels on diftingue les fibres & même des dents. Cette efpece eft prefque aquatique, & vit, ou dans l'eau de mer, comme l'ortie de mer, ou dans quelqu'au-tre fluide. De ces petites bêtes, il y en a qui font vivipares & fans fexe, ou du moins la maniere dont ils s'engendrent eft incon-nue, comme nous fommes obligés de l'a-vouer du ver folitaire, qu'on croiroit en-tiérement de même nature que le polype ; car la nouvelle découverte qu'on a faite de fes œufs, ne me paroît pas affurée. Mais l'étoile marine paroît approcher de la na-ture du polype, on n'y découvre aucun vef-tige de fexe ; il en eft de même du hériffon & de la châtaigne de mer.

On dit que *la mentule de mer* a des ovai-res & des œufs.

Les poissons testacés approchent de ceux-ci ; cependant on y distingue manifeste-ment différentes parties , comme une bou-che , un estomac , des intestins , un anus ; d'autres ont même un cœur , & il y en a dans lesquels on trouve une espece de cerveau.

Il y a quelques animaux dans cette classe, dont le sexe est obscur , & qu'il est fort difficile d'éclaircir ; il y en a qui paroissent contenir de vrais œufs comme les premiers , tels sont les conques , les huîtres , les mou-les ; on voit dans ces œufs les petits avec leurs coquilles , & il n'est pas possible de concevoir que ces œufs puissent être fé-condés par une cause étrangere , dans un animal qui n'a point de mouvement.

Le serpent appellé *hydre* est de cette es-pece.

§. I V. *Les animaux à deux sexes.*
1°. *Réunis.*

Il y a une autre classe de coquillages, dans lesquels on distingue , outre des œufs , de petites parties masculines , qui répandent une humeur qui sert à féconder les parties femelles.

On dit que ces parties sont masculines, & on trouve dans les mêmes animaux, ou

ces parties jointes à des parties féminines,
ou dans un autre animal de même genre,
on les trouve seules & sans parties féminines. On appelle hermaphrodites les premiers, & mâles les derniers.

Il y a lieu de croire que les huîtres & les
moules font de cette espece, & qu'ils renferment en eux un suc qui pénetre les œufs
& les féconde. Si cette conjecture est vraie,
ces animaux ressemblent à la plûpart des
plantes, dont chaque tronc produit une
poudre fine, capable de féconder, & des
œufs propres à être fécondés. Poupart le
dit du dytique (1), & il ajoute que cet animal a un testicule.

Plus nous avançons dans l'examen de
ces animaux, & plus nous distinguons facilement les sexes. La classe qui est immédiatement après celle des animaux dont
nous venons de parler, outre les parties du
sexe féminin & des œufs, a une verge,
c'est-à-dire une petite partie qui verse la
liqueur propre à féconder, ou assurément
des organes mâles très - distincts, qui produisent cette liqueur, dont le mélange est
nécessaire avec celle qui est femelle. Il pa-

---

(1) Espece d'insecte aquatique. Voyez Geoffroi, tome
1, page 186.

roît que le plus simple des animaux de cette classe, est celui qui se trouve dans le foie de la brebis, dans lequel Schæffer a distingué une verge & une vulve.

Le lievre marin a aussi une verge, un testicule, un épididyme, & de plus des ovaires & des œufs, qui sont arrosés par la liqueur de l'épididyme.

Cet animal est donc du nombre des hermaphrodites qui ont l'un & l'autre sexe, & se servent de tous deux, & qui dans le même tems fécondent un autre animal de leur espece & en sont fécondés.

On doit assurément mettre dans la même classe les limaces, la plûpart des limaçons, les moules qui produisent les perles, les buccins, les patelles, les pétoncles, les vers de terre, & ceux qui se trouvent dans le veau, les sangsues & le dytique.

Il y a une autre classe qui differe un peu de ces hermaphrodites ; ces animaux réunissent à la vérité les organes de deux sexes, mais ce n'est que pour s'unir plusieurs ensemble, de façon que chaque animal est fécondé par un autre de son espece, tandis qu'il en féconde un troisieme : on cite pour exemple de cette espece, les coquillages appellés *Coret*; cette copulation s'appelle *symplegade.*

Il y a beaucoup de poiſſons que nous ſçavons n'avoir point de verges, mais qui ſont pourvus de parties propres à préparer la ſemence prolifique, & qui en arroſent les œufs que la femelle a répandus. Il y a peut-être quelques quadrupedes froids qui ſont de même.

§. V. 2°. *Les animaux à deux ſexes, 2°. ſé-*
parés, 1°. ſemblables.

Suivent les animaux mâles. Parmi les coquillages, il y a des mâles & des femel-les dans l'eſpece des pourpres & des eſcar-gots ; & parmi les vers, dans ceux qui s'engendrent dans le corps humain & dans celui du loup.

On peut dire la même choſe de preſque tout le reſte des animaux, tous les inſectes, tous les poiſſons, les quadrupedes froids, les oiſeaux, les quadrupedes chauds enfin tous ceux qui exercent le coït.

On trouve aſſez fréquemment parmi ces animaux des hermaphrodites qui ont les organes doubles & petits, comme les crabes, les carpes, & quelquefois les pa-pillons, ſi on eſt aſſez inſtruit là - deſſus. Pour ce qui eſt de l'homme, on a raiſon d'en douter.

Qu'il ſoit permis d'abord de remarquer ici, qu'il n'eſt pas naturel de claſſer les ani-

maux à raison de la délicatesse de leur structure ; car on voit manifestement dans les
vers de la même espece & dans les limaçons, qu'il y en a dont le sexe est distinct,
& d'autres qui réunissent les deux sexes.

Ensuite, dans la classe de ceux dont chaque individu porte les organes de son sexe,
il y a, outre les mâles & les femelles, un
troisieme genre qui n'a aucun sexe, ni aucune partie génitale ; tels sont les abeilles,
les mouches proprement dites, les guêpes,
les vers-à-soie & les fourmis. Aristote a dit
que les meres des abeilles s'engendrent, &
engendrent aussi les autres abeilles.

§. V I. 2°. *Les animaux à deux sexes,* *2°. séparés, 2°. différens.*

Enfin, il y a des animaux dont le mâle
differe beaucoup de la femelle par la figure ; car la plûpart du tems il y a dans
les animaux une petite différence du mâle
avec la femelle. Dans les insectes & les oiseaux de proie, le mâle est ordinairement
plus petit que la femelle ; mais dans les autres oiseaux, comme dans tous les quadrupedes, le mâle est plus grand, souvent
il est plus beau ; dans les oiseaux, le plumage du mâle est d'une plus belle couleur
que celui de la femelle, & il n'y a que le

mâle qui chante ; mais il y a de plus grandes différences dans d'autres animaux.

Dans le genre des vers luisans, les mâles
sont ailés, & les femelles n'ont point d'ailes. On remarque la même chose dans le
petit animal du figuier d'Inde, qu'on nomme cochenille ; les femelles sont grosses &
n'ont aucun mouvement, elles ressemblent
à cet insecte qu'on nomme galle : les mâles
ont quelque affinité avec les mouches, ils
sont ailés, plus petits & plus agiles.

Ces différences sont constantes, & dans
l'ordre de la nature ; mais il n'est pas rare
de voir, dans des especes différentes à la
vérité, cependant qui approchent l'une de
l'autre, le mâle s'accoupler & féconder une
femelle ; la jument saillie par un âne produit un mulet, & l'ânesse par le cheval,
un bardot ; l'âne sauvage & la jument produisent aussi un mulet d'une autre espece ;
un bouc & une brebis produisent un métis,
comme un bouc d'Angora avec une chêvre
de Suede, & un cerf avec la femelle d'un
élan ; un chardonneret engendre avec un
serin ; un pigeon avec une femelle d'une
autre espece ; un paon blanc avec un paon
ordinaire ; un chien avec une chienne d'une
autre espece ; un faisan avec une poule ; un
coq d'Inde avec une poule faisanne. Il est

aſſez probable qu’un renard accouplé avec une chienne, & un loup auſſi avec une chienne, produiront un animal mitoyen; cependant il y a grande différence entre le pere & la mere.

Il n’eſt pas ſi ſûr qu’il puiſſe naître un animal du genre des mulets, de l’accouplement d’une cavalle ou d’une âneſſe avec un taureau, ou d’un cheval avec une vache; nous n’avons point là-deſſus de nouvelles expériences aſſez exactes, perſonne n’en a été témoin, ni l’ouverture des animaux n’en a rien appris.

Je ne crois pas qu’on ſoit aſſez certain qu’il puiſſe venir un animal métis de l’accouplement du ſinge avec le chien, ou du chat avec le chien, du renard avec le lievre, du chat avec le lapin, ou avec le loir, du coq avec le canard, de la carpe à larges écailles avec la tanche.

Je n’ajoute point foi à ces productions monſtrueuſes, réſultantes de l’union d’un homme avec une cavalle, ou une chêvre, ou une vache.

Enfin, quoique je me faſſe grand honneur de l’amitié de M. de Réaumur, je n’ai jamais pu me perſuader qu’il y ait eu, comme il le dit, une vraie copulation du lapin avec la poule.

Tout cela me paroît trop fort, je ne vois aucune proportion entre la verge d'un taureau & le vagin d'une jument : les lapins ont peine à couvrir leurs propres femelles quand ils sont enfermés, comme l'a prouvé autrefois M. de Brunn, dans le tems que nous faisions des expériences sur cet animal : M. de Buffon n'a pu venir à bout de faire couvrir une louve par un chien, ni une chienne par un renard : je n'ai lu dans aucun traité d'histoire naturelle, digne de foi, qu'on eût vu de ces copulations monstrueuses entre des animaux si différens. J'ai écrit à des amis au sujet des jumars du Piémont, & M. Bonnet auroit bien souhaité en sçavoir l'histoire au vrai, mais jusqu'à présent je n'en ai rien sçu d'assez certain.

Parmi les plantes de même espece, ou approchant, on voit souvent naître des plantes bâtardes ; j'ai vu entre le gallium jaune de Russie & le gallium blanc commun, une espece mitoyenne, dont la fleur étoit pâle. Un tragopogon des prés, chargé de la farine rouge d'un autre tragopogon, produisit une plante qui participoit des deux especes, dont le calice étoit plus long & le pédicule plus gros. Mais nous avons sur-tout les expériences très-exactes

de Koelreuter fur les deux efpeces de nicotiane, deux efpeces d'œillets & deux
jufquiames qui en ont produit une troifieme.

Je le crois des efpeces qui ont beaucoup
de rapport entr'elles, mais j'en doute fort,
par rapport à celles qui n'en ont point ; je
ne regarde pas comme affuré que la véronique mâle vulgaire produife avec la verveine femelle une plante adultérine; il y a
tant de jardins en Europe, & les vents peuvent fi facilement faire voler de cette farine prolifique des plantes, d'une plante
mâle fur une femelle, qu'il me paroîtroit
inévitable d'avoir un nombre prodigieux
de tiges d'une nouvelle efpece, fi les plantes d'un genre tout différent pouvoient
s'imprégner efficacement. Koelreuter, qui
a été fi heureux pour les plantes bâtardes,
a eu bien de la peine à avoir avec un œillet
de la Chine & un ordinaire, une fleur
moyenne ; il ne l'a jamais obtenu des efpeces différentes. Tout ce que j'ai dit n'eft
pas pour démentir les Auteurs ; mais je
crois qu'il a fort bien pu fe faire qu'on ait
pris pour bâtarde une plante qui ne l'étoit
pas, & cependant il faudra fe rendre aux
expériences, fi on les répete avec fuccès.

§. V I I. *Les amours & la copulation des animaux.*

Les animaux qui se suffisent à eux-mêmes, ou n'ont aucune marque distinctive de sexe différent, & sont ovipares ou vivipares, sans qu'on puisse découvrir en eux rien qui ait trait à la copulation ; ou ils ont la liqueur séminale de l'un & de l'autre sexe, & il est nécessaire que dans cette classe il se fasse un mélange de la liqueur mâle avec celle qui est femelle, mais par certaines causes qui jusqu'ici sont inconnues.

Mais les animaux qui sont doués des organes de l'un & de l'autre sexe, sans cependant qu'ils puissent concevoir seuls, ni se féconder eux-mêmes, ont besoin d'une puissance extérieure qui accélere l'accroissement de l'œuf, afin que ce qu'ils ont porté dans leurs entrailles devienne un nouvel animal. Il y a coït entre ces animaux, c'est-à-dire qu'ils reçoivent d'un autre animal de leur espece, la force masculine nécessaire pour féconder leurs œufs, sans laquelle ces œufs ne produiroient rien ; ou ils communiquent réciproquement cette même force à un autre animal pour féconder les siens. Nous prenons ici les œufs dans le sens général, c'est-à-dire que nous les regardons simplement comme contenant ce qui doit bientôt devenir un animal.

Tous les animaux sont portés à cet accouplement par l'aiguillon de la volupté, c'est ce qui a fait faire un Dieu de l'Amour. Nous avons observé combien cet aiguillon est puissant chez le mâle, en général il est moins vif chez les femelles, c'est ce qu'il faut expliquer.

Les animaux qui se distinguent par le sexe, ou s'accouplent indifféremment avec la premiere femelle de leur espece qu'ils rencontrent, ou sont accouplés par paire, de façon que chaque mâle a sa femelle qui ne s'accouple qu'avec lui, & lui ne s'accouple qu'avec elle ; il y a peu d'animaux de cette derniere espece ; cependant on le remarque parmi les volatiles, les pigeons, l'hirondelle, la cicogne, & encore quelques autres oiseaux. Dans la plûpart, cette constance ne dure qu'un printems, mais c'est presque toujours pour la vie dans les pigeons. Il n'y a parmi les quadrupedes, que le castor qui soit de même.

Les autres animaux, ou s'accouplent avec la premiere femelle qu'ils trouvent, ou sont polygames, & attroupent plusieurs femelles dont ils font une espece de sérail.

tels font parmi les volatiles, le coq principalement, & les oifeaux de fa claffe.

Et dans les quadrupédes qui vivent en
fociété, ce font le taureau, le cheval, le
bélier, l'ours marin du genre des phoques;
ce dernier même femblable aux tyrans, eft
fufceptible d'une furieufe jaloufie, & com-
bat pour les femelles qu'il s'eft appropriées.

Mais dans les animaux qui vivent en fociété, il y en a d'autres parmi lefquels il y
a beaucoup plus de mâles que de femelles,
de façon qu'une feule femelle fuffit à plufieurs mâles; dans les abeilles par exemple,
il y a quatre cens mâles pour un petit nombre de femelles, dont une feule refte vivante dans la ruche.

La nature, fage dans toutes fes opéra-
tions, a varié fuivant la diverfité de ces
animaux, la vivacité de l'aiguillon vénérien de mille & mille manieres.

Dans les animaux attroupés, le mâle qui
à lui feul a beaucoup de femelles, eft très-
ardent à l'acte vénérien, & les femelles le
font très-peu, elles ne s'y prêtent que malgré elles & comme par force, comme ces
Déeffes que, fuivant Homere, Jupiter
avoit condamnées à époufer des mortels;
la biche en eft un exemple.

Il paroît auffi que dans les animaux qui
n'ont

n'ont que des amours vagues, comme les chiens, & dans ceux qui, comme les pigeons, font unis enſemble par une eſpece de mariage, le mâle paroît plus lubrique que la femelle, il brave tous les dangers pour la ſuivre; on voit au contraire la femelle éviter ſes pourſuites, ou le mordre pour le chaſſer; & enfin ce n'eſt que quand elle eſt fatiguée, qu'à force de careſſes il vient à bout de la faire céder à ſes deſirs. Le ver-à-ſoie s'unit à ſa femelle, même après qu'elle eſt morte : ce qui prouve bien que ce n'eſt pas elle qui le deſire. Qu'il me ſoit permis de ranger les femmes dans cette claſſe; la femme naturellement attend ſon mari, ne court pas après lui, & ne ſe livre à l'amour que quand ſon goût l'y porte.

Parmi les inſectes, les femelles paroiſſent plus lubriques que les mâles; à peine la femelle du taon eſt-elle née, qu'elle ſollicite le mâle; la demoiſelle approche l'extrémité de ſa queue, de la verge du mâle, qui eſt placée ſur ſa poitrine, pour s'y ajuſter; la femelle du ciron préſente ſa vulve à la verge du mâle, & l'y enfonce elle-même; celle du ver-à-ſoie déploie ſa vulve en dehors, au devant du mâle; l'araignée, toute impitoyable qu'elle eſt pour ſon eſpece, pré-

fente fa vulve comme un tuyau allongé ;
à fon mâle, dont la verge eft à l'antenne.

Il en eft de même dans d'autres claffes ;
les femelles du coq de bruyeres viennent à
fa voix ; la truie court après le porc ; enfin,
j'ai lu que l'aigle après avoir été cochée
plufieurs fois, revient encore à fon mâle.

Tout ceci a été fagement arrangé ; dans
le coït la femelle ne met que de la patience,
le mâle y fait dépenfe de force , & il n'eft
en état de fe livrer à cet acte que quand il a
provifion de bonne femence ; l'accouplement feroit inutile & ne produiroit rien, fi le
mâle n'en étoit que peu fourni. Il prend donc
fon tems pour le plaifir vénérien , & ne s'y
livre que quand il eft en état de féconder.

La plûpart des animaux n'ont auffi qu'un
certain tems dans l'année où ils font propres à l'amour ; le mâle dans ce tems eft
plus en état de féconder, il en eft auffi plus
ardent , & la femelle fe livre à lui avec plus
de patience , & elle l'attend avec moins
de peine, ou même le fuit. Les femelles
qui font ftériles faute de mâle , dans leur
tems , je ne fçais par quelle paffion, s'il
m'eft permis de me fervir de ce terme ,
veulent nourrir des petits, & les femelles
des oifeaux pondent fans avoir été couvertes. C'eft prefque toujours dans le printems
ou dans l'été, que les animaux font en cha-

leur ; c'est·l'abondance du pâturage qui cause en eux cette révolution. Les animaux carnivores qui, nourris par les hommes, ont toujours assez de nourriture, sont en chaleur toute l'année : les petits oiseaux qui se livrent toute l'année aux plaisirs de l'amour, chantent aussi toute l'année ; mais les femelles de ces especes fuient le mâle hors de leur tems de chaleur ; telles sont les juments & les chiennes.

Dans les animaux qui s'attroupent, dans lesquels le nombre des mâles est le plus grand, ce sont les femelles seules qui sont en chaleur, & qui excitent les mâles au coït ; elles ne pourroient pas y résister, si tous les mâles étoient aussi lubriques qu'elles le sont.

§. VIII. *Cause des desirs amoureux.*

Cette cause dans le mâle n'est que l'abondance de la bonne semence , & on peut croire par analogie que dans la femelle, c'est le gonflement des œufs ; car plusieurs Auteurs disent que dans la fureur utérine les œufs sont fort gros, & les ovaires très - volumineux, & qu'on a vu une rupture à l'ovaire, produite par le gonflement du corps jaune. On voit au contraire qu'en châtrant une truie, c'est-à-dire en lui amputant l'ovaire, elle n'a plus de pente à la copulation ; on voit la même chose dans les poiſſons ; & puiſque l'intention de la nature eſt de faire ſortir des œufs de l'ovaire, il paroît tout ſimple que c'eſt dans cet organe que doit être la cauſe des deſirs de l'amour & de l'expulſion des œufs. On a trouvé auſſi les vaiſſeaux ſpermatiques, gros dans des femmes lubriques.

Quelques Auteurs ont ajouté que l'ovaire étoit plein de ſemence, mais il eſt certain que l'ovaire n'eſt point un réſervoir de ſemence.

Il ſemble cependant que la cauſe de l'aiguillon vénérien réſide auſſi un peu dans le vagin & dans la matrice ; car quand une chienne eſt en chaleur, le vagin eſt rouge & preſque enflammé ; c'eſt de même dans la brebis ; la vulve eſt gonflée dans la chienne, & la trompe l'eſt auſſi ; les vaches & les jumens, dans le tems de chaleur, répandent par la vulve une grande quantité d'humeur blanche & viſqueuſe ; il en eſt de même des truies & des chiennes.

. On dit que dans la fureur utérine, on a trouvé la matrice pleine d'une liqueur blanche.

Les oiſeaux ont la matrice charnue, aux approches de leur tems de chaleur.

Les femmes font plus lubriques dans le commencement d'une gonorrhée.

Enfin, la maſſe des humeurs ſe déprave & ſe corrompt dans les animaux qui ont été long-tems en chaleur ; les brebis que l'on tue pendant ce tems, ſont d'un goût rance.

La chaleur de l'air augmente la vivacité de ces deſirs ; la plûpart des animaux, & principalement les petits oiſeaux, s'aſſemblent pour s'accoupler au printems. Beaucoup d'animaux qu'on nous apporte des pays chauds, ne s'accouplent ni ne peuvent être fécondés en Europe ; il eſt très-rare qu'un perroquet ait fait des œufs, & je ne crois pas qu'on en ait vu un né en Europe ; les femmes même, quoiqu'elles conçoivent en tout tems, deviennent groſſes plus fréquemment au printems ; car on remarque qu'il ſe fait beaucoup d'accouchemens dans les mois de Décembre & de Janvier.

Enfin, quoiqu'en général les animaux voraces ſoient très-féconds, comme les inſectes, les polypes, les poiſſons & les quadrupedes carnivores, néanmoins certains alimens particuliers, & même quelques odeurs, rendent leurs femelles plus ardentes à l'acte vénérien, & plus fécondes. On sçait quel effet le chenevi produit sur les oiseaux, & la vesce sur les pigeons; de même certaines odeurs, suivant l'opinion d'un homme célebre, rendent les femmes très-amoureuses.

De même qu'on est la dupe de ne pas satisfaire ses autres besoins naturels, on l'est aussi d'observer une continence trop rigoureuse; la nature elle-même se venge de cette désobéissance à sa loi; les animaux en languissent & meurent; les carpes sont malades quand elles ne rendent pas leurs œufs.

Santorini a observé qu'il y a dans les Couvens beaucoup de maladies peu connues & incurables; très-souvent sur-tout les femmes qui se sont précédemment livrées aux plaisirs de l'amour, & qui s'en privent, sont attaquées du chlorosis, de vapeurs, de convulsions, de manie, & tombent quelquefois dans la fureur utérine; je l'ai vu plus d'une fois; & après la mort de ces femmes, on trouve en faisant l'ouverture de leur cadavre, des schirres, des stéatômes, ou des hydropisies à l'ovaire.

C'est pourquoi toutes ces maladies, la fureur utérine & la vraie manie, se guériroient par l'usage des choses vénériennes,

fi la conftitution de nos mœurs ne défen-
doit d'employer ce remede ; c'eft auffi pour
cette raifon que Nardius confeille très-pru-
demment de permettre plutôt aux nourrices d'habiter avec leurs maris, que de les
faire languir en les en privant ; on foulage
l'hyftéricifme par des chatouillemens; enfin
on guérit les ferins malades en leur donnant une femelle.

§. IX. *La copulation. A-t-elle lieu dans*
tous les animaux dont le fexe eft dif-
tinct?

L'opinion vulgaire eft que les poiffons
nont pas un vrai coït, mais que le feul frottement contre le fable ouvre leurs vaiffeaux féminaires quand ils font pleins, &
leur fait répandre cette liqueur prolifique ;
& par un ordre merveilleux de la nature,
cette effufion fe fait précifément peu de
tems après que la femelle a rendu fes œufs,
en fe frottant pareillement le ventre ; par
ce moyen, ces œufs font fécondés hors
du corps de la mere. M. de Buffon dit que
les mâles ne s'uniffent point aux femelles,
& qu'ils fuivent plutôt fes œufs qu'elle ;
Efcherus au contraire, dit que les gens de
fon pays fufpendent les femelles des fau-

mons à une corde, pour attirer les mâles &
les prendre.

Pareillement les mouches éphémeres,
les abeilles, les crapauds, les grenouilles
& les salamandres, suivant l'opinion de
Swammerdam, conçoivent sans coït, &
seulement par la vertu de la liqueur séminale du mâle, répandue sur les œufs.

Il y a des Auteurs qui ont dit que dans
les poissons, la femelle avaloit entiérement
la laite du mâle, & que c'étoit par ce
moyen qu'elle étoit fécondée.

M. de Réaumur n'est point d'accord
avec Swammerdam sur le compte de la
mouche éphémere, quoiqu'il ne l'ait pas
vu accouplée ; mais il est très - probable
que ce genre de mouche qui ressemble si
fort aux demoiselles, & que tous les autres
animaux qui ont une verge, exercent le
coït ; car on ne voit pas à quoi leur serviroit
cette verge, si ce n'étoit pour l'introduire
dans le corps de la femelle, autrement il
suffiroit qu'ils répandissent leur semence
sur les œufs qu'elle auroit rendus. Les modernes ont même découvert que certains
poissons avoient une verge ; les raies en ont
une certainement, ainsi que les saumons
& d'autres, & il y a des preuves certaines
qu'ils éjaculent la semence dans la matrice.

Je ne vois pas pourquoi les poiſſons ſui-
vroient leurs femelles, & quel plaiſir il y
auroit de plus pour eux de répandre leur
ſemence ſur des œufs, que de la répandre
par l'effet du frottement ſur tout autre
corps. Enfin, les poiſſons tiennent à leur
eſpece, & ne ſuivent point les femelles
d'une autre, ce qui prouve qu'ils connoiſ-
ſent bien les leur, & les cherchent, & non
pas leurs œufs ; car il n'y a preſque aucune
différence entre les œufs de tous les poiſſons. Je tiens des pêcheurs que les poiſſons
ſuivent ardemment leurs femelles, & que
chacun d'eux cherche à s'approcher de celle
qu'il aime. Le *lumpus*, poiſſon, a ſur la
poitrine un corps particulier, par le moyen
duquel il s'attache à ſa femelle.

Un Auteur a remarqué qu'effectivement
les poiſſons avalent leurs œufs, mais que
les mâles en avalent comme les femelles,
& que c'eſt plutôt pour s'en nourrir, que
pour les féconder.

§. X. *Phénomènes de l'accouplement des*
animaux.

Les teſtacés hermaphrodites s'accouplent
comme les autres animaux ; les eſcargots
font ſortir leur verge d'une fente qui leur
eſt particuliere, & étant unis deux enſem-

ble, les deux verges s'entortillent comme deux cordes; enfin, au bout d'un très-long tems, ils répandent une femence gluante, & la font pénétrer dans une matrice qu'ils ont au col : ces mêmes animaux, du moins quelques-uns d'entr'eux s'excitent mutuellement avec leur aiguillon ; chacun des deux qui s'uniffent enfemble, féconde l'autre & en eft fécondé.

Tous les infectes introduifent leur verge dans la vulve de leur femelle, ou certainement reçoivent avec cette verge la vulve qui vient s'y préfenter, & ils fçavent s'arranger pour cela, quoique le mâle ait la verge placée dans un autre endroit de fon corps, que celui où la femelle a fa vulve. Quelques-uns achevent très-promptement, d'autres y mettent plus de tems.

Les reptiles froids introduifent deux verges dans deux vulves, comme les viperes.

Les mâles, parmi les quadrupedes froids, montent fur leurs femelles, & quelques-uns de ces animaux, pour faire fortir des œufs du corps de la femelle, lui preffent les côtés avec une certaine chair fongueufe en forme de pouce, qui leur eft particuliere, & qui leur vient pour cet effet aux environs de leur tems de chaleur; ils font très-long-tems à confommer cet ouvrage ; & ils fécondent, tant les œufs qui font fortis de la femelle, que ceux qui lui reftent dans le corps.

Les oifeaux ont très promptement fini, à peine à-t-on le tems de voir la verge s'introduire dans le corps de la femelle, excepté dans ceux qui font grands. Ils montent fur le dos de leurs femelles, qui découvrent leur croupion pour leur donner plus de facilité.

Cette pofition eft celle de la plûpart des quadrupedes dans l'acte vénérien, le mâle eft appuyé fur fes pieds de derriere, & embraffe la femelle avec ceux de devant. On a dit que cette pofition étoit auffi naturelle à l'homme, parce que le clitoris éprouve alors des frottemens de la part du frein, & par conféquent des parties très-fenfibles, de la part d'autres parties qui le font auffi ; mais ce n'eft pas parler en Anatomifte, car le clitoris eft hors du vagin ; cet Auteur auroit pu en chercher une raifon dans la parois antérieure du vagin, qui étant plus longue, éprouve dans fon extrémité des chatouillemens de la part du frein & du gland. On dit que les éléphans confomment cet acte dans la même fituation que l'homme.

Il y a dans la verge du chien deux tumeurs, dont l'une eſt au bord du prépuce, & l'autre ſur le gland, qui l'aident dans le coït ; mais ces animaux n'ayant point de véſicules ſéminales, ſont très-long-tems dans cette opération ; & par là ces tumeurs ſe gonflent conſidérablement, retiennent la femelle attachée au mâle, & l'empêchent de ſe ſauver comme elle le voudroit. On auroit tort de croire a cauſe de cela, que le chien, ainſi que le lion & le chat, ne s'accouplent pas dans la même ſituation que les autres animaux.

Dans tous les animaux, l'acte vénérien ſe conſomme par le frottement répété de la verge contre le vagin ; c'eſt la force de ce frottement qui fait que le mâle éjacule ſa ſemence, pour la lancer dans le vagin, ou la matrice ; car il n'eſt pas encore décidé juſqu'où elle pénetre.

§. X I. *En quel endroit eſt portée la ſemence du mâle.*

On croyoit autrefois unanimement que la ſemence du mâle étoit dardée juſques dans la matrice.

Galien aſſure qu'on la trouve toujours dans la matrice des animaux ; & parmi les modernes, il y a de célébres Obſervateurs qui l'y ont vue dans la vache & dans la lapine ; enfin même dans la femme, quoique les occafions de faire ces recherches dans la femme ne fe préfentent pas fouvent.

On a même ajouté qu'elle pénetre jufqu'aux trompes dans la lapine, ainfi que dans la femme, enfin même jufqu'à l'ovaire.

C'eft pourquoi dans le *marfupialis*, dont le mâle a deux verges & la femelle deux vagins, la femence peut être lancée dans l'un & dans l'autre.

C'eft ainfi que différens Auteurs ont écrit, que dans l'efpece humaine le bout de la verge s'introduit dans l'orifice de la matrice, qu'il y eft retenu, que la matrice fuce le gland qui en chatouille l'orifice ; que quand la verge eft trop longue, il y caufe de la douleur, & qu'enfin les ligamens s'alongent, afin que la matrice vienne pour ainfi dire au devant de la verge, dans le tems de l'acte vénérien.

C'eft une vieille opinion, que la femelle conçoit dès qu'elle a retenu la femence ; dans le vulgaire on en eft perfuadé ; & on croit qu'il n'eft pas poffible qu'elle conçoive fans l'avoir retenue, & que dès qu'elle a conçu, l'orifice de la matrice fe ferme ; c'eft ce qu'on penfe des vaches, des biches, des femelles de hériffon & des chiennes ;

& on dit que c'eft par cette raifon que la jument répand de l'eau à l'inftant qu'elle a été faillie.

Un Auteur rapporte qu'un homme communiqua à fa femme par le moyen du coït, la vertu d'un purgatif qu'il avoit pris ; je doute fort de l'exactitude de cette expérience.

Le célebre Harvée eft le premier qui ait dit que la femence ne fe trouve point dans la matriee ; dans toutes les expériences qu'il a faites fur des biches, des lapines & des chiennes, qu'il a ouvertes après l'acte vénerien, il n'y a rien trouvé.

Ce grand homme a fûrement dit la vérité ; car j'ai ouvert un grand nombre de femelles d'animaux qui avoient été couvertes, & je n'ai prefque jamais trouvé de femence dans la matrice, & je voyois diftinctement qu'il y en avoit dans le vagin.

Nous avons beaucoup d'exemples de femmes qui ont conçu & font accouchées, quoique chez les unes l'entrée du vagin fût extrêmement étroite ; dans les autres, quoique la membrane de l'hymen fût dans fon entier, foit que ce fût naturellement, foit que par fuite de maladie, il fe fût fait une adhérence contre nature ; enfin dans d'autres, quoique la matrice n'eût point d'orifice.

Il y a auſſi de ces exemples dans les brutes ; on en a vu concevoir avec le vagin bouché ; une cavalle bouclée a fait un poulain, & dans des cas particuliers où la matrice ou la trompe étoient pleines d'eau, on a vu reſſortir la ſemence du mâle.

On a dit auſſi, & non pas ſans raiſon, qu'il y avoit dans les animaux beaucoup de cauſes qui pouvoient empêcher la ſemence de pénétrer ; comme pluſieurs rangs de valvules cartilagineuſes à l'orifice de la matrice, la petiteſſe exceſſive de la verge des oiſeaux ; une trop petite quantité de ſemence ne peut pas faire tout le chemin qu'il y a à parcourir, pour pouvoir arriver juſque dans la trompe, faute d'avoir mis aſſez de tems à l'action ; car il ſemble qu'il faut une certaine quantité de liqueur prolifique, pour pouvoir féconder pluſieurs œufs à la fois. De plus on obſerve que la matrice des brebis & des autres animaux eſt pleine de valvules, qu'elle eſt dure, & comme ſcellée.

On récuſe les expériences de Ruyſch, & on penſe qu'il a pris pour de la ſemence le mucus de la cavité de la matrice & des trompes ; ce mucus reſſemble à de la ſemence ; on en a trouvé de pareille dans les trompes de nouvelles accouchées, qu'on ne pouvoit pas foupçonner d'avoir reçu leur mari depuis peu.

On ne convient pas non plus que la verge pénetre jufque dans l'orifice de la matrice, & on croit qu'il fuffit pour que la femme puiffe concevoir, que la verge approche de la vulve, & que la femence foit lancée dans le vagin.

C'eft pourquoi de grands hommes font perfuadés qu'il fuffit pour cela que l'efprit féminal, c'eft-à-dire la vapeur de la femence, s'exhale de la matiere prolifique du mâle ; à la bonne-heure, fi cette vapeur fortoit avant l'éjaculation de la femence ; une femme peut concevoir, & il y en a qui conçoivent effectivement, quoique cette matiere épaiffe forte de la vulve après l'acte, & qu'elle n'y foit pas retenue ; outre cela, il eft certain que la matrice ne fe ferme pas toujours après la conception, & que quelquefois fon orifice refte béant (1).

____

(1) Il eft vrai qu'on trouve affez fouvent, feulement dans les femmes qui ont eu plufieurs enfans, l'orifice de la matrice béant du côté du vagin ; mais cet orifice n'eft que l'ouverture d'un canal conique de la longueur d'environ un pouce, dont l'extrémité s'ouvre dans la matrice. Quoique l'extrémité de ce canal foit ouverte du côté du vagin, il ne s'enfuit pas delà qu'il le foit auffi du

En

En faisant réflexion fur tout cela, je penche néanmoins vers l'opinion reçue. 1°. Il n'eft pas poffible de répondre à ceci : quand la conception n'a pas lieu, la femence s'écoule de la vulve ; elle refte au contraire quand elle a lieu : c'eft à ce figne que les femmes reconnoiffent qu'elles font groffes, & c'eft par-là auffi qu'on juge que les femelles d'animaux font pleines. Il n'eft pas poffible que la femence refte dans le vagin ; il eft donc néceffaire qu'elle foit retenue dans la matrice.

Certainement il eft difficile de croire que Ruyfch n'ait pas diftingué la femence d'une humeur muqueufe ; il l'a vue coagulée, & plufieurs autres l'ont vue de même. La femence qui reffort de la vulve fe coagule, fi on la reçoit dans un vafe plein d'eau, & va au fond.

Quelques femmes m'ont avoué, cet aveu à la vérité leur coûte, qu'elles reffentent plus de plaifir quand l'extrémité de la verge frotte contre le bord de l'orifice de la matrice.

Je ne vois pas pour quelle raifon la nature auroit fait fi longue la verge du

---

côté de la matrice ; j'ai fait cette remarque p. 182, & & je m'en fuis affuré plufieurs fois par l'infpection.

taureau, du cerf, du cochon, & d'autres animaux, s'il suffisoit pour la conception qu'ils répandissent dans l'entrée du vagin, un peu d'esprit séminal ; car elle a mesuré dans tous les animaux la longueur de l'instrument du mâle, à la profondeur des organes de la femelle, de façon qu'il remplit le vagin dans toute sa longueur & va jusqu'au fond. Tout le plaisir est dans le gland, l'animal auroit pu en ressentir tout autant, quoique sa verge eût été moins longue.

Dans les filles imperforées, de même que dans celles où l'entrée étoit étroite, l'ardeur du mari a suffi pour lever les obstacles, & ensuite les parties qui ont été déchirées & ensanglantées, ont pu se réunir comme deux doigts se collent ensemble après une plaie. On a vu le vagin s'ouvrir dans le rectum, dans une femme qui est venue grosse par l'anus. Il y a des exemples de débauchés qui ont introduit leur verge dans le méat urinaire.

Les expériences d'Harvée, ainsi que les miennes, ont probablement été faites trop long-tems après le coït, pour qu'elles puissent prouver qu'il ne se trouve point de semence dans la matrice, car elle avoit pu s'écouler avant l'ouverture du cadavre, ou bien une petite quantité a pu suffire quoique le reste se fût échappé. Enfin ce que l'on dit pour prouver que la semence ne parvient pas à la matrice n'est pas assez constant ; car quoique je l'aie le plus souvent trouvée dans le vagin , je l'ai aussi trouvée dans la matrice d'une brebis qui fut tuée quarante-cinq minutes après le coït.

Cardellin dit que l'homme verse deux gros de semence dans l'acte vénérien ; or rien n'empêche que cette quantité & ce poids d'une humeur visqueuse ne soit dardée beaucoup plus loin qu'il n'y a de distance jusqu'à la matrice. On sçait par des expériences que la décence ne permet pas de rapporter, qu'un homme sain & qui a été quelque tems sans en répandre, la jette bien au-delà de cette distance.

J'en dirai de même des trompes , elles sont étroites , mais on peut assurer qu'elles se dilatent dans l'acte vénérien , & ce qu'il y a de trop dans la matrice reflue dans leur cavité ; les phénomenes qu'on observe dans l'ovaire après la fécondation , semblent prouver que la trompe est le canal par où passe la semence.

Je ne sçais si cette remarque est de quelqu'importance ; mais il est d'observation que les femmes deviennent plus facilement grosses immédiatement après leurs regles ; la chose est constante, & les femmes le sçavent si bien, que celles qui craignent de faire des enfans, craignent aussi d'habiter avec leur mari dans ce tems.

Peut-être est-ce parce que l'écoulement du sang a relâché les parties & a ouvert l'orifice de la matrice ; à moins que ce ne soit parce qu'alors les parties sont plus sensibles & plus propres à la volupté. Il est certain que le vagin est fort sensible pendant l'écoulement des regles, & qu'il est même douloureux chez quelques femmes.

§. XII. *Ce qui arrive aux femmes pendant l'acte vénérien.*

D'abord elles ressentent du plaisir. Communément les femmes n'en conviennent pas, celles même qui pourroient l'avouer sans rougir, assurent qu'elles ont conçu sans la moindre volupté ; il y en a d'autres qui sont plus franches & qui confessent qu'elles desirent les approches, & qu'elles y prennent plaisir ; cette sensation peut à la vérité être plus vive dans une femme & plus foible dans une autre.

Outre ce sentiment voluptueux, il se porte plus de sang aux parties génitales, & il y a une certaine chaleur.

J'ai déjà dit que l'orifice de la matrice
étoit senſible ; le clitoris l'eſt exceſſivement,
mais cette derniere partie eſt peu affectée
dans le coït ; il eſt vraiſemblable que les
rides du vagin ſont très-ſenſibles , il s'y
trouve des houppes nerveuſes , il y en a
auſſi à l'entrée de la vulve & aux nimphes ;
ces parties peuvent être le ſiége de la volupté , & cette volupté faiſant affluer du
ſang vers les organes de la génération , les
rend plus chauds , les gonfle , & ils en deviennent plus ſenſibles.

Il eſt certain que dans les jeunes femmes qui prennent du plaiſir à l'acte vénérien , le vagin ſe gonfle pour ſerrer plus
étroitement la verge ; cela peut arriver en
partie par l'action du muſcle conſtricteur
du vagin que les eſprits animaux irritent
& font contracter , & en partie par le gonflement des vaiſſeaux du plexus rétiforme
& des corps caverneux du vagin & du clitoris ; car on peut croire que ces corps caverneux ſe rempliſſent de ſang dans la femme, comme dans l'homme ceux de la verge.

Dans les animaux qui s'accouplent rarement, on treuve le vagin enflammé, &
on voit des vaiſſeaux apparens à l'orifice
de la matrice ; il y a des femmes qui ſont
dans le même cas.

A a iij

On dit que quand les femmes ont conçu, elles éprouvent une certaine senfation qui participe du plaifir & de la douleur ; on ajoûte même qu'elles friffonnent ; Hipocrate dit de plus qu'elles font claquer leurs dents. D'autres prétendent que quand la femme conçoit, elle reffent de la douleur au nombril , un certain trouble dans le ventre , & un chatouillement dans la région ifchiatique.

C'eft pourquoi ils ajoutent qu'il y a des femmes qui s'apperçoivent qu'elles font groffes dès le lendemain.

Je ne fçais effectivement pourquoi une fille nouvellement déflorée fent un orgafme dans toute l'habitude du corps qui en gonfle toutes les parties ; & il y a encore des modernes qui ajoutent foi à cette vieille épreuve, de mefurer le col d'une nouvelle mariée avec un fil la veille de fes nôces ; ce fil le lendemain eft trop court pour en faire le tour , comme il le faifoit la veille.

Tout cela me paroît trop fort, & difficile à éprouver ; car dans le tems qu'une femme eft dans les bras de fon mari, elle n'eft guères en état de faire des expériences ; d'ailleurs les femmes ne s'apperçoivent qu'elles ont conçu que long-tems après , & elles ne fe fouviennent plus de ce qu'elles ont éprouvé alors. Des femmes de qui je pouvois espérer un aveu sincère, ne m'ont pu rien apprendre au sujet de ce frisson & de la douleur qu'on dit qu'elles éprouvent.

§. XIII. *La femme a-t-elle de la semence.*

Cette question est très-importante & mérite d'être discutée avec beaucoup d'attention. Hipocrate prétendoit que les femmes avoient leur semence, il disoit même que si c'étoit celle de la femme qui avoit le dessus, elle faisoit une fille; Pythagore donnoit aussi de la semence aux femmes ; Démocrite, Anaxagore, Alcmœon, Parmenide , Empédocles , Epicure qui n'est pas si ancien, Sphærus, enfin Galien ont tous dit que la femme avoit de la semence, mais en moindre quantité & moins parfaite que dans l'homme ; & ils disoient qu'elle descendoit dans la matrice par les cornes : Zenon le nioit, & Hippon ne disoit pas que la femme n'avoit point de semence, mais que c'étoit une liqueur inutile pour la génération, puisqu'elle se répand au dehors.

Galien prouvoit que la femme en avoit, par une expérience qu'il avoit faite sur la femme même; il avoit vu une femme rendre avec grand plaisir une humeur épaisse, par l'irritation de ses parties génitales, & il disoit que cela arrivoit quelquefois en dormant. Avicenne rapporte un pareil exemple d'une femme à qui on avoit fait rendre de la semence ; enfin, Zacutus & un Auteur moderne rapportent des exemples de pollutions de femmes, même sans coït.

D'autres prétendent que la femme en rend aussi dans les approches ; & comme il y en a qui ont pris pour de la semence le mucus de l'entrée du vagin ; ils disent qu'il sort du vagin une humeur toute différente de ce mucus, & bien plus épaisse, qui en sortant cause un grand plaisir, & dont la perte affoiblit. On ajoute que la femme ne l'éjacule pas si promptement que l'homme, mais en plus grande quantité, si l'acte se répete.

Qu'elle se mêle avec celle de l'homme, & qu'il ne peut pas se faire de conception sans que l'homme & la femme n'éjaculent en même tems, & sans qu'il ne se fasse un mêlange des deux semences.

Les anciens faisoient sortir cette semence de ce qu'ils appelloient les testicules des femmes, & ils disoient même qu'on avoit vu de la semence dans les organes que nous appellons actuellement les ovaires, & ils penſoient qu'elle étoit portée dans les trompes par je ne ſçais quels vaiſſeaux. Cette opinion a été renouvellée depuis peu par M. de Buffon ; il dit qu'il ſort de l'ovaire & du corps jaune, une humeur ſemblable à celle d'un œuf, que cette humeur eſt éjaculée dans l'acte vénérien, qu'il la regarde comme une vraie ſemence, comme nous le dirons ailleurs, & dont il admet le mêlange avec celle de l'homme.

D'autres ont cru que la ſemence venoit plutôt de l'ovaire de Naboth ; mais d'autres, en aſſurant que la femme a de la ſemence, avouent qu'ils ignorent ſon origine.

Il y a long-tems que Fallope a dit ſagement qu'on ne trouvoit pas de ſemence dans les teſticules des femmes.

D'autres ont obſervé que la ſemence des femmes n'étoit pas cette humeur que quelques femmes répandent dans l'acte vénérien, ils l'ont vu ſortir des lacunes qui ſont aux environs de l'extérieur du vagin, d'où ſort la mucoſité ; cette humeur ne tombe pas dans la matrice, mais elle ſe répand au dehors ; d'ailleurs il n'arrive que très-rarement qu'une femme rende quelque humeur dont l'homme ſe ſente mouillé, & encore faut-il que la femme ſoit très-lubrique ou groſſe.

Je ne nierài cependant pas que le mouvement qu'éprouve la matrice, dans le tems des approches, en se hauffant & se baiffant, ne puiffe faire fortir quelque humeur, de fon corps, ou de fon col ; mais cette humeur n'eft pas de la femence, puifqu'il eft certain que ce n'eft pas la matrice, mais l'ovaire, qui fournit la matiere· premiere de l'animal.

Nous allons décrire de fuite les changemens que la conception produit dans l'ovaire ; quand même il s'échapperoit quelque liqueur après la rupture de la véficule, elle eft en trop petite quantité pour qu'on puiffe l'appercevoir hors du vagin. Nous parlerons de la liqueur du corps jaune ; la célébrité de celui qui en a fait la découverte nous prefcrit d'en parler avec le plus d'élégance poffible.

§. XIV. *Des changemens que produit dans la matrice & les trompes, l'acte vénérien.*

Les vaiffeaux de la matrice font prefque toujours pleins de fang, immédiatement après la conception ; ce vifcererougit & paroît enflammé, il devient plus étendu, plus tomenteux, & comme fpongieux ; quelques heures après, quand la semence en est sortie, tout cela se dissipe.

Il se fait un changement notable dans les trompes; on les trouve pleines de sang & plus amples , & il y a une quantité d'humeur dans leur cavité.

Dans le tems de la fécondation, comme cela arrive , même souvent hors du tems de l'acte vénérien , la trompe est tournée du côté de l'ovaire , & s'y applique, le morceau frangé s'y adapte , & enfin l'embrasse ; son embouchure se resserre de façon , qu'il est nécessaire que l'œuf tombe dans la trompe , & que le corps jaune ou la vésicule s'avance dans son canal qui l'embrasse ; j'ai observé cela dans une lapine, le sixieme jour de sa conception ; la vésicule qui est attaché à l'ovaire par le moyen d'un tissu cellulaire , étoit contenue dans la trompe, qui s'étoit assez épanouie pour la contenir ; & dans la truie, le sac qui renferme la trompe embrasse si étroitement l'ovaire , qu'il est impossible que l'œuf puisse être devié.

Il y a à la vérité des gens qui nient que la trompe se tourne vers l'ovaire , qu'elle l'embrasse, & qu'elle en reçoive les œufs, & ils objectent que dans leurs dissections ils n'ont trouvé aucun changement dans ce canal.

Mais ces expériences négatives ne peuvent pas empêcher de croire ceux qui aſſurent avoir vu, ſur-tout quand un grand nombre d'exemples d'enfans qui ſe ſont trouvés dans la trompe, confirment qu'il y a un chemin ouvert de l'ovaire à la trompe, & que la trompe s'attache ſi bien à l'ovaire, que quoique la mort puiſſe l'en détacher, cependant il eſt étonnant que les douleurs que l'on fait ſouffrir à l'animal ſur lequel on fait l'expérience, ne détruiſent pas plutôt cette adhéſion convulſive.

Les trompes même s'attachent à l'ovaire d'une autre part, par les extrémités de leurs franges, & même dans le cadavre ; car ſi on injecte leurs vaiſſeaux, & qu'on diſtende leur tiſſu ſpongieux, elles ſe tournent du côté de l'ovaire & s'y attachent ; il y a des hommes célébres qui penſent que dans les approches cela ſe fait par une eſpece d'érection.

A la vérité il n'eſt pas aſſez certain qu'il y ait des fibres muſculaires dans la trompe, & on ne connoît pas aſſez le méchaniſme par lequel les trompes ſe tournent très-certainement vers l'ovaire, dans les animaux chez leſquels il eſt rare que les approches ſoient ſans fécondation ; mais quoique nous ignorions le méchaniſme, le phénomène n'en eſt pas moins certain.

Enfin, ceux qui ont vu que le morceau
frangé étoit éloigné de l'ovaire dans les
premieres heures après la fécondation, &
que vingt - fept heures après il s'y appli-
quoit dans les lapines, & cinq ou fix heures
après dans la vache, concluent auffi contre
la réalité de la chofe, parce qu'ils ne l'ont
pas vue, & d'ailleurs ils conviennent avec
nous que l'œuf fécondé eft porté dans la
matrice par la trompe, ils nient feulement
que dans la conception, la femence par-
vienne à l'ovaire par le même canal.

Mais ce fentiment n'eft pas probable,
puifqu'il eft bien plus fimple de croire que
le fpafme vénérien fait changer la trompe
de fituation, & la fait tourner vers l'ovaire,
que d'imaginer qu'elle fe tourne ainfi au
bout de quelques jours, quand il n'y a plus
de caufe qui lui faffe éprouver ce changement ; le fpafme vénérien met les trompes
à portée de recevoir les œufs ; l'exemple
des oifeaux le prouve, leurs femelles pondent dès qu'on leur chatouille le dos ; en
agaçant ainfi le conduit des œufs, qui eft
fenfible, on le fait s'approcher de l'ovaire,
& il charie l'œuf dans le cloaque.

Il faut cependant avouer que de tous les
phénomènes de la conception, l'adhéfion
de la trompe à l'ovaire eft celui fur lequel
nous avons moins d'expériences fûres.

§. XV. *Quels sont les changemens qui arrivent à l'ovaire. La vésicule se rompt & se change en un calice semblable à une glande.*

Les ovaires éprouvent dans la conception des changemens notables. Des Auteurs disent qu'ils se gonflent, pour moi je n'en suis pas assez certain par mes propres expériences ; mais d'autres disent que leurs vaisseaux sont gorgés de sang, c'est ce que j'ai vu dans une petite chienne. Je vais rendre compte de ce que m'a appris mon expérience sur les changemens qui arrivent à l'ovaire, quand la liqueur prolifique l'a pénétrée, & mes observations peuvent s'accorder avec celles de ceux qui se sont appliqués à cet objet.

J'ai dit ailleurs qu'il y avoit dans l'ovaire des vésicules pleines d'une humeur claire & susceptible de coagulation.

Je n'ai rien vu dans la brebis si ce n'est une vésicule gonflée, qui avoit sur le milieu de sa convexité une tache rouge, sanguine, qui paroissoit à travers la membrane extérieure de l'ovaire. J'avois fait l'ouverture de cette brebis quarante-cinq minutes après qu'elle eût été couverte. J'ai encore vu dans une brebis une demie heure après la fécondation , une de ces véficules s'élever fur la furface de l'ovaire & faire tant de faillie au-deffus des autres , qu'elle paroiffoit prête à fe rompre. Autour de cette véficule il y en avoit d'autres plus petites ; ce fut la même chofe dans une autre brebis au bout de trois heures. Une demie heure après le coït on voyoit une fente dans la plus grande des véficules ; dans une autre brebis cette fente fe fit appercevoir une heure après ; dans une feconde brebis deux heures après , & dans une troifieme au bout de cinq heures ; fa membrane fine étoit percée d'un trou rond ; cette véficule étoit enflammée à l'intérieur , parfemée de petits vaiffeaux d'une certaine grandeur , & il y avoit un peu de fang épanché dans fa cavité. On voyoit au bas du petit œuf des petits flocons comme des poils ; en introduifant de l'air par le petit trou on foulevoit la véficule ; la liqueur s'étoit écoulée , & l'ovaire en étoit enduit.

La membrane de l'œuf parut un peu plus épaiffe cinq heures après, c'étoit là le premier figne de la formation du corps jaune.

Vingt-deux heures après on voyoit manifeftement que l'œuf étoit devenu un corps jaune , de façon que la membrane

de la véficule étoit plus épaiffe & l'"œuf
étoit rouge & comme enflammé ; les flocons
étoient plus apparens , & l'on appercevoit
dans la cavité de l'œuf quelques ftries fanguines & une mucofité fur fa furface ; la
fente qui étoit fur ce corps étoit alors plus
petite. J'ai vu dans une petite chienne le
premier jour de la fécondation une fente
qui menoit à l'entrée du corps jaune ; il
étoit déja fphérique , très-plein de vaiffeaux & creux , de façon qu'on en faifoit
fortir une liqueur coagulable.

Après quarante-huit heures le corps jaune étoit prefqu'entiérement formé , il étoit
beau, d'une couleur très-vive, & femblable
au mammelon d'une jeune fille ; fa figure
étoit ovale, on pouvoit le comparer à une
végétation charnue, ou à une fraife ; il étoit
entiérement fanguin, au lieu des petits flocons qui étoient tout autour de la petite
foffe qu'avoit occupée l'œuf, on y voyoit
comme des grains qui végétoient, s'allon-
geoient dans la loge du corps jaune naiffant , & paroiffoient fe preffer de la remplir. On voyoit une fente à l'extérieur de
l'ovaire au moyen de laquelle on pouvoit
introduire un ftilet dans la foffette, & il y
avoit dans cette foffette de la férofité & un
caillot de fang.

Je

Je ne puis déterminer précisément combien il y avoit de tems que les deux brebis dont je parle avoient conçu, mais c'étoit depuis peu. Il y avoit une efpece de baie rouge qui s'élevoit fur l'ovaire de la feconde. Après que j'eus enlevé la membrane de l'ovaire, je vis que ce corps reffembloit à une mamelle & à fon mamelon. Quand ce mamelon eut acquis plus de volume, il reffembloit à une glande conglomérée, d'un rofe pâle, pleine de petits grains; il étoit recouvert de la membrane de l'ovaire dont il faifoit plus de la moitié. La membrane qui couvre le mamelon eft fi fine qu'à peine voit-on qu'il y en a une, elle eft de même pleine de grains. Mais la fente avoit déja été fermée, & au lieu d'une foffette il y avoit alors une chair ferme femblable à une glande, mais tendre & enfanglantée; elle étoit trois fois plus groffe qu'au bout de vingt heures, & il y avoit une autre véficule très-groffe à côté de celle-ci.

Dans une chienne le quatrieme jour c'étoit plutôt une véficule qu'un corps jaune. Je ne fçais fi dans cette chienne la fécondation s'étoit faite entiérement; je n'ai point vu de fente dans une autre véficule pleine d'une liqueur fufceptible de coagulation, au deſſous de laquelle il y avoit une eſpece de corps glanduleux.

Le ſixieme jour, le corps qui peu de tems après mérite d'être appellé corps jaune, étoit déja parvenu à ſa perfection, il reſſembloit à un mamelon de femme, il étoit rouge & mol, & la foſſette étoit ſi pleine de flocons qui avoient pouſſé dans ſa cavité, qu'il n'y avoit qu'un très-petit paſſage pour aller au fond ; elle étoit plutôt affaiſſée ſur le mamelon que creuſe ; après que j'eus ſéparé le tout, il ſe ſoutenoit comme une glande. Tout ce corps étoit renfermé dans une membrane qui paroiſſoit évidemment être plutôt une véſicule particuliere, qu'une production du tiſſu cellulaire de l'ovaire.

Le huitieme jour le corps jaune n'avoit plus d'ouverture ni de foſſette ; dans une chienne j'ai vu encore la fente le neuvieme jour ; mais elle étoit peu apparente ; elle étoit preſque fermée dans la brebis le dix & douzieme jour. Le corps jaune eſt toujours de cette nature, quoiqu'il éprouve différens changemens, que nous détaillerons plus bas ; je l'ai pourtant encore trouvé dans d'autres chiennes creux & rougeâtre avec une fente qui conduiſoit dans ſa cavité, le onzieme jour, même le dix-ſeptieme & le vingt-fixieme, & d'autrefois je l'ai trouvé fans ouverture le quinzieme jour, comme dans la brebis. Enfin je l'ai vu fermé dès le troifieme, car il y a là-deffus des variétés à l'infini.

Avant d'aller plus avant, il eft néceffaire de faire des remarques très - importantes. D'abord je n'ai jamais vu de corps jaune dans les animaux qui n'avoient pas encore fouffert les approches du mâle, ni dans l'efpece humaine, ni dans les brutes. Régnier de Graaf, & le célebre Morgagni, font d'accord avec moi fur ce point, qui eft de grande importance.

Même dans les daims, ce tubercule fibreux qui chaffe l'œuf de l'ovaire, paroît immédiatement après la conception.

Quoique M. de Buffon dife que le corps jaune fe trouve dans l'animal vierge, & que d'autres grands hommes rapportent qu'on en a trouvé dans les filles ; cependant il s'en faut de beaucoup que je n'y ajoute foi.

J'ai fait là-deffus beaucoup plus d'expériences que qui que ce foit. J'ai ouvert environ quarante brebis & trente chiennes, indépendamment des chévres, des vaches, des truies, des loirs, des lapines, enfin le cadavre de fept femmes mortes pendant la groſſeſſe, ou après un avortement, ou en couches. Graaf avoit de même fait l'ouverture de cent lapines & de quarante brebis.

Et parmi tant d'expériences, je n'ai jamais trouvé de corps jaune, ſans trouver auſſi des cotyledons qui provenoient d'une conception précédente ; ce qui faiſoit que je donnois un démenti formel à ceux qui m'avoient vendu ces animaux, comme n'ayant jamais conçu, ou dans leur premiere conception.

Dans tous les ovaires que j'ai examinés, je n'ai trouvé ni taches, ni rien de jaune, ce qu'il y avoit étoit évidemment les débris des corps jaunes. Pour que ce fuſſent les principes de ces corps, il faudroit que ces grains jaunes fuſſent petits dans le fœtus, qu'ils priſſent de l'accroiſſement avec l'âge, & qu'ils fuſſent trèsgrands dans le tems de l'acte vénérien & de la conception ; ces corps devroient auſſi être délicats & mous dans un jeune animal, s'endurcir enſuite peu-à-peu, & devenir calleux ; nous voyons tout le contraire ; on n'apperçoit rien de jaune avant la conception ; dans les premieres heures on voit de la délicateſſe, mais dans la membrane & dans la véſicule ; enſuite on voit cette délicatesse dans le corps jaune nouvellement formé, qui prend naissance des especes de poils & flocons rouges, & non de la tache blanche, & seulement à la partie inférieure de la vésicule.

Il est évident que ce corps jaune n'est qu'une dégénérescence de la vésicule, qui commence par se gonfler, & se rompt ensuite, & il en résulte une plaie qui fournit du sang; après cela, l'humeur qu'elle contenoit s'étant échappée, l'intérieur se remplit de flocons, qui acquiérant peu-à-peu de la solidité, & prenant la figure de grains remplissent la cavité de la vésicule; son ouverture se ferme ensuite; la collection de ces grains ressemble à une glande, & prend alors le nom de corps jaune; c'est pourquoi il est de toute impossibilité qu'il y ait un corps jaune dans l'ovaire, sans qu'il y ait eu auparavant des approches du mâle; puisqu'il est de loi naturelle que le corps jaune ne soit que la vésicule changée de nature, & que ce corps ne soit pas en se formant, un petit corps de son espece, disposé à augmenter de volume, mais qu'il naisse d'une vésicule, & s'accroisse.

§. XVI. *Le corps jaune.*

Depuis le douzieme jour de la conception, ce corps jaune pâlit de jour en jour ; quantité d'obſervations faites le 13ᵉ. le 14ᵉ. & 17ᵉ. jour & pendant toute la geſtation, l'ont prouvé ; il devient comme une glande ronde formée de grains, unis par une membrane celluleuſe, ſur laquelle ſerpente un grand nombre de vaiſſeaux ; elle s'endurcit enfin, & devient preſque calleuſe ; on peut la ſéparer de l'ovaire, mais elle n'eſt pas creuſe, elle eſt plutôt affaiſſée ; à meſure que la groſſeſſe avance le corps jaune diminue peu-à-peu, de façon qu'il eſt plus grand quand le fœtus eſt petit, & moindre quand il a pris de l'accroiſſement ; & cependant ſouvent dans la brebis, dans la chienne, & même dans la femme, il reſte encore des veſtiges de ſon ancienne cavité, long-tems après.

Je l'ai trouvé ſans ouverture dès le troiſieme mois dans une femme groſſe ; la fente étoit bouchée par une membrane bleue très-fine, à travers laquelle on l'appercevoit.

Dans une autre femme qu'on avoit puni de mort, il y avoit à la membrane un trou à-peu-près rond, rougeâtre, même avec inflammation ; le corps jaune étoit deſſous, il étoit creux, on pouvoit le faire gonfler, & le ſéparer de l'ovaire, auquel il étoit attaché par des vaiſſeaux.

On l’a vu creux au 2ᵉ. mois dans une autre femme, avec un fœtus dans l’ovaire, & dans une autre, avec un fœtus dans la trompe ; Roederer l’a aussi trouvé bouché dans une femme grosse.

La marque de la plaie reste même long-tems à l’enveloppe de l’ovaire ; on y voit une petite fente, ou du moins l’enveloppe bleue & délicate qui la recouvre, étant transparente, on apperçoit la fossette, & le corps jaune qui est caché dessous.

Il reste souvent jusqu’après l’accouchement.

Dans le premier cadavre de femme en couches que j’ai ouvert, j’ai apperçu une ouverture, au moyen de laquelle paroissoit le corps jaune, rond, de couleur d’or, peu adhérent, glanduleux, vasculeux, & ayant une fente, mais il n’y restoit aucune cavité; je l’ai vu de même dans une autre. Dans une troisieme, j’ai vu une tache sanguine sous laquelle étoit le corps jaune, de la grosseur d’une aveline ; il étoit glanduleux, fendu, de couleur d’or, avec plusieurs vaisseaux, comme le premier, qui lui venoient de l’ovaire ; il n’y avoit non plus aucune cavité. Dans une 4ᵉ. femme, la fente étoit transparente, le corps jaune étoit presque hémisphérique, d’un jaune tirant sur le rouge, il y avoit une cavité d'une demi-ligne, peu profonde. Dans une femme qui fut pendue après être accouchée, il y avoit un corps semblable à une baie, plein de suc ensanglanté; ce corps étoit formé de petits globules, & soutenu par des vaisseaux, on pouvoit aisément le détacher. Enfin, dans une femme qui certainement n'avoit pas fait d'enfans depuis plusieurs années, j'ai trouvé deux petits sacs lenticulaires, jaunes, creux & un peu durs.

On a trouvé la cavité petite dans une accouchée; dans une autre il n'y avoit point d'ouverture; on a vu le corps jaune avec une cavité de la largeur de deux lignes, & l'ouverture d'une demi-ligne; on l'a vue assez grande pour contenir un pois. Fanton dit que le follicule est plus apparent après l'accouchement. Un homme célebre dit qu'il reste presqu'entier. On a vu des vestiges de la fente long - tems après l'accouchement, même deux ans. Dans les femmes qui sont punies de mort pour avoir fait périr leur enfant, par conséquent quelque tems après l'accouchement, on dilate encore la cavité de ce corps, en y introduisant de l'air.

Cependant il diminue peu-à-peu, & il devient à la fin un corps dur, jaunâtre, noirâtre, inégal, comme un petit fchirre ; ou il devient affez femblable à un œuf, qui à l'extérieur eft jaunâtre & comme fchirreux, & en dedans contient quelque chofe de brun, comme du fang coagulé.

Je m'imagine que ce font là les débris du corps jaune, qu'on a pris pour fes rudimens ; Valifnieri a vu, ou la véficule atrophiée, ou quelque autre chofe que je ne connois pas, ou un état maladif.

Si jamais on a trouvé un corps jaune dans l'ovaire, fans qu'il y eût conception, ce qui eft très-rare, il y a lieu de penfer qu'il y a eu avortement, ou que le fœtus a été détruit, de quelque maniere que cela ait pu fe faire, & qu'il a difparu.

Les cicatrices reftent très-longtems fur l'ovaire, ainfi que les fentes ; outre celles-là, il s'y en joint d'autres dont je ne fçais pas l'origine, fur la membrane de l'ovaire, qui fans cela eft fouvent réticulaire.

La grandeur & le nombre des corps jaunes ne font pas toujours les mêmes.

Moins il y a de tems que ce corps eft formé, plus il eft grand ; vers le dixieme jour de la fécondation, il tient une grande partie de l'ovaire, la moitié & même au delà, enfuite il diminue peu-à-peu, comme nous avons déja dit. Comme il n'y a qu'une véficule employée à former le corps jaune, elles ne font pas toutes confommées, & j'ai vu qu'il y en avoit plufieurs outre ce corps. Dans les premiers jours de fa formation, & même quand il eft volumineux, il y a beaucoup de véficules autour de lui feul, & il femble qu'elles cherchent à entrer dans fon fond. Cependant je les ai vues auffi comme écrafées, & cachées au point qu'on n'en voyoit aucune.

Le corps jaune s'éleve donc hors de l'ovaire, comme nous l'avons dit, il remplace la portion d'enveloppe qui manque; mais il fe concentre peu-à-peu, & enfin la membrane de l'ovaire le recouvre, la cicatrice refte, & à la fin l'enveloppe s'écarte, & on le voit: je l'ai trouvé formé & rentré dans l'ovaire dès le 19ᵉ. jour.

Je penfe qu'il y en a autant qu'il y a de fœtus.

Dans les animaux qui n'ont qu'un fœtus, il n'y en a qu'un; c'eft ce que j'ai vu la plûpart du tems. Dans la femme, la guenon, la vache, la femelle du chamois & la brebis, il y en a rarement deux. J'en ai vu deux dans une chêvre qui avoit eu deux petits, & plufieurs dans les animaux dont la portée eft de plufieurs fœtus; dans la chienne j'en ai vu 4, 5, 7 & 8; 6 dans la chate; dans la lapine, depuis 7 jufqu'à 12, de même dans la taupe, & 18 dans la truie; & jai fouvent trouvé le nombre des corps jaunes exactement égal à celui des fœtus; mais il faut bien diftinguer ceux qui font reftés des anciennes portées, de ceux qui font nouveaux & de la portée actuelle, & c'eft probablement faute d'avoir diftingué les anciens corps jaunes, qu'il y a eu à cet égard différentes opinions.

Ils n'ont certainement aucune fibre mufculaire, ils paroiffent n'être que vafculeux.

Les corps jaunes de la femme ne diffèrent en rien de ceux des autres animaux, je l'ai fouvent obfervé, du moins après fix femaines & un peu au-delà, car je n'ai pas eu occafion de faire l'ouverture de cadavres de femmes, avant ce tems, & n'en ai point faite dans les premiers jours de la conception; la defcription qu'en font ceux qui ont fait ces ouverturres dans les premiers jours eft telle, qu'il y a lieu de croire qu'ils font de même ftructure que ceux des animaux.

On a vu en outre des corps jaunes dans plufieurs animaux, dans la jument, l'âneffe, même la mûle, la vache, la biche, la femelle du daim, celle du chamois, la chêvre, la brebis, la truie, la lapine, la femelle du liévre, celle du loir, la taupe, la chienne, la chate & la guenon.

C'eft Volcher-Coïter qui en a fait la découverte; enfuite Graaf, Malpighi & Valifnieri en ont affuré l'exiftence dans les animaux ; & dans les femmes Bertrandi, Galeacius, du Verney le jeune, Littre, & Roederer. Je fuis le premier qui avec le fecours de M. Kuhlemann ai reconnu leur origine, le tems où ils fe forment, & qui ai ajouté qu'ils n'étoient faits que d'une véficule qui change de nature.

§. XVII. *Le fuc du corps jaune.*

Dans fon hypothèfe, M. de Buffon a été obligé de croire que les corps jaunes étoient tout prêts avant l'acte vénérien , & qu'ils contenoient une humeur fufceptible de coagulation, remplie de molécules organiques, toujours en mouvement, comme il y en a dans la femence de l'homme; mais il n'y a rien qui reffemble à ces corpufcules dans l'humeur des véficules.

Il a trouvé auffi cette humeur du corps jaune avec les mêmes corpufcules, dans la trompe.

Ce que nous avons dit plus haut, prouve affez que le corps jaune dans le premier tems de fa formation eft d'un certain volume , & qu'il eſt en même-tems délicat , ſanguin , & plein de lymphe coagulable. L'expérience même de M. de Buffon prouve qu'il n'y a aucunes molécules en mouvement dans une lymphe de cette nature ; & il ne ſeroit pas poſſible de concevoir , ſi la liqueur de cet organe renfermoit naturellement des corps organiques, pourquoi elle n'en contient qu'après la conception. Un Obſervateur très-induſtrieux & très-verſé dans l'uſage des microſcopes , aſſure qu'il n'y en a point dans la liqueur du corps jaune. D'ailleurs comme il y a une grande différence entre les teſticules de l'homme & ceux de la femme , on ne doit pas attendre de l'une & de l'autre une liqueur animée qui ſoit ſemblable , mais une humeur différente de toutes les autres , ſi approchantes qu'elles ſoient ; enfin il ſeroit inutile qu'il y eut aucune liqueur dans le corps jaune , puiſque ce corps n'exiſte pas dans le tems que ſe fait la conception ; il falloit plutôt, contre l'opinion de ce grand homme , que les particules animées ſe trouvaſſent dans les véſicules ; car il n'y a que les véſicules qui exiſtent quand la conception ſe fait , & il eſt très-probable que la conception ſe fait dans la plus grande de ces véſicules.

Enfin je penſe que ceux qui ont nié qu'il

y eut dans l'ovaire une voie & une ouverture par lefquelles l'œuf fortoit , ne dou-
teront plus après nos expériences qu'il y ait
une vraie fente dans l'ovaire , qui dans le
tems de l'acte vénérien fe fait par violence,
& qui eft fanglante ; outre cela plufieurs
autres obfervations s'accordent avec nos
expériences.

Je fuis certain que ce n'eft que par conjecture qu'on dit qu'il y a une valvule,
puifque cette ouverture n'eft point faite
avant la conception , & qu'elle n'eft faite
que par violence.

C'eft donc avec grande raifon qu'on fou-
tient qu'il n'y avoit aucune ouverture à
l'ovaire avant la conception , qui tendît à
la cavité de la véficule, ou à celle du corps
jaune.

§. XVIII. *L'œuf humain fort-il de l'ovaire.*

Puifque la véficule fait faillie à la furface
de l'ovaire, & fe rompt, & que ce changement n'a lieu que quand il fe fait conception, il eft très-probable qu'il fort quelque chofe de cette fente.

Les Ecrivains du fiecle dernier ont beaucoup travaillé à l'Anatomie comparée. Ils
voyoient dans les oifeaux , des œufs qui

reſſembloient fort aux véſicules de Graaf;
ils y voyoient un calice, c'eſt-à-dire un pédicule membraneux, vaſculeux, qui étendu
ſur le jaune, s'ouvroit & le renfermoit preſque tout entier; on voit de même un calice
attaché à l'ovaire quand l'œuf eſt tombé.

On voit un ſemblabe calice dans les
quadrupedes ovipares & dans quelques
poiſſons, comme dans la torpille.

De bons Obſervateurs ont vu auſſi dans
les quadrupedes quelque choſe qui reſſembloit à ce calice. Différens Auteurs de ce
ſiecle enſeignent qu'il y a une ſubſtance
jaune, attachée aux œufs des quadrupedes,
qu'elle eſt ſous les œufs, & qu'elle en envi-
ronne la baſe; qu'il y a un calice dans la
vache, qui contient l'œuf à moitié. Verheyen & pluſieurs autres, ont dit que la
véſicule étoit au deſſus du corps jaune, que
dans la femme l'œuf étoit renfermé dans
ſon calice, & que la ſubſtance de l'ovaire
fourniſſoit un calice à chaque œuf; enfin,
que le corps jaune étoit ce qu'eſt le calice
dans les oiſeaux.

Qu'il y a vraiment dans le calice des
quadrupedes, comme dans celui de l'œuf
de poule, une véritable véſicule, telle qu'il
y en a pluſieurs dans l'ovaire, & qu'à ſon
tems cette véſicule eſt chaſſée du calice,

qui eft mufculeux, & que quand le pédicule fe refferre, elle tombe fpontanément.

On ajoute que les œufs font de la groffeur d'une graine de pavot, qu'on peut en
faire fortir de pareils de l'ovaire d'un marfouin.

On a vu de même dans différens animaux, comme dans le chien & le hériffon,
l'œuf s'avançant par la fente de l'ovaire,
pendant dé fon pédicule vafculeux, & reçu
par la trompe; & enfin dans la femme, un
œuf dont il y avoit une partie qui tenoit
au calice de l'ovaire, tandis que la trompe,
qui y étoit appliquée embraffoit le refte.

Une autre obfervation qu'on a faite n'eft
pas fort différente de celles-ci; on a vu manifeftement un œuf tomber de l'ouverture
du corps jaune dans la trompe; il y a d'autres exemples d'un œuf appuyé fur le corps
jaune; & d'autres encore d'un œuf gonflé
& vafculeux, qui fortoit d'une fente de l'o-
vaire, fufpendu par un pédicule.

Mais certainement il y a beaucoup d'exemples d'œufs trouvés dans la trompe, dans
le chien, le hériffon, le lapin, même dans
la femme.

Enfin, de même que des poules, fans
avoir été cochées, rendent des œufs, qui à la
vérité ne font point féconds, tels que ceux

du

du péroquet, & d'autres volatiles, ainfi que ceux du ver-à-foie, qui fouvent ne le font pas, il n'eft pas rare que des femmes rendent des œufs, ou par pollution, ou avec leurs regles, ou par le moyen de quelque injection âcre, ou de quelqu'autre maniere, fans s'être livrées au commerce vénérien ; & il ne manque rien du côté de la reffemblance, car ces œufs font même avec leur enveloppe (1).

Enfin, ce qui fait voir manifeftement le chemin que fait l'œuf, c'eft qu'on a vu dans le même animal, des œufs dans l'ovaire, dans la trompe & dans la matrice, & les calices étoient vuides. Dans une femme qui avoit eu neuf enfans, on trouva un des ovaires vuide.

Ainfi, le premier fiege de l'homme eft certainement dans une véficule, telle que celles qui font dans l'ovaire ; cette véficule eft nourrie par le corps jaune, comme l'œuf de poule par fon calice ; étant parvenue à fa perfection, les fibres mufculeufes de ce calice, & l'effort qu'elle fait en fe gonflant, la font fortir de l'ovaire ; elle eft reçue par la trompe qui embraffe cet ovaire,

_____

(1) L'Auteur remarque plus bas que ces prétendus œufs ne font que des hydatides ; effectivement il feroit abfurde de dire que ce font de véritables œufs.

& elle arrive enfin dans la matrice , d'où elle peut fortir du corps de la femme, fi la vertu prolifique de l'homme manque , ou s'il y a dans la matrice , quelque obftacle qui empêche l'œuf d'y prendre racine. C'étoit là l'opinion reçue dans le fiecle dernier.

§. X I X. *Objections contre ce fyftéme.*

Cette opinion paroiffoit fimple , & il fembloit même que l'analogie que nous attendons de la fageffe de la nature, lui étoit favorable.

Cependant il s'eft élevé tant de difficultés contre cette théorie , toute probable qu'elle eft , fur-tout en Italie , qu'à peine la regarde-t-on comme admiffible.

Quoiqu'il y ait , dit-on, quelque reffemblance entre les œufs des volatiles & ceux des quadrupedes, il y a néanmoins entr'eux une différence bien fenfible ; les œufs des oifeaux n'ont point de pérenchyme , & font mobiles ; il fuffit que leur calice fe renverfe , & ce calice en s'allongeant comme un pédicule , peut tomber , comme le pédicule d'un fruit mûr.

Les œufs de la femme & ceux des quadrupedes étant retenus de tous côtés par une fubftance celluleufe, ne peuvent tomber de l'ovaire sans qu'il en résulte une plaie & un ulcere; il y a même des Auteurs qui nient qu'il puisse se faire une ouverture à l'ovaire, mais c'est trop dire.

On répond à cela que parmi les vivipares, il y en a qui ont des œufs qui ne tiennent à rien, comme la truie, le hérisson, même la femme; que d'ailleurs dans les ovipares, les œufs sont très-adhérens au calice; que dans la tortue l'œuf est tout-à-fait enfoncé dans le testicule; & que cependant il se fait un chemin pour le passage de ces œufs. Il est vrai que les vésicules de la femme sont si fort retenues de tout côtés, & si délicates, qu'il n'est pas probable qu'une action violente puisse les détacher sans les rompre.

On objecte encore que l'œuf est trop gros, en proportion de la trompe, qui d'ailleurs est d'une structure ferme; & qu'un œuf aussi mou ne peut pas la forcer de se dilater.

Que les œufs de lapine dont Graaf a donné la figure avec les trompes, sont beaucoup plus petits que les vésicules de l'ovaire; & qu'une vésicule est de la grosseur d'une conception de sept jours.

Que la nature n'est point rétrograde dans sa marche; que quand ses productions ont commencé à végéter elles ne décroiffent point, & que par conféquent, dès que les véficules font dans la trompe, elles doivent plutôt augmenter que diminuer.

Les partifans des œufs répondent à cela, que le fouffle dilate facilement les trompes ; que d'ailleurs elles deviennent plus amples, quand le fpafme vénérien les roidit ; que l'œuf peut prendre une figure ovale ; & que dans le caméléon, qui cependant eft ovipare, le conduit des œufs ne peut pas admettre une foie. A la vérité il n'eft pas vraifemblable qu'un œuf auffi mou qu'il l'eft, puiffe paffer tout entier & fans être endommagé, à travers les trompes d'une brebis, qui font fort étroites.

Ils difent encore que les œufs de Graaf font tout préparés dans le fétus ; qu'ils ne font pas plus petits dans une geniffe d'un mois ou de cinq femaines, que dans une vache ; & qu'ils diminuent plutôt de groffeur dans le tems de l'imprégnation ; qu'il ne faut donc pas croire que les enveloppes du fétus les rendent plus gros, vers le tems du coït.

On réplique que les œufs des jeunes poiffons font auffi gros que ceux des poiffons adultes ; & on pourroit ajouter qu'il eft fûr que dans le tems du coït, la véficule eft plus

groſſe ; & cette groſſeur ne fait qu'augmenter la précédente difficulté.

Et que les véſicules ne répondent point
en nombre au fœtus ; qu'il y en a autant
dans une vache qui ne produit que peu,
que dans les animaux dont la portée eſt de
beaucoup de petits, comme les chiennes,
les chates & les truies ; mais que leur nombre ne diminue point en proportion du
nombre de fétus qu'elles ont mis bas, qui
par conſéquent ſont ſortis de l'ovaire, &
qu'elles ſont preſque toutes détruites en
même tems dans la geſtation : cette objection eſt foible, car quoiqu'elles s'affaiſſent,
elles ne ſont point détruites.

Enfin, la principale objection ſe tire de
ce que, ni Hartmann, en répétant les expériences de Graaf, ni Valiſnieri, dans les obſervations qu'il a faites ſur tant d'animaux
& de tant d'eſpeces, ni nous dans près de
cent expériences, ni enfin aucun des Anatomiſtes modernes, n'avons trouvé ni dans
la trompe, ni dans la matrice, une véſicule telle qu'elles ſont dans l'ovaire ; mais
que les œufs qui pendent de l'ovaire, ou
qu'on trouve fréquemment aux environs
de la trompe, ſont la plûpart des hydatides ; que ce que nous avons quelquefois
trouvé dans la trompe, qui étoit vraiment

une enveloppe reſſemblante à un œuf fort petit, paroît être contre nature ; que d'autres ne ſont que l'écume d'une liqueur albumineuſe, & que ce qu'a trouvé Goelick, de la groſſeur d'un œuf de moineau, eſt trop gros pour être naturel ; que s'il eſt ſorti vraiment des œufs d'une femme, ce n'étoient que des hydatides contre nature, ce qui n'eſt point rare ; & qu'il n'eſt pas probable que hors du tems du coït, une femme puiſſe rendre des œufs, puiſqu'il paroît, par l'écoulement de ſang que nous avons remarqué dans une véſicule fécondée, qu'il faut une action violente de la nature pour les détacher.

C'eſt pourquoi on peut conclure de tout ceci, que les véſicules de l'ovaire ne ſont point des œufs, & qu'elles ne contiennent point les rudimens d'un nouvel animal.

§. XX. *Fétus dans l'ovaire.*
1°. *Dans les brutes.*

Cependant les premiers rudimens de l'animal ſont renfermés dans l'ovaire & dans la véſicule de Graaf ; certainement dans la véſicule, puiſque la conception n'apporte aucun changement dans l'ovaire, & qu'il n'y a que cette véſicule quand elle eſt mûre & qu'elle fait ſaillie, qui ſe gonfle, ſe rompt, & verfe l'humeur qu'elle contient, même du fang, & que la trompe eft adaptée autour d'elle.

D'abord par analogie avec tout ce qui fe paffe dans la nature, on eft porté à croire qu'en général c'eft dans l'ovaire qu'eft contenu ce qui devient un animal, & qu'il fort de l'ovaire quand les approches l'ont fécondé.

Car, à l'exception de ce petit nombre d'animalcules qui s'engendrent par - tout, tous les autres animaux ont leurs ovaires, dans lefquels fe forment les œufs; & ces œufs font expulfés, ou en entier comme dans les ovipares, ou ils s'ouvrent dans le ventre de la mere, & produifent un fœtus vivant comme les vivipares.

Il n'y a donc qu'une petite différence entre l'animal vivipare & l'ovipare, puifque certains animaux, dans l'été, mettent bas des petits vivans, & dans l'automne, rendent des œufs.

C'eft pourquoi la nature a mis très-peu de différence entre ces efpeces, puifqu'on ne peut pas bien diftinguer par le genre, la vipere du ferpent, le chien de mer des autres poiffons, les teftacés vivipares des ovipares, les mouches qui font des petits, de celles qui pondent; c'eft ainfi que dans les

Cc iv

pucerons les uns font vivipares & les autres ovipares ; il en eft de même de ces animalcules très-fimples, qu'on n'apperçoit qu'à l'aide d'un microfcope, les uns font des petits & les autres des œufs ; la falamandre a dans le même ovaire, des petits vivans, & des œufs, qui doivent éclore après leur expulfion ; c'eft auffi la différence qu'il y a entre la vipere d'Amérique & la nôtre.

On dit de plus que les limaces portent des petits vivans dans leur cou, qui dans leur chemin rencontrent une membrane qui les enveloppe, & fe changent en œufs : on a vu même une poule mettre bas des pouffins tout vivans.

§. XXI. 2°. *Dans les femmes.*

On trouve affez fréquemment dans les ovaires des femmes, non feulement des maffes charnues, cartilagineufes, offeufes, & des poils, comme on en trouve ailleurs dans des ftéatomes : mais on y trouve auffi des dents entieres, ou feules, ou avec la mâchoire ; enfin on en a trouvé avec toute la tête. C'étoient fans doute les débris d'un fœtus, dont tout le corps, excepté les dents, eft tombé en putréfaction, & a difparu.

Il y a même des obfervations de fétus tout entiers, trouvés dans l'ovaire, même

dans celui des brutes, & d'œufs dans lefquels il y avoit un fétus humain.

On a trouvé le fétus tombé dans la cavité de l'abdomen, & l'ovaire étoit déchiré, ce qui prouvoit manifeftement qu'il
avoit paffé par cette déchirure.

C'eft pourquoi, quand on châtre les femelles, dans toutes les efpeces d'animaux,
c'eft-à-dire quand on leur emporte l'o-
vaire, on les rend ftériles.

§. XXII. *Fétus dans la trompe.*

On peut croire que les fétus qui font
fortis de l'ovaire, font reçus par la trompe;
il n'eft cependant pas fort rare qu'ils tombent dans le ventre, & qu'ils ne parviennent ni à la trompe ni à la matrice.

Car on a vu beaucoup de fétus dans le
ventre, & il eft probable qu'ils s'étoient
échappés de l'ovaire, puifqu'on ne voyoit
rien d'altéré dans la trompe ni dans la matrice; l'un étoit avec fon placenta dans la
région lombaire, couché fur le foie; un
autre a été trouvé entre l'inteftin rectum
& la matrice, qui n'avoit aucune rupture;
on a trouvé deux jumeaux dans une tumeur
adhérente à la matrice, qui étoit auffi fans
rupture. M. Duverney raconte fort au long
& avec beaucoup d'exactitude, une pareille

hiftoire : le fétus étoit dans le bas-ventre, & il n'y avoit aucune plaie, ni à la trompe ni à la matrice; il rapporte un autre exemple où l'ovaire étoit de même fans aucune léfion. On a vu un autre fétus attaché au diaphragme avec fon placenta, la trompe & la matrice étoient faines.

Je ne cite que ces obfervations; mais il y en a un grand nombre, & même dans les brutes comme le chien, le lievre, la brebis, la guenon, la poule & la grenouille.

On a trouvé enfin dans des tumeurs qui étoient près de la matrice, une mâchoire offeufe avec deux dents molaires, enduites d'une humeur reffemblante à du fuif; cette mâchoire étoit dans l'ovaire, ou en étoit tombée. Il y a encore d'autres hiftoires qui ont trait à cette matiere, mais qui ne font pas affez exactement détaillées.

Le fétus cependant eft reçu la plûpart du tems dans la trompe, c'eft l'ordre naturel.

La premiere expérience que nous ayons là - deffus, eft de Nuck; il lia dans une chienne une des cornes de la matrice dans fon milieu, trois jours après l'imprégnation; il trouva le 4e. jour deux fétus entre l'orifice de la trompe & la ligature. Je ne vois pas pourquoi on a douté de cette expérience, rapportée par un homme aussi instruit.

Ne trouve-t-on pas assez souvent dans la trompe, un fétus quelquefois délicat, d'une figure ovale ressemblant à un pois, & qu'on pourroit en faire sortir en la comprimant. Douglas a vu deux fois le fœtus dans la trompe.

Les fétus que Boehmer a fait représenter dans deux nœuds d'une trompe humaine, étoit de même fort petit ; dans l'un de ces nœuds étoit un petit œuf long de quatre lignes, avec le fétus & le cordon ombilical ; dans l'autre, c'étoit un corps rond, cependant un peu ovale, fibreux, & formé comme de couches concentriques.

Melli dit avoir vu dans une trompe un embryon si petit, qu'il doutoit que ce fût un vrai embryon.

Un autre Auteur dit avoir trouvé deux fois un fœtus dans la trompe, une fois avec Cyprian.

Santorini a vu un fétus qui prenoit de l'accroissement dans la trompe, assez grand & bien formé ; c'est peut-être le seul à qui on puisse ajouter foi pour des histoires semblables. Riolan a dit qu'il y avoit des embryons dans la trompe, à-peu-près de cette

même grandeur ; celui dont parle M. Duverney, qui fut presque réduit en squelete,
étoit plus grand.

Il y a bien des preuves que cette fa-
meuse matrice double de Vaffal, n'étoit
qu'une trompe diftendue par la préfence
d'un fétus.

Il y a un exemple à-peu-près pareil,
mais d'un fétus imparfait, qui a fort bien
pu fe trouver dans une dépendance de la
matrice.

M. Duverney a trouvé un fétus de trois
m ois dansune trompe.

Le même Auteur a vu un fétus attaché
à fon placenta, dans une trompe qui avoit
fouffert déchirement.

Solingen a extrait un fétus d'une trompe, fans que la mere foit morte.

On a vu un fétus dans la trompe gauche, la mere en ayant conçu un autre.

Il eft fait mention dans les *Tranf. Phi-
lofop.*, d'un fétus informe dans la trompe ;
& Buchner dit qu'on a tiré d'une trompe,
des dents & une portion de mâchoire.

Solingen parle encore d'un fétus extrait
de la trompe, & on penfe que c'eft la même hiftoire que celle de celui que Cyprian retira par une incifion, quoiqu'il ne
foit pas certain que celui-ci fût dans une

trompe : l'histoire de Calvi est semblable.

On trouve dans le Journal de Médecine, ann. 1756, mois de Nov. qu'ayant inutilement tenté d'accoucher une femme, on trouva dans la trompe gauche un fétus environ de quatre pouces de long, auquel étoit attaché le placenta.

Il y a beaucoup d'autres exemples de ce phénomène, qu'il seroit trop long de rapporter.

La plûpart du tems, un fétus qui est dans la trompe est très-petit, & il n'y reste pas plus de quatre mois ; une membrane si mince ne peut le nourrir que très-mal.

Ajoutez, ce qui prouve la même chose, que si on enleve les trompes aux chiennes & aux truies, on les rend stériles.

Mais il n'est pas rare qu'un fétus conçu dans la trompe rompe son enveloppe, & tombe dans le bas-ventre ; Saviard a été témoin de cet événement ; Littre parle d'un pareil fait, dans lequel le placenta étoit attaché à la trompe. On a vu un fétus dans le ventre avec ses membranes, & le placenta étoit attaché au méfentere & au colon ; la matrice étoit en bon état. Nous avons la relation d'un fétus à terme qui étoit dans la trompe comme dans un sac.

Il y a dans les *Transf. Phil.* l'observation

d'un enfant qui resta seize ans dans une trompe qui s'étoit fort dilatée ; il étoit à demi pétrifié. Il y a beaucoup d'autres histoires de cette nature.

§ **X X I I I.** *Par conséquent le fétus descend de l'ovaire dans la matrice, par les trompes.*

Il me paroît que toutes ces expériences prouvent assez que c'est dans l'ovaire, même de l'animal vivipare, que réside le corps qui, fécondé par le coït, doit devenir un animal ; & que la trompe qui embrasse cet ovaire, le reçoit de la cavité de la vésicule, qui étoit auparavant le corps jaune, pour le transmettre dans la matrice.

Je ne pense pas qu'on puisse sérieusement objecter que les trompes sont éloignées de l'ovaire, & qu'il y a grand lieu de craindre que ces premiers rudimens de l'homme, tels qu'ils soient en sortant de l'ovaire, ne tombent dans le ventre.

Car nous avons fait voir qu'il y tombe quelquefois, & que dans les animaux ovipares, qui certainement & manifestement font des œufs qui viennent de l'ovaire, il n'y a cependant aucune liaison entre l'*infundibulum* & l'ovaire ; c'est pourquoi

Harvée s'étonnoit autrefois que *l'infundi-bulum* étant si éloigné, l'œuf pût descendre si sûrement de l'ovaire.

Il y a une grande difficulté dans les grenouilles ; dans ces animaux les trompes n'ont aucun mouvement, elles font très-éloignées de l'ovaire, leur ouverture est aux environs de la région du cœur, comme je l'ai souvent observé, leur orifice est extrémement étroit, & les œufs paroissent répandus dans le ventre. Dans la tortue, qui a quelque affinité avec la grenouille, l'ouverture de la trompe est aussi très-petite, & son extrémité est éloignée de l'ovaire, & tournée dans un sens qui lui est opposé ; il n'y a point non plus de morceau frangé qui puisse s'attacher à l'ovaire.

Morgagni n'a pas pu trouver l'ouverture de la trompe dans la vipere ; & cependant il est très-certain que dans ces animaux l'œuf va dans le cloaque en passant par la trompe. Swammerdam a vu dans la vipere & la grenouille des œufs dans l'ovaire, dans le bas-ventre & dans la trompe.

On ne doit donc pas objecter que dans ces animaux, la trompe est bien moins distante de l'ovaire, que dans la femme.

Ceux qui disent qu'il y a des trompes imperforées, & très-courtes, ou des ovaires malades dans des femmes fécondes, difent la vérité ; mais ils devroient fe fouvenir, que ces vices ont pu avoir lieu après la conception; car il y a neuf mois d'intervalle jufqu'à l'accouchement.

On ne peut pas nier que les trompes n'aient une force motrice, puifque comme nous l'avons fait voir plus haut, les rudimens de l'animal font tranfmis par elles, dans la matrice : il peut y avoir dans la femme quelques fibres qu'on n'apperçoit diftinctement que dans l'acte vénérien; mais elles fe montrent très-manifeftement dans les animaux.

Il y a lieu de croire que le produit de la conception eft charié par un mouvement périftaltique, c'eft-à-dire, que fuivant les regles de l'irritabilité, la partie de la trompe, qui eft la plus proche de l'ovaire, fe contracte la premiere, & fait fortir le fétus de la véficule qui fe rompt ; enfuite les fibres qui fuivent entrent par ordre en action, comme cela arrive ordinairement dans les inteftins, & elles font entrer le fétus dans la matrice.

Quoiqu'on ne comprenne pas exactement le méchanifme par lequel ce canal fi étroit s'approche de l'ovaire, & comment il pouffe dans la matrice le fétus après l'a-
voir

voir reçu , la chofe n'en eft pas moins
vraie ; & quoique l'explication de ce méchanifme foit au-deſſus de nos lumieres ,
le réſultat n'en eft pas moins fenfible.

§. XXIV. *La conception ſe fait donc dans l'ovaire.*

Puiſqu'on a trouvé dans l'ovaire , des fétus formés & preſque parfaits, il eft néceffaire que le premier principe de la vie de
l'animal y ſoit auſſi ; car ſi l'animal a pu
vivre aſſez long-tems dans l'ovaire pour
parvenir à la conformation parfaite de tout
ſon corps , on doit croire à plus forte raiſon qu'il a commencé à vivre dans le même
endroit ; il eft donc certain que ce n'eft ni
dans la trompe , ni dans la matrice que ſe
fait la conception.

Il y a encore une autre preuve de cette
opinion ; une poule pond pluſieurs œufs ,
pour n'avoir été cochée qu'une fois , & les
féconde tous : or puiſqu'un œuf deſcend
après un autre dans le conduit , tous les
autres ne pourroient pas avoir été fécondés
du même coït que le premier l'a été , ſi
ce n'avoit été dans le même endroit où ils
étoient dans le tems de la fécondation ,
c'eſt-à-dire dans l'ovaire.

Et dans les vivipares pluſieurs petits

animaux font fécondés d'un feul coït ; huit, dix, vingt même dans la chienne & dans la truie, & il y a quelquefois deux, trois & même quatre œufs fécondés dans la femme, d'un feul coït. Il y a une hiftoire finguliere, d'une maffe confufe, compofée d'autant de membres unis enfemble, qu'il en faudroit pour plufieurs fétus, qui fut expulfée à la fois dans un accouchement.

Après les approches on remarque un changement notable de la véficule dans l'ovaire, on ne remarque prefque rien de nouveau dans la matrice, fi ce n'eft l'inflammation, fuite néceffaire du fpafme voluptueux.

Ainfi quoi qu'en aient penfé les anciens, & en penfent encore quelques modernes, ce n'eft ni dans la matrice, ni dans la trompe que fe fait la conception.

Je vois aifément ce qui a donné lieu à cette erreur ; ils ne peuvent pas comprendre que la femence du mâle puiffe être portée dans l'ovaire, ou que l'œuf puiffe être fécondé fans elle.

C'eft-là principalement ce qui a fait imaginer un efprit féminal, que les uns ont dit parvenir de la femence à l'ovaire par les trompes, & les autres par les vaiffeaux fanguins.

Il y a eu aussi des Physiciens qui ont mieux aimé faire parvenir à l'ovaire quelque cause de fermentation, ou simplement un mouvement qui fut un être immatériel.

Plusieurs, d'après Leeuwenhoeck, y font parvenir un petit ver, qui va insérer son nombril dans le pédicule vasculeux de l'œuf.

Nous aurons occasion de parler ailleurs de ce systême ; nous ne sommes pas si hardis en hypothefes, & nous ne décidons rien ; cependant on peut prouver qu'il arrive quelque chose de matériel à l'œuf, puisque de transparent qu'il étoit, il devient opaque par l'acte vénérien, & il en est teint d'une nouvelle couleur : les œufs stériles des vers à soie sont jaunâtres, & ceux qui sont fécondés sont violets : les œufs de la grenouille noircissent quand ils sont fécondés ; c'est de même dans les chenilles.

§. X X V. *Quelle est la maniere d'être de l'animal à l'instant de sa formation ? est-ce un œuf ? qui l'a vu ?*

Comme personne n'a affuré avoir vu dans les premiers jours après la fécondation, l'œuf ni dans l'ovaire, ni dans la trompe, ni dans la matrice ; on a raison de demander sous quelle forme sont cachés les premiers rudimens de l'animal.

On a coutume de répondre que c'est sous la forme d'un œuf.

Malpighi lui-même qui a pris tant de précautions pour ne pas confondre les vésicules avec des œufs, a cru avoir vu dans le corps jaune un véritable œuf, pas plus gros qu'un grain de millet. Il pensoit qu'il s'échappoit peu-à-peu de l'ovaire par une ouverture que la nature avoit préparée pour cela, & qu'il étoit reçu par la trompe; je crois que ce grand homme n'a vu qu'une vésicule diminuée & affaissée, comme on en voit souvent beaucoup s'élever du fond du corps jaune.

Valisnieri encore plus circonspect, pense bien avec Malpighi, qu'il y a un grand nombre des œufs de Graaf employés à la formation du corps jaune, & qui disparoissent dans le tems des approches; que ce corps prépare pour le véritable œuf, des sucs que les petits vaisseaux de l'œuf absorbent; que ces sucs sont séparés par une substance villeuse qui est dans l'intérieur des vésicules, & analogue à la substance veloutée des intestins, & qu'ils reçoivent une dépuration secondaire dans des petits tuyaux semblables à ceux des intestins, qui sont dans le corps jaune. Il est persuadé que le véritable œuf est dans le centre du corps jaune, mais il dit qu'il eſt trop délicat & trop tranſparent pour qu'on puiſſe l'appercevoir.

La plûpart des Auteurs du ſiecle dernier ont été plus hardis ; ils ont vu l'œuf dans la matrice même dès les premiers jours. Les uns diſent que du premier au quatrieme jour c'eſt une bulle ovale, de ſix lignes de diamétre. Un autre a vu dans une femme, peu de jours après la conception , une véſicule dans l'œuf, groſſe comme un grain de froment ; ſuivant un autre il y a dans la matrice un œuf fort petit & encore iſolé ; un autre a vu le fétus au bout de trois jours & demi. Graaf a fait repréſenter des œufs de lapine dont les uns ſont très-petits & les autres par degrés un peu plus gros , les plus petits égalent à peine en groſſeur la tête d'une épingle ; il a trouvé les premiers à la fin du troiſieme jour , & les derniers le ſixieme , de façon que le ſeptieme ils étoient déja de la groſſeur d'un pois. On a vu dans une chienne l'épine du dos le troiſieme jour ; un autre a vu un petit ver dans l'œuf dès les premiers jours ; un autre, un œuf preſque de la groſſeur d'une noix , avec un embryon de trois à quatre jours. Un autre enfin, des œufs de trois à quatre jours de la groſſeur d'un pois ; & un autre un fétus de la groſſeur d'un grain d'orge.

Dd iij

Manningham dit que le fétus eſt gros comme un grain d'orge, le ſixieme jour. Hypocrate fit rendre à une danſeuſe, le ſixieme jour de ſa groſſeſſe, un œuf ſans enveloppe, avec des fibres blanches ſortant de tous côtés, qui renfermoit une humeur claire, & une eſpece de cordon dans le milieu. Je n'attribue pas aſſurément cette fable à ce grand homme, qui dit dans un autre endroit, qu'il eſt indigne d'un bon Médecin de provoquer l'avortement. Il a écrit dans un autre endroit, ou plutôt celui qui eſt l'Auteur du livre qu'on lui attribue, que le ſeptieme jour il tomba de la matrice une eſpece de chair dans laquelle après l'avoir jettée dans l'eau, on diſtinguoit tous les membres, les doigts, & même les parties génitales.

Un Auteur a vu le ſeptieme jour, un œuf plus gros qu'une aveline, tomenteux dans toute ſa circonférence, & un petit ver courbé plus petit qu'une fourmi. Un autre Auteur très-célebre dit qu'on peut diſtinguer dans une femme, à pareil jour, une gelée qui a déja quelqu'apparence de fétus. On a dit que le huitieme jour, un fétus de lapine, avec ſon placenta & ſon cordon, n'eſt pas plus gros qu'un grain d'orge ; on a vu un fétus humain enfermé dans un œuf tomenteux , gros comme une mouche à miel , dont on voyoit les membres pousser ; on a dit avoir vu le huitieme jour , un œuf de femme gros comme une aveline , & un fétus ressemblant à un petit ver.

Le neuvieme jour , il y avoit dans une lapine , une vésicule pleine d'une liqueur très-claire , dans laquelle il y avoit un petit nuage , ou un fétus blanc & très-petit.

Le dixieme jour, un petit ver dans un œuf de lapine , qui se durcissoit au feu comme le blanc d'œuf.

Le onzieme , le commencement des cotilédons , & un fétus très-mou , avec des points rouges , mais sans membres.

Suivant Bianchi , le douzieme jour, l'embryon a près d'un pouce de long ; & Pineau a représenté l'œuf de pareil jour d'une grosseur prodigieuse.

Un autre veut que le treizieme jour l'œuf de lapine soit gros comme une aveline , & qu'il y ait beaucoup d'eau dans l'amnios.

Le quatorzieme jour, on a trouvé le fétus formé dans l'œuf, & gros comme une mouche à miel , & un autre semblable , mais plus grand le quinzieme jour.

Le quinzieme jour aussi l'œuf humain a

paru gros comme une noix, & le fétus comme une mouche à miel.

Le dix-feptieme jour, le fétus eft formé, on diftingue les oreilles, le foie, la bouche qui eft béante & les vaiffeaux ombilicaux.

Le dix-huitieme jour, des œufs glaireux avec un fétus femblable à un petit point; le vingtieme & le vingt-unieme, un embryon pas plus gros qu'une fourmi, dans un œuf fort gros, avec une demi-livre d'eau.

§. XXVI. *A peine peut-on ajouter foi à tout cela.*

J'en paffe un grand nombre fous filence; car de tous ces faits, à parler franchement, il y en a beaucoup qui me font fort fufpects, il y en a même quelques-uns qui font manifeftement faux, & dans les autres on n'a pas jugé le terme, ces fétus étoient plus âgés qu'on ne dit.

Si on trouve que ce jugement eft trop févere, je réponds qu'il n'eft pas le mien. Harvée eft le premier qui ait dit que dans le premier mois, il n'y avoit rien d'apparent du fétus, & qu'on ne pouvoit rien y diftinguer même avec la loupe ; fon autorité eft d'un grand poids, & principalement dans ce qui concerne la génération.

Enfuite le plus grand Obfervateur des

infectes , Swammerdam a dit qu'au bout
de cinq semaines on appercevoit les petits
œufs dans le limaçon ; & qu'un fétus d'un
mois qu'il garde , n'eſt pas plus grand que
celui que Kerkring a donné pour n'avoir
que vingt-un jour. C'eſt pourquoi Hartmann a douté de l'exactitude des expériences de Graaf.

En général ceux qui n'avoient point de
ſyſtême , ont trouvé le fétus bien plus petit
& moins apparent.

Pour moi je n'ai rien trouvé dans la brebis les dix-ſept premiers jours , ſi ce n'eſt
une mucoſité viſqueuſe , glaireuſe , dans
laquelle il n'y avoit, ni rudimens de fétus ,
ni aucun corps rond & épais ; j'ai ſeulement vu une longue traînée de mucoſité
glaireuſe , qui farciſſoit la trompe & la
corne qui lui étoit continuë : j'ai répété
très-ſouvent cet examen , j'ai regardé de
très-près & avec la loupe , & je n'ai rien vu
de plus ; le Coſmopolite & d'autres n'en
ont pas vu davantage , ni Harvée lui-même. Autrefois Jacques Sylvius trouva dans
la corne de la matrice , & dans la matrice
même d'une vache , une grande quantité
de glaire , dans laquelle il y avoit quelque choſe d'épais. Un autre homme célebre a trouvé dans une lapine pleine ,

la corne pleine d'une humeur & d'une mucofité glaireufe, qui rempliffoit la trompe, & qui étoit coagulée.

On a vu la matrice d'une femme nouvellement groffe, pleine d'une humeur limpide; & dans une vache, la corne de la matrice dilatée; on a trouvé une grande quantité d'humeur glaireufe dans les nœuds de la trompe d'une chate qui étoit pleine, dans la corne de la matrice d'une brebis, dans les cellules d'une taupe, autour des follicules du fétus, & dans la matrice d'une biche qui avoit conçu.

C'eft dans cette même gelée que font cachés les rudimens de l'embryon.

Je vais ajouter à préfent ce que j'ai vu d'abord formé, & quelle en étoit la figure.

Je vois que j'ai trouvé dans une chienne, le 4ᵉ. jour, comme fi c'eût été de la boue, fans organifation, dans l'une & l'autre trompe.

J'ai apperçu le premier fétus dans une chienne, du 13ᵉ. au 22ᵉ. jour; il y avoit plus de 22 jours qu'elle étoit entrée en chaleur, & plus de 13 qu'elle avoit ceffé d'y être; le tems de fon impregnation étoit incertain; or, j'ai vu dans ce tems, dans les cellules des cornes de la matrice, des follicules formés d'une membrane tomenteufe; ces

follicules étoient adhérens à la membrane
de la matrice, pas affez cependant pour
que je ne pûffe les en féparer ; toutes les
membranes du fétus étoient déja dans ces
follicules, & ils renfermoient un petit chien
affez bien formé.

Je n'ai rien vu dans la brebis le 10e.,
12e. ni le 14e. jour, fi ce n'eft une mucofité
dans la corne de la matrice & dans la
trompe ; le 15e. jour, il y avoit une autre
mucofité blanche, & fi tenace, qu'on au-
roit pu la pelotonner ; cette mucofité reffembloit déja à la membrane allantoïde, ou
à un follicule fort long : il n'y avoit rien
de figuré le 16e. jour ; enfin, le 17e. une
membrane prefque auffi molle, que l'eft
celle qui fe trouve entre les deux feuillets de
la membrane vafculeufe du poulet contenu
dans l'œuf, faifoit un follicule oblong ,
plié, & fi délicat, qu'il ne pouvoit réfifter
au foufle.

Le même jour, dans une autre brebis,
ce qui étoit un réfeau dans la premiere, paroiffoit n'être qu'une mucofité ; on pouvoit
en la tirant, l'allonger comme un fil. A pareil jour auffi, Leeuwenhoeck a trouvé dans
la brebis un corps informe, dans lequel,
cependant à l'aide du microfcope, il dif-
tingua prefque toutes les parties du corps.

Le 19e. jour la membrane étoit plus forte, & elle parut être un follicule rond & non pas ovale; la membrane allantoïde étoit étendue de chaque côté, elle étoit pleine de gelée, & dans le milieu de la corne de la matrice, étoit l'endroit où étoit renfermé le fétus encore muqueux, & qui tomboit en diffolution; il y avoit une efpece de membrane formée dans l'eau, car elle paroiffoit dans la matrice reffembler à du pus; on voyoit auffi avec le fétus, l'amnios, qui alors étoit long & grêle; le fétus reffembloit à un petit ver, il étoit courbé en forme de croiffant, il avoit la tête prefque féparée en deux, & il étoit retréci vers la queue; il avoit fon cordon; on y diftinguoit trois taches rouges fur la tête; le foie étoit blanc, & fon corps étoit comme tout en queue.

Le 21e. jour, le follicule étoit formé de la membrane allantoïde qui étoit très-longue, & de l'amnios qui avoit un pouce de long, .& qui étoit tranfparent. Le fétus étoit courbé, il avoit la tête fort longue, la bouche ouverte; on voyoit de petites lignes tranfverfales fur la poitrine, les vifceres étoient renfermés & couverts, le cordon étoit contourné, & les membres commençoient à poindre; le cœur étoit triangulaire & rouge ; on reconnoiſſoit le foie, mais les yeux ne paroiſſoient pas encore.

Tout étoit mieux formé le 22ᵉ. jour ; la tête étoit groſſe, le corps étoit ramaſſé, plus court & muqueux ; l'allantoïde étoit déja fort grande.

Dans un autre œuf à-peu-près du même tems, on voyoit deux queues très-longues de l'allantoïde, qui alloit en diminuant de groſſeur ; l'amnios étoit plein de liqueur très-claire, & il contenoit un fétus ſi délicat, qu'on ne diſtinguoit que difficilement les viſceres, le cœur & le foie ; mais on voyoit qu'il avoit la bouche ouverte ; on voyoit auſſi les deux arteres ombilicales, la veine & un très-grand ouraque. Je ne parle pas des autres expériences que j'ai faites là-deſſus.

Après avoir fait ces obſervations, j'ai ouvert encore pluſieurs brebis pour voir le fétus avant le 19ᵉ. jour, mais cela ne m'a jamais réuſſi.

Il y a pluſieurs obſervations qui quadrent avec les miennes.

Ruyſch vit en 1673, un petit corps blanc & informe dans une eau claire ; ce petit corps ſe fondit pour ainſi dire à l'air, dans l'eſpace d'un ſeul jour.

Cette ſubſtance caſéeuſe, qu'on dit avoir

trouvée dans la trompe de Fallope , n'eſt peut-être que cette mucoſité, qu'il eſt ſûr qu'on trouve dans les membranes.

Il en eſt de même de ce petit nuage , que de grands hommes ont regardé comme les rudimens du fétus.

De cette humeur limpide qu'on a vue dans les cellules d'une chate , pleine depuis peu de jours.

Et de ce lacis de vaiſſeaux qui n'étoient pas rouges , qu'on a trouvé dans une brebis.

On dit avoir vu dans une truie , le 10ᵉ. jour, une humeur claire, renfermée dans une membrane, dans le milieu de laquelle étoit un fétus, avec des ramifications de veines; mais il me paroît que c'eſt reconnoître un fétus de trop bonne-heure. Le même Auteur a vu dans la même truie, des petites maſſes gélatineuſes , traverſées de fibres ſanguines.

Je conclus du grand nombre d'expériences que j'ai faites :

1°. Que le nouvel animal ne commence à paroître que beaucoup plus tard qu'on ne l'a cru ; que ce n'eſt pas avant le 19ᵉ. jour dans la brebis , dont le fétus eſt parfait avant le cinquieme mois ; ni par conſéquent avant ce tems dans la femme, qui , quoique plus grande , n'a pas ſon fétus beaucoup plus gros que l'agneau ; de plus elle le porte neuf mois. C'est pourquoi je regarde comme suspectes toutes ces observations de fétus , qu'on a apperçus avant le 20e. jour de l'impregnation ; je l'aurois vu comme les autres le 19e. & même le 18e. jour , s'il avoit été possible de le voir ; car ce n'est pas à cause de son peu de volume que je ne l'ai pas vu , mais c'est que ses membranes étoient d'une substance trop molle , & quelles ne prennent pas de consistance avant ce jour-là ; car alors l'allantoïde avoit plusieurs pouces de longueur.

2°. Il ne paroît pas que l'endroit où se forme le fétus dans les quadrupedes , ressemble à un œuf ; on ne peut le nommer œuf qu'à certains égards ; car il est beaucoup trop long , & il ressemble à un boudin ; c'est même la figure qu'il conserve pendant toute la gestation ; c'est pourquoi je ne puis dissimuler que je suspecte fort le témoignage de ceux qui disent avoir vu des œufs ronds dans la matrice, dans les lapines , les vaches, les chiennes, les truies ; car ils donnent aux enveloppes du nouveau fétus , une forme toute différente de celle d'un œuf.

3°. Je pense qu'il est probable que les œufs des quadrupedes enfilent plus facilement le canal étroit de la trompe, parce qu'ils font longs, & n'ont que peu de largeur; & que d'ailleurs, quand ils paſſent par ce canal, ils font à - peu - près d'une ſubſtance muqueuſe; il eſt aiſé de comprendre qu'une mucoſité molle & flexible, peut ſe mouler facilement à ſon étroiteſſe pour le traverſer : ce doit être auſſi la même choſe dans l'homme.

§. XXVII. *Cependant le premier aſile de l'homme eſt un œuf.*

Si on appelle œuf, une poche membraneuſe, creuſe, pleine d'une humeur dans laquelle nage un fétus, on peut admettre le ſentiment des plus anciens Auteurs, qui font dériver tous les animaux d'un œuf, à l'exception cependant de ces petits animaux ſi ſimples, dont nous avons parlé d'abord. C'eſt dans ce ſens qu'Ariſtote a dit clairement, & Empedocles avant lui, que les arbres même produiſent des œufs.

C'eſt ce qui eſt confirmé par les obſervations qu'a faites Harvée ſur les inſectes, les poiſſons, les oiſeaux & les quadrupedes.

C'eſt auſſi dans ce ſens que Stenon, Vanhorne & Graaf n'ont mis aucune différence entre les animaux vivipares & les ovipa-

res,

res, entre les oiseaux & les quadrupedes, &
même les poissons : car cette définition générale convient à tous ces animaux. Mais
dans les insectes, les poissons & les quadrupedes froids, l'humeur qui est contenue
dans l'œuf est toute d'une même nature,
les œufs sont isolés & libres, ne sont point
enveloppés d'un parenchyme commun, &
sortent tout entiers du corps de l'animal ;
aulieu que dans les oiseaux, la liqueur
contenue dans l'œuf est de deux especes ;
il y a, outre une humeur tenue, ce qu'on
appelle le jaune de l'œuf, qui sert de nourriture à l'embryon dans les derniers tems
de l'incubation, & même encore quelque
tems après ; outre cela, l'une & l'autre
humeur est renfermée dans une coquille
dure, & les œufs sortent tout entiers.
Enfin, il y a cette différence entre les
œufs des quadrupedes & ceux des poissons, que c'est un parenchyme particulier
qui unit les premiers, & qu'ils restent dans
l'ovaire, tandis que l'animal qu'ils renferment en sort comme à la dérobée.

Nous avons parlé plus haut, des différences qu'il y a par rapport aux vivipares ;
ils restent dans l'œuf seulement un petit espace de tems, & sortent de leur mere en y
laissant l'œuf ; les ovipares au contraire

rendent l'œuf tout entier, & le fétus renfermé dedans, qui enfuite en fort & le quitte.

Il s'en faut de beaucoup que nous rejettions l'opinion reçue, fur-tout fur la fin du fiecle dernier; elle eft vraie, foit que l'animal foit formé de nouveau, foit qu'il ne foit que développé.

§. XXVIII. *L'œuf humain.*

L'œuf humain par fa figure même, eft un véritable œuf; & de même que dans les œufs des oifeaux, on n'y voit point cette queue de l'allantoïde.

Je ne fçais fi on l'a jamais trouvé liffe & fans duvet; car on ne peut pas donner pour exemple ceux qu'on a trouvés dans la trompe, qui étoient liffes & elliptiques, ils font hors des loix ordinaires de la nature. Kerkring repréfente fes œufs fans tomentum; Graaf le fait de même de ceux d'une lapine; Bianchi leur en met à un bout; mais on ne peut pas trop compter fur la précifion de ces Auteurs, qui écrivoient dans les premiers tems du fyftême des œufs.

Dans l'œuf, tout nouvellement fécondé, de Ruyfch, il eft mention qu'il y avoit déja un duvet; & cette obfervation eft peut-être la plus exacte & la plus fûre.

Cet autre œuf d'Abraham Vater, qui étoit gros comme un pois, avoit des filets tomenteux à l'extérieur de ses membranes, tandis que l'embryon n'étoit qu'un tubercule informe. L'œuf dans la trompe dont parle Bochmer, qui étoit à-peu-près de la même grosseur, avoit les racines de son placenta fibreuses, ainsi qu'un autre œuf nouvellement fécondé, dont parle le même Auteur. Ruysch a vu l'ébauche du placenta dans un autre fétus qui n'étoit pas plus gros que la tête d'une épingle, dans un fétus de lapine, de huit jours, dans un autre gros comme un grain de seigle, & dans un autre gros comme une graine de pivoine : on a vu l'œuf hérissé de toutes parts, avec un petit embryon.

On a vu le 10e. jour, le commencement du placenta dans une lapine. Un œuf de 12 jours, gros comme la coquille d'un noyau de pin, étoit tout entouré de filets vasculeux.

Un œuf pas plus gros qu'une aveline, étoit tout membraneux, & cependant il étoit entouré d'une substance épaisse ; un autre, tout au plus de la même grosseur, qu'on croyoit être de huit jours, étoit entiérement tomenteux ; un autre de la grosseur d'une aveline, qui ressembloit à un placenta; & un autre pareil de vingt-huit jours.

On a vu un œuf humain qui n'étoit pas plus gros qu'une noix, qui cependant étoit fibreux, avec une bulle & des points noirs, & le cœur étoit en mouvement. Un œuf humain, dont Ruyfch a donné la figure, étoit de même efpece; on a vu les rudi-mens du placenta dans un œuf, qui n'étoit pas plus gros qu'une noix mufcade.

Un œuf humain, gros comme celui d'un pigeon, dont le fétus n'étoit pas plus gros qu'une graine de pavot, étoit cependant tomenteux.

Dans un autre du même volume, la bafe étoit prefque charnue.

On a trouvé un œuf de trois ou quatre femaines, avec fon chorion & un grand placenta.

Le 25e. jour, on a trouvé un placenta, qui étoit grand & fait en croiffant.

Un œuf femblable à celui d'une poule, étoit tomenteux à l'extérieur, & il y avoit dans fa cavité trois véficules, dans l'une defquelles étoit renfermé un fétus fembla-ble à une fourmi.

M. Levret donne pour regle, que la por-tion lanugineufe paroît, quand l'œuf a ac-quis le volume de celui d'une poule, &

que l'embryon eſt de la groſſeur d'une mouche à miel.

Le 40ᵉ. jour , le fétus n'eſt pas plus gros qu'une mouche , ſa membrane cependant eſt tomenteuſe ; c'eſt ainſi qu'un Auteur a vu le fétus gros comme une mouche à miel , renfermé dans un œuf de la groſſeur de celui d'une poule , dont les membranes étoient hériſſées de filets tomenteux.

J'ai vu moi - même pluſieurs œufs de cette façon , tant comme je viens de les décrire , que plus avancés , avec leur placenta parfait.

Dans une chienne , treize jours après qu'elle eut ceſſé d'être en chaleur , le chorion étoit adhérent à la matrice , il étoit tomenteux ; je l'ai vu de même dans une lapine ; j'ai vu auſſi dans la 3ᵉ. ſemaine , que l'amnios d'une brebis étoit couvert d'un duvet très-fin.

On doit donc regarder comme une choſe rare dans les fétus humains, ce que Harvée a remarqué, que dans les commencemens de la formation de l'œuf, il n'y a point de placenta , & qu'il ſe forme enſuite, quand le fétus a ſes membres tout formés. Quoique certainement il ait vu dans un œuf humain, de deux mois , le placenta ſe former à l'une des extrémités, il eſt bien

E e iij

plus vraisemblable que l'œuf déploie, quand il le faut, ses filets tomenteux, pour prendre racine dans la matrice ; les grumeaux de sang semblent prouver que si l'œuf ne s'attachoit tout de suite au moyen de ces filets, il seroit aisément expulsé de son nouveau domicile.

§. XXIX. *L'œuf lui-même.*

Il est fait d'une membrane que d'habiles Ecrivains représentent comme très-épaisse, & qui dans un œuf, du volume d'un œuf de pigeon, me parut fine, mais assez ferme, blanche & opaque ; je ne crois point qu'elle fût feuilletée ; cependant il est certain qu'à un terme plus avancé, on peut la diviser en feuillets. Bartholin dit que c'est un œuf à coquille molle.

Le fluide que contient l'œuf, est glaireux & gélatineux ; il y a une énorme disproportion entre ce fluide & en général tout l'œuf, & le fétus ; il a mille fois plus de volume que ce petit corps.

Je ne parle point des fétus dont parle Pineau ; mais on a vu dans une grossesse déja avancée de quarante jours, un fétus pas plus gros qu'une fourmi, & trois ou quatre onces d'eau.

Je puis donner ici pour exemples, les

planches de Ruyſch , qui ont été faites
d'après nature, & ſans aucune intention de
conſtruire des ſyſtêmes.

§. XXX. *Œufs ſans germe.*

Les oiſeaux rendent ſouvent des œufs
ſans germe, dans leſquels l'embryon périt
avant d'avoir aucune forme ; j'ai vu pluſieurs fois dans les œufs de poule , qu'aulieu de la figure veineuſe , il n'y avoit
qu'une aire réticulaire ; j'ai vu auſſi l'œuf
entiérement corrompu.

Il n'eſt point rare , comme je l'ai vu
quelquefois , de voir des femmes rendre
dans un avortement, ou de trouver dans la
matrice, des œufs entiérement ſemblables
à de vrais œufs, dans leſquels il y a bien
une membrane tomenteuſe dans tout ſon
extérieur , & du fluide , mais on n'y voit
pas le moindre veſtige d'embryon.

On a vu une bulle dans la trompe, mais
faite de feuillets concentriques.

Une bulle pleine d'eau , dans un amnios
couvert du chorion , mais ſans fétus. Un
œuf fécondé tout nouvellement , dans lequel il n'y avoit point d'embryon ; mais je
penſe qu'une chûte l'avoit fait périr.

Une petite bourſe ſans fétus , dans un
avortement.

Une nouvelle mariée rendit un œuf, & peut-être d'autres véficules, qu'on prit pour des œufs.

Un autre œuf, femblable à un bon œuf, & de même tomenteux. Je crois qu'il y a quelques œufs de ce genre parmi ceux que Ruyfch confervoit : Bianchi a aufli donné la figure de quelques-uns.

Un œuf gros comme celui d'un pigeon, plein d'une humeur qui ne pouvoit fe coaguler. D'autres de même groffeur, remplis de gelée, rendus à différentes fois, après plufieurs maladies. Un autre femblable à un œuf de poule, qui ne contenoit qu'une humeur albumineufe. Une môle charnue & fibreufe, qui contenoit une veffie. Une autre veffie pleine d'eau, couverte de fang coagulé, dans laquelle il n'y avoit point de fétus.

Une môle, femblable à un œuf de poule, qui contenoit dans une membrane, une férofité vifqueufe. Un œuf de fubftance comme cellulaire, fans fétus. Un autre, dans lequel étoient les membranes & le cordon, mais le fétus avoit péri.

Un œuf de 40 jours, beaucoup trop gros, à ce que je crois. Un autre de déux mois, fans fétus ; au fecond mois, un fac dans la matrice, aufli fans fétus ; & une

véficule au même terme, à ce qui me femble, pas plus groffe qu'une aveline, pleine
d'une humeur liquide, avec une apparence
de placenta ; des œufs fans germe, rejettés
à pareil terme.

Une femme groffe de trois mois, n'ac-
coucha que d'une véficule.

§. XXXI. *L'embryon.*

L'expulfion d'un fétus qui auroit dû
croître avec l'œuf, eft contre nature.

Il n'eft pas poffible de voir dans les premiers jours l'œuf en totalité ; à plus forte
raifon le fétus échappe-t-il à nos yeux ;
ce n'a été que fort tard qu'on l'a pu voir
pour la premiere fois, & encore cela n'eft
pas commun ; le premier poulet que j'ai
vu, ça été après 12 heures d'incubation ;
je l'ai trouvé long de $\frac{12}{100}$ de pouces dans la
19e. heure.

Le fétus de la brebis commence à paroître dans l'œuf, vers le 19e. jour, & je
penfe que c'eft encore plus tard qu'on peut
appercevoir le fétus humain.

Cette expérience eft très difficile à faire ;
les femmes ne font pour ainfi dire jamais
sûres de la date ; les occafions en font très-
rares, & jamais on ne peut les répéter ;
c'eft pourquoi tous les Ecrivains fe con-
tredifent finguliérement fur le jour.

Nous pourrions commencer par Mauriceau, qui dit qu'un fœtus de dix-huit jours est comme un point; car il me paroît que celui dont parle Santorini, qui étoit gros comme un grain de millet, n'avoit pas encore douze jours; celui de Ruyſch, qui n'étoit pas plus gros qu'une tête d'épingle, étoit au même terme.

Cela s'accorde avec ce qu'on dit d'un fétus de vingt jours qui étoit de la groſſeur d'un grain d'orge, & avec les embryons de Ruyſch, dont les uns ſont gros comme un grain de ſeigle, & les autres preſque de la groſſeur d'une mouche.

Un œuf pas plus gros qu'une aveline, dans lequel il y avoit un fétus plus petit qu'une mouche, qui avoit une eſpece de queue & les bras très-apparens.

Un autre de quelques ſemaines, gros comme celui d'une poule, & un embryon deux fois plus petit qu'un pois.

Un autre d'un mois, gros comme un œuf d'oiſeau, avec un petit corps ſemblable à une fourmi.

Un fétus de trente-cinq jours, gros comme une petite féve de haricot, cependant avec ſon cordon.

Un fétus à ce terme n'eſt pas plus gros qu'une mouche à miel. On a trouvé au bout de fix femaines le chorion tomenteux, le fétus dans l'amnios, on diftinguoit fa tête, fes yeux & le commencement de fes membres.

On pourroit admettre un fétus de vingt-un jours de la groffeur d'une fourmi, & croire plus avancé celui que l'on a dit avoir fept lignes de longueur à ce terme, ainfi que cet autre gros comme une féve; on peut admettre aussi celui de quelques femaines, plus petit que la moitié d'un pois. Il eft vrai-femblable qu'un fœtus n'ait été le vingt-cinquieme jour, que de la groffeur d'une mouche à miel, on peut même dire que c'eft trop, fi on le compare avec celui de quatre femaines, que Heifter a fait repré-fenter; celui de Pineau qui avoit un pouce de long eft trop fort, aussi-bien que fon autre de quarante-deux jours.

Je crois aussi trop fort celui de Kerkring, & celui d'un mois qui pefoit un gros, ou qui étoit gros comme une mouche à miel, de même que celui qui étoit de la groffeur d'une féve, ou qui avoit la tête groffe comme une aveline; & je ne crois pas naturelle la longueur d'un fétus d'un demi pouce ou d'un pouce, à ce terme.

Celui dont parle Riolan étoit femblable à une fourmi; un autre dont parle Epiphanius à une mouche, & un autre de trente-cinq jours, étoit comme une mouche à miel.

Je crois qu'un fétus de quarante jours ne doit pas être plus gros qu'une mouche; c'est ainsi qu'Aristote avoit dit qu'il étoit gros comme une fourmi; & je ne crois point comme l'ont dit différens Auteurs, qu'à trente-cinq jours il soit grand comme l'ongle, à quarante-deux jours comme un Scarabée, ou qu'à ce terme il soit d'un pouce de long, à plus forte raison de deux ou de trois.

Au dix-neuvieme jour, le fétus d'une brebis avoit presque deux lignes & demie de long, & il étoit moins gros qu'une fourmi; le vingt-deuxieme jour il avoit environ trois lignes, le vingt-quatrieme il en avoit six, presque huit le vingt-sixieme, plus d'un pouce le trente-deuxieme, & le quarantieme quatorze lignes.

C'est ce qui m'a servi de regle dans le jugement que j'ai porté sur les observations des Auteurs dont je viens de parler ; mais on voit clairement que je ne m'engage pas à donner des certitudes, que même on ne peut en avoir sur ce point; j'ai tâché de rejetter ce qui n'est pas probable ; & j'assure que mes expériences ont été faites sur un animal sain, en observant exactement les jours,

& en fuivant par analogie l'ordre de l'accroiffement.

Je vois que bien des Auteurs qui ont repréfenté des fétus fi petits, ont tombé dans l'autre excès : ils n'ont pas fait attention qu'ils avoient langui avant d'être expulfés ; celui par exemple que Ruyfch compare à une graine de laitue, me paroît trop petit en proportion de fon œuf, celui que dans un autre endroit, il dit être gros comme un grain d'orge, ne me paroît pas donner l'idée d'un fétus de trois mois. Je ne vois pas non plus de proportion entre un fétus gros comme une mouche & un placenta de la grandeur d'un placenta de trois mois. Je me fouviens d'avoir trouvé un fétus informe d'un volume égal à celui de Ruyfch, dans un œuf beaucoup plus gros que celui d'une poule ; mais je crois qu'il avoit péri long-tems avant d'être expulfé, ou au moins qu'il avoit été malade.

Et je penfe que le fétus de quelques femaines dont parle Mauriceau , qui étoit de la groffeur d'un grain de millet ; cet autre de deux mois qui n'étoit pas plus gros qu'un grain d'orge ; celui de cinquante jours qui n'étoit pas plus gros qu'un grain de chennevi ou de froment ; celui de neuf femaines pas plus qu'une mouche à miel ; celui de trois mois de la groffeur d'un grain de millet ou de chennevi, celui de cinquante jours comme une fourmi, celui de trois mois environ comme une mouche à miel, & un autre de plus de trois mois de la même groffeur ; ceux de dix-neuf femaines, de fix, fept & huit mois, gros comme une mouche, & beaucoup d'autres dont je ne parle pas, je penfe, dis-je, que tous ces fétus avoient ceffé de prendre de l'accroiffement long-tems avant de fortir. Mais j'ai voulu citer ces obfervations, afin de faire voir combien il eft difficile de juger de l'accroiffement naturel du fétus, à travers toutes ces différentes opinions. Il n'eft point hors de vrai-femblance que le fétus prenne quelquefois fi peu d'accroiffement, puifque j'en ai vu beaucoup d'exemples dans les œufs couvés.

§. XXXII. *L'embryon informe.*

L'embryon déja avancé eft d'une fi grande molleffe, qu'on le fait tomber en diffolution en le touchant avec les doigts. Peu-à-peu il prend plus de folidité ; mais on l'a trouvé encore fort mou au bout d'un certain tems. La premiere couleur de tous les animaux eft celle d'une mucofité tranfparente, enfuite ils deviennent blancs.

Dans tous les animaux plus le fétus eſt mou, & plus ſa figure eſt ſimple ; le poulet dans l'œuf eſt aſſez long-tems comme un petit nuage irréguliérement circonſcrit ; quand il eſt un peu plus avancé, les Auteurs diſent qu'il eſt comme un petit ver, & c'eſt la même choſe dans preſque tous les animaux. Il y en a qui ont repréſenté des embryons longs & informes ; on a dit avoir vu dans un avortement, dans lequel l'œuf n'étoit pas plus gros qu'une aveline, un commencement de forme déterminée.

Le poulet enfermé dans l'œuf, comme le fétus de la chienne, de la lapine & de la brebis, m'ont paru avoir la tête groſſe, le corps mince, au reſte cilindrique, & l'extrémité grêle & obtuſe, tantôt droite, comme c'eſt ordinaire dans le poulet, ſouvent au contraire courbée ; la tête paroiſſoit comme ſéparée en deux.

Si dans les planches de Ruyſch on voit des embryons humains ſi gros, que le corps n'eſt qu'un peu plus petit que la tête, je crois que c'étoit l'effet de l'eſprit de froment, dans lequel il les conſervoit.

Celui de Bianchi au contraire eſt trop grêle, ainſi que celui de Heiſter.

Je ne vois que le corps & la tête du poulet dans les premiers jours. Dans la brebis &

la chienne, j'ai vu le fétus & son cœur, dont on distingue dans les quadrupedes & les oiseaux la couleur & le mouvement, quoi qu'il ne soit pas plus gros qu'un point.

M. Kuhlemann ajoute qu'à l'aide de la loupe il en a vu un peu·plus , les oreilles, les narines , les yeux & le foie ; de même que Leeuwenhoek avoit déja distingué le dix-neuvieme jour dans le fétus d'une brebis, les yeux & presque toutes les parties, même les fibres musculaires.

Je ne trouve point cela dans mon recueil, si ce n'est que j'ai vu une tumeur à la place où est le foie, le vingt-deuxieme jour , & il n'y avoit rien de formé.

Dodart prétend avoir vu les visceres , le cœur & même la ratte.

J'attribue au hazard les tubercules de Guttermann.

§. XXXIII. *L'embryon développé.*

Quand le fétus est une fois formé , ses parties ne sont pas long-tems à se développer.

Le poulet qui étoit droit, se courbe environ au bout de soixante heures d'incubation. Il en est de même du fétus humain, sa tête est portée vers le bas de l'épine du dos.

On

On a vu le cœur du poulet au bout de quarante-huit heures , & à peu-près au même tems ſes yeux ; au bout de ſoixante-dix heures ſes ailes, & des véſicules qui font le cerveau ; le foie au bout de quatre-vingt-ſeize heures, & les inteſtins au bout de cent-vingt.

Le développement dans les embryons des quadrupedes varie beaucoup.

C'eſt vers le vingt-deuxieme jour que ſe courbe celui de la brebis , ſa tête eſt encore fort longue, il a la bouche ouverte ; il y a des lignes tranſverſales ſur la poitrine, & les viſceres ſont enfermés. On a vu ſes membres courts & larges excéder un peu la peau ; le cœur étoit tranſparent, de forme triangulaire & de couleur rouge ; on apperçevoit auſſi le foie ; je n'ai pas vu les yeux.

Un autre fétus à peu-près du même terme avoit l'ébauche des vertebres, la bouche ouverte, le cœur & le foie recouverts de leurs membranes ; le crâne & le cerveau commençoient à paroître ; on voyoit les narines, les yeux, la langue , les oreilles & le commencement des pieds ; il étoit auſſi courbé.

Le vingt-ſixieme jour les vertebres étoient diſtinctes , & alors on reconnoiſſoit la bou-

che , les narines , la langue , la poitrine &
les vaisseaux intercostaux qui étoient rouges ; quatre pieds qui étoient courts , mais
bien fourchus ; les capacités fermées d'une
membrane ; on appercevoit le commencement des vertebres , on distinguoit l'estomac
& les intestins , & on voyoit le poulmon
dentelé.

Le vingt-huitieme jour l'embryon étoit
comme pelotonné , on voyoit bien les yeux,
les oreilles , les pieds , la bouche qui étoit
ouverte , la langue & le diaphragme.

Le trente-deuxieme jour le fétus étoit
de même , mais un peu plus grand ; le cerveau étoit liquide , les os du crâne étoient
très-distincts , les vertebres étoient presque
formées ; on voyoit aussi la verge ; & toutes
les parties avoient plus de consistance.

Le quarantieme jour le fétus étoit parfaitement formé , il étoit recourbé & avoit
la tête entre les deux pieds de devant , la
bouche étoit ouverte , & la langue s'avan-
çoit entre les lévres ; il avoit le foie
gros , on voyoit le cœur, dont la pointe
étoit droite , avec les deux oreillettes ; les
poulmons étoient fort petits , plus petits de
moitié qu'une oreillette , ils étoient dente-
lés ; on distinguoit les côtes qui étoient à
demi cartilagineuses, la verge , les testicules

de figure ovale , les membres, le diaphragme, les reins , les capsules en leur place ,
la masse des inteftins , & le crâne encore
membraneux.

C'eft à-peu-près ce que l'on voit dans les
fétus de lapin de Graaf & d'Everard.

Je répéte que nous avons peu d'expériences bien sûres faites fur le fétus humain.

Les membres ne font point encore apparens le vingtieme jour.

Le vingt-unieme on les a vu commencer
à paroître , ainfi que les côtes ; peut-être
auffi le fétus dont il eft queftion étoit-il
d'un terme plus avancé.

On a vu dans un fétus pas plus gros
qu'une fourmi, & dans un autre de la groffeur d'une graine de citrouille , quelques
rudimens des extrémités.

On trouve dans les Auteurs beaucoup de
fétus femblables ; un homme très-célebre
dans l'art des accouchemens (1) dit, que
lorfque le produit de la conception a acquis
le volume d'un œuf de poule , que l'embryon eft de la groffeur d'une mouche à
miel , & la portion lanugineufe de couleur
rouge, les membres reffemblent à des mamelons.

______

(1) M. Levret.

Epiphanius regarde le fétus comme formé le trentieme jour, & non le vingt-cinquieme, ni le vingtieme. Du Laurens dit qu'il eſt preſque développé le trentieme, & qu'on diſtingue la verge dans le mâle. Stahl dit qu'au bout d'un mois on diſtingue les membres, le tronc & la tête ; ce n'eſt donc pas contre la vraiſemblance que Riolan a écrit que le fétus commençoit dès ce jour-là à ſe former.

Mauriceau a vû bien clairement que les parties étoient très-diſtinctes le trente-cinquieme jour. Trew a donné la figure de deux fétus de cet âge, qui avoient un commencement de membres & les yeux. La Motte parle d'un autre dont on ne voyoit point encore les membres. Hypocrate & Galien diſent qu'il n'y a rien de diſtinct avant le trentieme jour.

Il y a un Auteur qui penſe que les membres commencent à paroître dans la quatrieme ſemaine, & un autre ſur la fin du premier mois.

On trouve dans Amman un fétus de la groſſeur d'un pignon, dont toutes les parties étoient très-apparentes.

L'opinion des anciens étoit que l'enfant eſt formé le quarantieme jour, & on trouve dans des Auteurs modernes, des planches

qui le repréſentent tel ; quelques-uns diſent
qu'à cette époque les membres ne font que
commencer à paroître ; d'autres qu'il eſt formé le quarante-deuxieme , d'autres qu'il
commence à ſe développer le trente-ſixie-
me ; & Empedocles prononce qu'il eſt parfait le quarante-neuvieme. On a cependant
vu des fétus informes vers le quarantieme
jour , & dans ceux de Ruyſch qui ſont déja
un peu gros , puiſqu'ils le ſont autant qu'une
mouche à miel , à peine diſtingue-t-on la
tête ; dans un qui a un pouce de long , on ne
voit que le commencement des membres
& une oreille ; on voit que de ceux qui viennent enſuite, & qui ſont de plus en plus gros,
il y en a peu qui ſoient au point de perfection ; il en eſt de même de toute ſa collection de fétus , & de quelques - uns dont
Albinus a donné la figure.

On a vu dans un fétus gros comme une
féve , toutes les parties du petit corps exprimées , même les yeux.

Mais on ne peut pas croire que dans un
embryon de trois jours & demi , les bras
commencent à poindre , ni, comme le dit
Bianchi, qu'un de ſept jours ait les membres ébauchés ; pas plus à ſeize, à vingt ou
à vingt-cinq, comme le veut Bidloo.

Ainſi le fétus de Boehmer étoit trop

parfait pour n'avoir que huit jours, fes membres commençoient à paroître.

Et je crois d'un terme plus avancé le fquelette cartilagineux qu'on dit n'être que de vingt-un jours, (1) & un autre plus grand de trente, & enfin celui de deux pouces, qu'on dit n'avoir que quarante-deux jours.

Toutes les planches d'embryon qu'a données Severin Pineau, ont été faites comme le Deffinateur a voulu les faire.

Je ne crois pas non plus que dans le fétus d'un cheval de huit à dix jours, les pieds & les autres parties aient été diftincts.

Les autres fétus, comme celui qui au terme de trois mois, n'avoit aucune apparence de jambes, & l'autre qui n'avoit que le commencement des membres, font des fétus bien tardifs.

§. XXXIV. *Les autres phénomènes de la conception.*

Nous avons expofé jufqu'à préfent fuivant l'ordre naturel, les phénomènes que produit la conception dans les organes deftinés à la génération, & dans le fétus nouvellement formé; il y a cependant quelques époques dont on n'eft pas affez certain; on ignore encore en quel état eft le

---

(1) Kerkring, fig. 4, 5 & 6.

fétus de la brebis avant le dix-septieme jour , & l'embryon humain dans les premiers jours après la conception ; il faudroit multiplier les expériences, pour être convaincu que la trompe embraffe l'ovaire & s'y attache, quoique les fétus qu'on a trouvés dans la trompe & dans l'ovaire prouvent affez que cela ne peut pas être autrement.

Le petit œuf defcendu dans la matrice s'y attache, mais on ignore en quel tems. Tous les Auteurs s'accordent à dire qu'il eft quelque tems ifolé ; on l'a trouvé tel dans la lapine le cinquieme jour , il n'y eft pas adhérent, dit un Auteur, avant le neuvieme jour ; fuivant le même, dans la brebis, il n'y prend pas d'adhérence avant la quatrieme ou la cinquieme femaine.

D'autres Auteurs célebres difent au contraire que l'œuf n'eft jamais libre , ou ils reftraignent cette liberté à bien peu de jours.

Je l'ai trouvé adhérent le vingt-deuxieme jour dans une brebis, & je foupçonne qu'il n'eft pas fi long-tems à s'attacher qu'on le penfe communément ; mais les filets qui forment fon union font fi délicats , à caufe de l'extrême molleffe des

F f iv

membranes, que le moindre effort rompt cette union.

Enfin, si ce n'est pas toutes les femmes, il y en a beaucoup qui dès les premiers jours de la grossesse, quelques-unes même dès le lendemain de la conception, éprouvent des nausées, des frissons, un dégoût pour les viandes, des maux de dents, qu'un ou deux vomissemens soulagent, comme je l'ai vu. On ne doit pas confondre ces vomissemens, avec ceux auxquels la suppression des regles donne lieu, ni avec ceux qui sont produits par la pression qu'exerce le fétus sur l'estomac, quand la grossesse est avancée; dans ce tems, la matrice s'éleve jusqu'au colon & jusqu'à l'estomac, par la pression qu'elle fait, elle retarde le retour du sang par la veine-cave & la veine-porte, elle empêche la liberté du canal intestinal, & produit des accidens qui peuvent durer jusqu'à l'accouchement.

Il est très-probable que la cause de ces premiers symptomes d'une grossesse commençante, n'est que la résobtion qui se fait dans le corps de la femme, de l'esprit de la semence de l'homme, qui est comme putride; de même que dans une maladie miliaire, si l'humeur morbifique, qui est très-subtile, est répercutée de la peau, elle excite une singuliere espece de nausée, le vomissement & le hocquet. J'ai échappé au premier de ces maux; les autres sont très-dangereux.

Or, tout le corps de la femme est pénétré de l'esprit séminal; on sçait que cet esprit donne un mauvais goût à la chair des saumons; que quand la vache a été menée au taureau, son urine devient blanche; & que l'acte vénérien fait revenir les accès de fievre; ceci est commun aux deux sexes, mais c'est avec plus de force dans l'homme (1).

---

(1) Nous avons dit ailleurs ce que nous pensions de cette cause des premiers symptomes d'une grossesse commençante.

CHAPITRE IV.

Des premiers Rudimens de l'Animal.

§. I.

J'ai encore à traiter une matiere bien ingrate ; elle est pleine d'obscurités, elle est au dessus de nos sens, & a donné lieu à un nombre de diverses opinions. Je suis forcé de dire mon sentiment sur des objets sur lesquels on ne trouve rien de satisfaisant, ni de solidement établi, & dont on n'a dit que peu de choses bien certaines ; il faut que j'oppose des phénomènes à des phénomènes, des preuves à des preuves ; enfin, tout ce que j'ai à dire de plus certain, c'est que je n'enseigne rien ; mais quoique je défespere de résoudre ce problême, j'aurai l'avantage de m'approcher de la vérité, & de ne rien enseigner de faux.

Nous rechercherons d'abord d'où provient la matiere premiere de l'animal ; ensuite par quelles causes cette matiere devient animal, tel que nous voyons qu'il se forme dans la femelle après la conception. Il y a en général trois opinions sur ce point ; les uns disent que la matiere de l'embryon vient du mâle seul, les autres veulent que ce foit de la femelle, & enfin les autres la font provenir de l'un & de l'autre. Examinons les raifons refpectives que chacun donne de fon fentiment, & fi nous ne pouvons prononcer rien de fûr, nous pourrons du moins prouver, par fes caufes, ce qui eft le plus probable.

§. I I. *Eft-ce du mélange de la femence des deux fexes?*

Nous avons dit plus haut, que les anciens penfoient que la femelle a de la femence comme le mâle ; il étoit tout fimple qu'ils en conclûffent que la génération fe faifoit par le mélange de l'une & de l'autre.

Hippocrate lui-même, ou du moins l'Auteur de l'Ouvrage qu'on met au nombre de ceux d'Hippocrate, difoit que l'enfant étoit du fexe féminin, quand la femence de la femme avoit plus de force, & qu'au contraire il s'engendroit un garçon, quand celle de l'homme avoit le deffus. Ariftote étoit à-peu-près de ce fentiment, mais il penfoit que la différence du fexe dépendoit du plus de force de la femence qui fortoit des parties génitales de l'un ou de l'autre ; il y a encore des modernes qui penfent de même.

Empedocle a dit le premier que les parties du fétus étoient féparées dans la femence de l'un & de l'autre fexe, & qu'en fe rapprochant, elles s'uniffoient & formoient le fétus. La plûpart des anciens ont attribué de la femence à la mere comme au pere.

Ils ont feulement beaucoup varié entr'eux, fur la maniere dont s'en faifoit le mélange.

Suivant les uns, il fe fait une fermentation entre l'une & l'autre, & de cette fermentation il réfulte une maffe qui eft le commencement du nouveau fétus; l'efprit féminal du mâle eft acide, & celui de la femelle eft lixiviel; ces femences fermentent, & s'attirent réciproquement. D'autres ont auffi rapporté à la fermentation, la vertu productrice des plantes.

D'autres ont dit que la femence de l'homme & celle de la femme, contenoient des efprits, & qu'il fe faifoit un mélange de ces efprits; ou bien que l'efprit féminal de l'homme donnoit la forme à la matiere féminale de la femme.

D'autres ont dit que l'animal étoit caché & enveloppé dans la femence de l'un & de l'autre fexe; que les parties de l'animal, toutes formées, font par des rapports d'analogie, attirées les unes vers les autres, ou du moins, qu'il réfulte du mêlange des femences, une petite maffe, qui eft le nouveau fétus.

Que des toiles fines, tiffues de la fubftance folide de l'animal mâle, fe joignant à la matiere des œufs, devenoient un nouvel animal.

De quelque façon que fe faffe ce mêlange, ce qui eft fort obfcur, cette opinion a quelque chofe de fpécieux; nous fçavons que l'union des deux fexes eft néceffaire pour la génération, & qu'excepté un très-petit nombre d'animaux dans lefquels on penfe qu'il ne fe fait point de copulation, elle eft indifpenfable dans tous les autres; même dans un très-grand nombre de plantes, il y a deux fexes. La plante mâle contient une poudre qui a une vertu fécondante, & il y a toujours dans la plante femelle, avant la fécondation, une graine qui n'eft autre chofe qu'un œuf; & cette graine ne produit rien fans le fecours de cette poudre, qui lui eft analogue; ces phénomènes font de la derniere évidence. La reffemblance du fétus avec fon pere & fa mere, dont nous parlerons ailleurs plus au long, femble prouver la même chofe dans l'efpece humaine, dans les brutes, & enfin dans les plantes.

§. III. *Hypothèse sur le sexe.*

Qu'il me soit permis de dire quelque chose de l'ancien systême, que la semence de l'homme qui doit produire un garçon, est séparée dans le testicule droit, qu'un garçon se place dans le côté droit de la matrice, & que ses mouvemens se font sentir à droite ; & que tout se fait à gauche quand c'est une fille.

On ajoute que la semence du testicule gauche est aqueuse, parce qu'il la reçoit du rein gauche, car la veine spermatique ne vient point du tronc de la veine cave, mais de l'émulgente.

Delà on infere, qu'un homme chez qui le testicule droit a paru le premier, engendre un mâle, & tout au contraire quand c'est le gauche. Que quand dans la grossesse la mamelle droite diminue, s'il y a deux jumeaux de différent sexe, la femme avorte du mâle ; & de la femelle, si c'est la mamelle gauche.

D'autres disent, que si on fait la ligature du testicule droit au mâle de la brebis, il produira un mâle, & une femelle, si on lie le gauche.

Il y a des modernes qui ont renouvellé cette opinion ; il y a même un Physiologiste qui a jugé sur les cicatrices de l'ovaire combien une femme avoit fait de garçons, & combien elle avoit fait de filles ; & un autre qui a trouvé l'ovaire droit plein d'œufs, dans une femme qui n'avoit fait que des filles, & le gauche étoit vuide.

Cependant il est d'expérience qu'un homme avec un seul testicule, a fait des garçons & des filles.

Que des enfans mâles se sont placés du côté gauche, & des filles du côté droit.

Et qu'une femme qui n'avoit point de trompe du côté droit, avoit eu un garçon & une fille.

§. IV. *Systême de M. de Buffon.*

Ce grand homme n'a fait qu'embellir avec l'éloquence qui lui est naturelle, le systême de Démocrite & celui d'Hippocrate.

Il dit qu'il y a dans la nature, une matiere qui sert à la nutrition & au développement de tout ce qui vit & végete, que cette matiere est toujours vivante & toujours active ; que ses molécules sont incorruptibles, qu'elles sont composées de parties organiques, & très-semblables aux animaux & aux végétaux formés que nous voyons ; que les arbres sont formés de germes, qui font eux - mêmes formés d'êtres organiques femblables, puifqu'ils deviennent des arbres ; qu'il n'y a point de différence entre les plantes & les animaux ; que les végétaux deviennent de vrais animaux, & les animaux végétaux ; que la même matiere eft également propre à la nutrition & à la réproduction des animaux & des végétaux, puifqu'elle s'affimile à chaque partie de la plante ou de l'animal, & en pénétre intimement la forme ; & que chaque animal eft un moule intérieur, dans lequel la matiere nutritive prend fa figure comme dans un moule, & s'affimile à l'animal ; que ces parties font reçues par la bouche.

Que quand cette matiere eft plus abondante qu'il ne faut pour nourrir la plante ou l'animal, elle eft renvoyée de toutes les parties du corps, dans un réfervoir qui lui eft propre, fous la forme d'une liqueur ; ces réfervoirs font les tefticules dans les hommes, & les ovaires dans les femmes ; ainfi, les animaux qui font dans le tems du développement & de l'accroiffement, n'engendrent point, parce qu'ils n'ont point de molécules organiques fuperflues ; les eunuques font gros, parce qu'ils n'en perdent point ; & les vieillards ne peuvent engen-

drer,

dŗer, parce que leurs parties étant trop dures,ne renvoient point de parties organiques.

Cette humeur contient toutes les molécules organiques, analogues au corps de
l'animal, par conséquent tout ce qui est
nécessaire pour former un être plus
petit, entiérement semblable à celui d'où
provient ce nouvel animal ; car ces molécules font analogues à chaque partie du
corps de l'animal, & en font comme l'extrait, puisque chaque partie en renvoye
dans le testicule.

» Ainsi , quand cette matiere a passé
» par le moule intérieur de l'animal, &
» qu'elle trouve une matrice convenable,
» elle produit un animal de même espece ;
» mais lorsqu'elle ne se trouve pas dans
» une matrice convenable, elle produit
» des êtres organisés, différens de l'ani-
» mal d'où est venu la semence , com-
» me les corps mouvans & végétans, que
» l'on voit dans la liqueur séminale de l'un
» & l'autre sexe, ou les petits vers qu'on
» trouve dans les infusions des plantes.

» Cette matiere productive est compo-
» sée de particules organiques , toujours
» actives, dont le mouvement & l'action
» font fixés par les parties brutes de la
» matiere en général, & particuliérement

» par les particules huileuses & salines ;
» mais dès qu'on les dégage de cette ma-
» tiere étrangere , elles reprennent leur
» action, & produisent différentes especes
» de végétations, & d'autres êtres animés,
» qui se meuvent progressivement ».

Que cette matiere productive est contenue dans la semence du mâle ; « & quand
» il s'en rassemble une assez grande quan-
» tité, elle forme un corps qui se meut, &
» qu'on peut appercevoir au microscope ».
Qu'on trouve la même chose dans la liqueur du corps jaune ; que les femelles ont
une liqueur séminale, très-semblable à celle
du mâle, qui se décompose de la même
maniere, & qui contient de pareils petits
corps organiques , dont les phénomènes
sont les mêmes ; & que la semence de l'un
& l'autre sexe est composée de particules
organiques , & n'est qu'un extrait de tout
le corps de l'animal.

» Que toutes les substances animales ren-
» ferment une grande quantité de cette
» matiere organique. En les mettant infuser
» dans de l'eau , les sels se fondent , les
» huiles se séparent, & les parties organi-
» ques se mettent en mouvement.

» Elles sont en plus grande abondance
» dans les liqueurs séminales, que dans
» toutes les autres substances animales,

» ou plutôt elles y font dans leur état de
» développement & d'évidence «, & on
n'a pas befoin de décompofition, ni de pourriture pour les appercevoir ». Lorfque cette
» matiere organique & productive fe trou-
» ve raffemblée en grande quantité, en
» quelque partie de l'animal, où elle eft
» obligée de féjourner, elle y forme des
» êtres vivans. ...... Le tænia, les afcari-
» des, les vers, ceux qu'on trouve dans le
» foie, tous ceux qu'on tire des plaies, les
» anguilles de la colle de farine, celles du
» vinaigre, enfin tous les prétendus ani-
» maux microfcopiques, ... le poifon
» même de la vipere, ou du chien enra-
» gé «, ne font que cette même matiere,
car elle tend toujours à être organifée.

Que ces corps organiques ne font point
de vrais animalcules, puifqu'on en trouve
qui font parfaitement femblables, dans la
gelée de viande cuite, dans laquelle le feu
auroit dû détruire les animaux, fi c'en euffent été ; & que d'ailleurs on trouve de ces
particules dans des infufions de chairs d'a-
nimaux & de graines de plantes, faites dans
des bouteilles exactement bouchées.

Que celles qui fe trouvent dans la femence, fe réuniffent pour former un animal femblable au pere & à la mere, quand

il s'en fait un mêlange dans la matrice ; que quand il y en a grande abondance, il se forme plusieurs fétus ; que quand le mêlange se fait dans le corps jaune, la conception se fait dans la trompe ; qu'il pourroit même se former un corps organisé dans le scrotum, si la liqueur séminale de la femme y parvenoit.

M. de Buffon a eu pour compagnon des expériences qu'il a faites, M. Needham, homme d'une profonde méditation, & dont nous ne pouvons suivre la pénétration, dans les mysteres des productions de la nature.

Il a adopté le systême de M. de Buffon sur la natûre de la semence, & il pense comme lui, que l'un & l'autre sexe fournit de cette liqueur, qu'il y a dans l'un & l'autre, des corps organiques, & que c'est la surabondance de la matiere nutritive qui forme la semence, en se perfectionnant par son passage dans une infinité de filtres.

Il fait voir que la matiere dont sont formés les corps, est commune aux animaux & aux végétaux, puisque les végétaux nourrissent les animaux, & à leur tour les animaux nourrissent les végétaux ; que cette matiere est susceptible de vie & de végétation ; elle sert à la vie & au mouvement rapide, quand ses principes actifs sont développés, comme cela arrive dans les petits animaux microscopiques qui naissent de la gelée des graines, tombée en dissolution ; que cette matiere à son tour perd de ses qualités, & devient de petits animaux microscopiques, qui périssent, & ne sont plus qu'une gelée qui doit produire des plantes & des zoophites ; il rapporte aussi à cela les petits vers spermatiques.

Que la semence des animaux est dans un état d'exaltation, c'est-à-dire très-propre à être mue rapidement, & à végéter promptement. Il ne balance pas de nommer animal, un arbre dont les branches ne sont pas développées ; c'est un système de molécules organiques.

Il reconnoît de même que M. de Buffon, un obstacle à la végétation, dans les sels, qui tuent les petits animaux microscopiques.

Enfin il est entierement d'accord avec lui sur les principaux points de la formation des animaux, quoiqu'il propose, comme on le dira ailleurs, un autre principe de la formation du fétus.

Il y a aussi un Libraire (1) qui a dé-

______

(1) Panckoucke.

fendu le syftême de M. de Buffon, & M. Vandermonde l'a adopté.

§. V. *Eſt-ce le mâle ſeul qui engendre?*

Diogene prétendoit que la génération ſe faiſoit par la ſeule ſemence du mâle; Hippon & la ſecte Stoïcienne étoient dans cette opinion.

Enſuite, quoique preſque toutes les Ecoles admiſſent le mêlange des deux ſemences, il y en avoit cependant encore quelques-uns qui attribuoient tout au mâle, & qui diſoient que ſa ſemence prenoit racine dans la matrice, comme la graine des plantes germe dans une terre fertile.

Depuis peu, un Peintre qui s'eſt appliqué à la connoiſſance de la nature, a ſoutenu ſi affirmativement que le germe d'un nouvel animal dérivoit du pere, qu'il dit qu'on le voit même manifeſtement dans la ſemence du cheval, de la groſſeur d'une fêve; que dans la ſemence des autres quadrupedes mâles, l'embryon eſt fluide, & prend tout de ſuite conſiſtance dans le vagin, & qu'il n'a beſoin pour vivre, que de s'attacher à la matrice.

Il a même repréſenté le fétus humain, tel qu'il dit l'avoir vu dans la ſemence; il dit que le lézard féconde ſes œufs de ſon

propre suc, & qu'on voit les embryons
dans les mâles de la grenouille.

Mais on a fait voir que le crapaud mâle
avoit des œufs, & que celui de Surinam
avoit le dos plein d'œufs fécondés, qui
produifoient des petits ; mais que la femelle de cette efpece avoit un véritable
ovaire, qu'elle mettoit bas à fa maniere,
& que dès que fes petits étoient nés, ils
montoient fur le dos de leur peré.

Il y en a un autre qui penfe que les tefticules contiennent des efprits éthérés cylindriques, qui ont cinq éminences aiguës,
qui font les rudimens de l'homme.

La fameufe théorie de Leeuwenhoeck
revient principalement à cela. Nous avons
dit ailleurs qu'il fe trouvoit dans la femence
de la plûpart des animaux mâles, des animalcules infiniment petits, & toujours en
mouvement.

Il difoit que ces animalcules étoient les
premiers rudimens des animaux. Garden a
perfectionné ce fyftême ; il a enfeigné qu'il
étoit évident qu'un œuf qui ne feroit pas
fécondé, expofé à une chaleur telle qu'eft
celle d'une poule qui couve, dégénéreroit
en une liqueur inorganifée & dégoûtante ;
& que fi au contraire le coq venoit le féconder, cet œuf ne fe corromproit pas,

mais qu'il deviendroit d'abord un petit ca-
hos , enfuite un petit ver avec une tête , &
enfin un poulet vivant , femblable à fon
pere.

Qu'il ne parvenoit à la femme qu'une liqueur vifqueufe , dans laquelle nagent les
animalcules ; & qu'il n'étoit pas affez certain que cette maffe gluante parvint jufqu'à la matrice , ou jufqu'à l'ovaire ; mais
que les animalcules qui font dans la femence du coq , étoient femblables à ce petit animal qui naît d'abord dans l'œuf ;
que les vers fpermatiques étoient fi peu
femblables à l'homme , que bien des gens
ont pris ce fyftême pour une plaifanterie ;
que le petit ver que Harvée appelloit *galba* ,
étoit le premier rudiment du coq naiffant
dans l'œuf , & qu'il reffembloit à celui de
tous les autres animaux ; qu'on ne trouvoit
dans aucune humeur de la femme , rien de
femblable à ce petit ver ; qu'il n'étoit que
dans la femence du mâle , qu'on l'y trouvoit toujours , & dans la femence de tous
les animaux , même dans celle de l'homme ;
qu'il n'y a donc rien de plus vraifemblable
que l'exiftence de ce ver dans l'œuf , & que
ce ver , ce *galba* , eft un des animalcules
qui font venus avec la femence du coq.

Qu'on trouve de petits vers , même dans

les plantes , & dans la poudre prolifique des fleurs.

Que la tête & l'épine du dos est ce qui paroît le premier dans les animaux qui ont des os.

Que cet animalcule , après avoir fait beaucoup de chemin de l'endroit de la matrice où est parvenue la femence , ou peut-être de la trompe (car on croit qu'elle va jufqu'à elle) va fe rendre à l'œuf, que dans ce tems - là on ne diftingue pas encore de la véficule de Graaf. D'autres ajoutent qu'il préfente fes vaiffeaux ombilicaux, qui font fa queue, aux petits vaiffeaux de l'œuf qui eft déja détaché, de façon qu'il fe fait entr'eux anaftomofe des arteres avec les arteres, & des veines avec les veines, comme cela fe fait quand on greffe un arbre; ou que le petit ver entre tout entier dans l'œuf, par un trou garni d'une valvule ; que cette valvule fe ferme dès qu'il y eft entré, de peur que d'autres petits vers n'y entrent aussi ; qu'il fe nourrit dans cet œuf, du fuc gélatineux qui y eft contenu, & que c'eft de la provifion de femence qu'il a, qu'il vit pendant quelque tems ; que l'œuf defcend avec lui dans la matrice, & qu'il devient fon placenta ; que par conféquent on comprend pourquoi, dans les plantes & dans les animaux renfermés dans un œuf, il est nécessaire que l'asyle de l'animal contracte adhérence avec le petit ver, c'est-à-dire l'animalcule lui-même.

Que le mâle fournit le plus à sa formation ; qu'il fournit l'essence du nouvel animal ; & que c'est à cause de cela que les fétus engendrés de pere & mere de différente espece, tiennent plus du pere que de la mere. Mais nous expliquerons ceci plus au long.

Que dans la graine d'une plante, il paroît, quand elle croît, quelque chose de nouveau, un petit corps qui pousse autant de branches que la graine a de cosses, & que ces branches se répandent dans ces cosses ; que ce corps est une vraie plante nouvelle, & que ce qu'on appelle la graine, ne fait que prêter l'enveloppe.

Le sentiment de Leeuwenhoeck differe un peu de celui-ci ; il avoit pris les ovaires de Graaf pour des testicules faits comme ceux des mâles, comme avant lui Athenée, & Hoffmann dans le siecle dernier.

Ce systême prit tout d'un coup faveur dans la Flandre ; Hartzoeker, Boerhaave, Kaauw, & en Angleterre, Keil, Cheyne, & d'autres entreprirent de l'embellir ; mais auſſi MM. Wolf, Mithof, Burggrau, & en France, MM. Geoffroi, le Cardinal Polignac, de Superville & Lieutaud, embraſſerent cette opinion ; depuis peu encore, Ludwig trouve plus de vraiſemblance dans ce ſyſtême des petits vers.

Un Auteur anonyme en Suede, Scardona en Italie, ont penché vers ce ſyſtême, & Lanciſi n'en eſt pas éloigné.

§. VI. *Objections.*

Valiſnieri a le premier examiné avec attention cette nouvelle hypothèſe, & après lui pluſieurs Auteurs Italiens & autres.

On tire la premiere objection des fétus engendrés de deux animaux de différente eſpece, & même des enfans qui ſouvent reſſemblent à leur mere ; mais nous examinerons cet objet en ſon tems.

Valiſnieri & d'autres ont objecté que ce feroit une profuſion exceſſive de la part de la nature, ſi dans une ſeule copulation il ſe répandoit un nombre infini de petits animaux, dont tout au plus un pourroit devenir un nouvel animal, ſi même tous ne périſſoient pas ; qu'il y avoit autant d'animalcules dans la ſemence des animaux qui ne produiſent qu'un fétus, que dans ceux qui en produiſent pluſieurs à la fois, & qu'on ne comprend pas comment il se peut faire qu'il n'y ait qu'un œuf qui soit fécondé, & non pas tous par ce nombre prodigieux d'animalcules.

On répond à cela que dans la nature il est très-ordinaire qu'il y ait profusion de fétus pour qu'il résulte une seule plante ou un seul animal.

Que pour un seul champignon il y a un nombre infini de graines; que dans une seule feuille de fougere il se trouve assez de semence pour couvrir de fougeres toute une contrée, que les poissons & les insectes ont dans le ventre une quantité innombrable d'œufs ; que c'est une sage précaution de la nature pour mettre le nouvel animal à l'abri de nombre de dangers auxquels il est exposé ; qu'en général rien ne périt dans la nature, & qu'il ne faut pas plus de dépense pour former un corps organique qu'une masse brute, & qu'il peut bien se faire qu'il soit de la magnificence de Dieu de former plutôt des êtres bien construits que de petites masses informes. On ajoute que la matrice est un vaste champ en comparaison de la petitesse des vers, que par conséquent il en faut un grand nombre pour qu'il en vienne un à bien.

Nous avons dit qu'il n'y avoit qu'un œuf

très-petit & invisible qui, étant mûr descendoit par une fente de l'ovaire dans la
trompe & dans la matrice, on peut donc
croire qu'un seul ver peut s'unir à cet œuf
de mille manieres ; par exemple, cet œuf
peut avoir trois ou quatre petits vaisseaux
flottans, dans lesquels de semblables vaisseaux ombilicaux puissent s'implanter ; dans
cette hypothèse on voit aisément qu'il y a
plutôt à craindre qu'il ne se fasse aucune
fécondation, on ne doit pas craindre qu'il
s'en fasse trop.

Ceux qui combattent les animalcules,
ajoutent qu'il y a une certaine analogie dans
la vie & l'accroissement des insectes, que
les insectes dans le commencement de leur
vie n'ont presque point de mouvement, &
que leur force augmente à mesure qu'ils se
perfectionnent ; qu'au contraire les premiers
rudimens de l'animal dans cette hypothèse
s'agitent avec beaucoup plus de célérité
que l'embryon, quand il est reçu dans l'œuf,
& même que le fétus déja avancé dans la
matrice, soit de la femme, soit de l'animal
brute.

Que le fétus est un être imparfait, dont
la structure se perfectionne peu-à-peu & se
développe ; que les vers au contraire sont
de petits animaux parfaits dans leur genre.

Mais ce n'eſt pas une regle conſtante ; la chenille , par exemple , cherche pâture en faiſant beaucoup de mouvement , & quand elle eſt changée en chryſalide , elle eſt tranquille comme ſi elle étoit morte.

De même les gall-inſectes dont parle M. de Réaumur ont du mouvement quand ils ſont jeunes, mais enſuite ce n'eſt plus qu'un toît immobile , ſous lequel les fétus prennent des forces ; outre cela le mouvement du *point ſautillant* eſt fort ; & ſçait-on ſi ce point n'eſt pas en mouvement avant qu'on l'apperçoive ; puiſque dans les 48 premieres heures le fétus & ſes enveloppes augmentent de volume , il n'eſt pas douteux que le cœur a été en mouvement, puiſque c'eſt de lui que dépend l'accroiſſement de ces parties & du fétus lui-même ; mais la tranſparence & la petiteſſe du fétus rendent ce mouvement imperceptible.

Il pourroit donc ſe faire que le mouvement du petit ver ſpermatique ne fût pas diminué après qu'il eſt devenu embryon.

On objecte encore que le petit ver paſſe à l'état d'animal parfait ſans avoir été chryſalide , & qu'il a une longue queue & d'autres parties qui ſont particulieres à un ver, qui ne peuvent avoir de mouvement que par le moyen de ſes muſcles, que ſes muſ-

cles, fa queue & fes autres organes difparoiffent en même-tems, & qu'on ne dit
point comment fe forment de nouveaux
membres propres à l'homme.

Qu'il y a beaucoup de parties dont l'animal fe dépouille en prenant de l'accroiffement ; les grenouilles fe défont très-manifeftement de leur queue, elles n'ont point
de nageoires comme tous les animaux faits
pour nâger, comme en ont leurs petits ; les
moucherons fe dépouillent de leurs aîles,
la chenille quitte fes trachées quand elle fe
change en papillon, il lui vient un autre
eftomac en la place du fien ; & j'ai des témoignages authentiques, quoiqu'on le nie,
qu'à Surinam la grenouille allonge fa queue
& quitte fes pattes pour fe changer en poiffon, comme en Europe elle fe défait de fa
queue.

Mais on ne doit pas donner tant d'étendue à l'analogie, & on ne doit pas comparer le petit ver féminal à une chenille qui
fe change en chryfalide ; car la chenille vient
d'un œuf imprégné par la femence du mâle,
au lieu que c'eft le petit ver qui impregne
l'œuf ; même fuivant mon expérience fur
l'œuf couvé, la queue du ver peut devenir le corps de l'animal, car les vaiffeaux ombilicaux du poulet paroiffent un
peu au-deffus de la queue.

Outre cela la ſtructure d'un animal adulte , n'eſt point du tout la même que celle
du petit ver, il n'y a que les principales parties qui ſoient développées, & les membres
ſont encore cachés dans le corps.

Les vers, continue-t-on , ſont d'une petiteſſe incroyable, il ne paroît pas probable qu'en peu de jours dans les oiſeaux il
puiſſe ſe former d'un point ſi petit un corps
apparent, comme l'eſt le *Galba*.

Une poule pond vingt jours après les approches du coq, & ſes œufs deviennent féconds; on ne voit pas comment ces petits
vers auroient pu reſter vivans pendant un
ſi long intervalle.

On n'explique pas pourquoi ils ne prennent point d'accroiſſement dans la ſemence,
ni comment s'en fait la réparation quand ils
ont été conſommés par l'acte vénérien , s'il
n'y a pas entr'eux d'accouplement, s'il y en
a , & qu'ils ſe reproduiſent , ils doivent donc
être des animaux parfaits , qui ne doivent
ſubir aucune métamorphoſe.

S'ils s'engendrent ſpontanément dans la
ſemence , le fétus peut de même s'engendrer ſpontanément.

De la chryſalide provient un animal parfait, mais des membranes du fétus , qui ſont
la

la vraie chryfalide de l'homme, il ne vient
pas un fétus parfait.

Il paroît monftrueux qu'un animal naiffe
deux fois.

On peut répondre à cela que les progrès
de tous les fétus font d'autant plus rapides,
qu'ils font moins éloignés de leur commencement; que par conféquent ils peuvent être
très-prompts, dès que le petit ver a abou-
ché fes vaiffeaux ombilicaux avec les vaiffeaux de l'œuf : la preffion de l'air chaud
pouffe les fucs de l'œuf dans les veines du
fetus ; que dans l'œuf de poule qui n'a pas
encore été couvé, l'embryon vit du fuc de
l'œuf, & qu'il ne croît pas rapidement,
parce que la preffion de l'air eft néceffaire
pour fon accroiffement ; que c'eft une pré-
rogative particuliere des infectes, de fortir
parfaits d'une chryfalide, pour aller chercher leur fubfiftance, dès qu'ils font aban-
donnés à eux-mêmes ; mais qu'il n'eft
pas néceffaire que les animaux, qui font
confiés par la nature aux foins d'une mere
qui les nourrit, fortent de même parfaits de leurs membranes; qu'on ignore totalement la maniere dont les vers s'engendrent dans la femence, mais qu'en quelque endroit que s'engendre l'animal, la
maniere dont il fe forme n'eft pas moins

Tome I. H h

au deſſus de nos lumieres ; que l'homme ne naît qu'une fois, qu'il ne naît point quand il vient s'attacher à l'œuf, qu'il eſt alors ſimplement conçu.

Ce ſont là les raiſons qu'on allégue de part & d'autre ; pour les bien peſer, il eſt néceſſaire d'expoſer un autre ſiſtême, dans lequel on prétend que le fétus vient de la mere.

§. VII. *Le fétus vient-il de la mere ?*

Je ne vois rien de plus ſimple que cette opinion, qui eſt auſſi une de celles des Anciens : car il eſt certain que l'animal naît de la femelle ; il l'eſt bien moins qu'il ſoit apporté par le mâle dans le corps de la femelle.

Preſque tous les animaux & toutes les plantes portent de la ſemence, & engendrent ; & il y en a beaucoup dans leſquels il n'eſt pas néceſſaire que le mâle vienne les féconder ; tout le monde ſçait que les arbres produiſent leurs branches, qui par la ſuite doivent être auſſi de nouveaux fétus de leur plante mere, ſans qu'on puiſſe avoir le moindre ſoupçon qu'ils aient été arroſés de ſemence maſculine ; il en eſt de même du polype.

Il eſt conſtant que dans la racine des plantes liliacées, & dans l'œil ou le nœud

de l'arbre, est contenue une branche, &
qu'on y voit la nouvelle plante formée,
sans qu'ils aient reçu la farine de la plante
mâle, puisqu'on a vu même dans l'oignon d'hyacinte, quatre générations de
plantes.

M. Parsons a fait voir dans la graine du
grand érable, le germe d'une autre plante, &
des pépins dans la fleur du poirier, quoique
le nombre d'enveloppes qui les couvrent,
les défendent de la femence du mâle ; &
il en naît d'autres petites plantes, dont les
unes ont les organes de la plante mâle, &
les autres, femelles, produisent, quoiqu'elles en soient éloignées.

Il est certain que parmi les animaux, il y
en a beaucoup qui produisent sans mâle ;
tels font les polypes, les corallines ; même
les pucerons font des petits qui font vierges, & qui n'ont jamais été approchés des
mâles ; & il est constant que ces vierges,
qui pendant plusieurs générations font nées
de meres aussi vierges, font fécondes sans
le secours du mâle, ce qui assurément est un
des plus forts argumens.

On dit que le formica - leo fait un ou
deux œufs, dans le moment qu'il est sorti
de la chrysalide, & cependant il est certain
qu'alors il n'a encore pu être fécondé par

aucun mâle. Nous fçavons que le monocle & le papillon engendrent fans copulation. Valifnieri affure que les œufs de la cantharide des lys, font parfaits dans le ventre de la mere.

Il n'eft pas néceffaire de rapporter ces hiftoriettes apocryphes, de petites femelles de quadrupedes, pleines dans le ventre de leur mere ; perfonne n'y ajoute foi , ni à de pareils contes qu'on a faits fur des femmes.

Nous avons des témoïgnages d'hommes célébres , qui ont vu le fétus dans l'œuf de la mere , fans qu'il fe foit fait de copulation. Harvée a parlé de la cicatricule dans un œuf infécond, & on ajoute qu'il en étoit forti un petit ; on parle auffi d'un animal bien diftinct dans un œuf de tortue ; M. Needham l'a vu dans un œuf de raie, & un autre dans un œuf de femme.

On a dit auffi que les œufs de la grenouille verte, quoique fans mâle, contenoient quelque chofe , informe à la vérité ; & Jacobée a vu dans le même animal, des points noirs qui étoient des petits, dans le ventre de la mere.

Enfin, dans les oifeaux, on a vu certainement le petit dans le ventre de fa mere, ce qui fournit une démonftration ; car l'in-

teſtin du petit eſt continu avec l'enveloppe
du jaune , la tunique interne de l'inteſtin
eſt même continue avec l'épiderme de
l'animal, & l'extérieure avec la peau , & eſt
la même choſe que l'enveloppe du jaune.

Il paroît par ce que nous venons de dire,
que tout l'œuf fait partie de la mere ; on
trouve en elle l'ovaire & les œufs également
ment parfaits, quoiqu'il n'y ait eu aucun
commerce avec le mâle ; enſuite, que le
fétus fait partie de l'œuf, ou du moins,
qu'il eſt inſéparablement uni avec lui, car
c'eſt le jaune, & même le jaune ſeul, qui
avec ſon enveloppe, conſtitue l'œuf, pendant qu'il eſt encore dans la mere ; mais ce
jaune, par ſon conduit, eſt tellement uni
au fétus, qu'il ne fait qu'un corps continu
avec lui.

Je connois l'objection qui a été faite par
de grands hommes : qu'il peut ſe faire que
le fétus ſoit inféré à l'œuf comme par une
eſpéce d'inoculation , & que ſes vaiſſeaux communiquent avec ceux de l'œuf ;
mais en réflechiſſant ſur cette objection,
j'ai reconnu qu'elle n'avoit pas autant de
force qu'on devoit en attendre du génie de
ceux qui l'ont faite.

D'abord c'eſt une gradation continuelle
dans les polypes, ils produiſent quelques

H h iij

parties, ou des œufs, & les uns & les autres fe changent en un nouvel animal ; il
n'eft pas vraifemblable que dans le même
animal, il y ait un germe qui puiffe devenir un nouvel animal, fans le fecours d'une
vertu fécondante, & un œuf qui ait befoin
de cette vertu, tandis que le germe n'en a
pas befoin.

Outre cela, il y a des animaux qui conçoivent vierges, & font des petits ; ces
animaux, de même que ceux qui ne con-
noiffent jamais de mâle, & qui font en
grand nombre, font bien voir que dans la
génération il eft bien befoin d'une mere,
dont une partie fe change en fétus ; mais
que la néceffité d'avoir un mâle eft reffer-
rée dans des bornes fort étroites.

Je vois principalement que cette efpece
de greffe ne peut avoir lieu dans l'œuf de
poule ; le jaune d'un œuf mûr, encore renfermé dans l'ovaire, eft auffi gros que celui d'un œuf pondu, & couvert de fa coquille ; le conduit de ce jaune, pour m'en
tenir à un feul exemple, eft uni avec le canal inteftinal, toujours le même avec le
même ; ce n'eft pas une abfurdité de dire,
que de tout tems l'inteftin du fétus a été
une petite hernie de la membrane du jaune ;
que la partie la plus ample de cette mem-

brane étoit pour le jaune, & la plus étroite étoit l'inteſtin de l'embryon avant qu'il fût fécondé; que l'on ſuppoſe à préſent qu'un petit ver ſpermatique, mille fois plus petit que le jaune, qui a bien un pouce de diametre, vient à l'ovaire, & qu'il préſente ſon inteſtin d'une petiteſſe infinie, à celui du jaune, qui en proportion eſt d'une grandeur prodigieuſe, il n'eſt pas poſſible qu'il y ait continuité entre deux tuyaux, dont l'un eſt un million de fois plus petit que l'autre.

Il y avoit originairement dans le jaune, le principe de ce conduit, & dès le commencement il y avoit une hernie dont l'ouverture s'eſt unie à l'inteſtin du poulet, ce qui répugne aux regles du haſard, quand même le tuyau qui vient de l'inteſtin, feroit égal à celui qui vient du jaune. Si on ſuppoſe que c'eſt le coq qui répand tous les œufs, ou en plus grande partie, il n'eſt pas croyable qu'un petit filet, qui eſt le conduit du fétus, qui doit ſe rendre au jaune, puiſſe, avec le grand mouvement dans lequel eſt la ſemence, ſe jetter directement & ſans s'égarer, dans un autre petit tuyau, qui eſt le conduit qui vient du jaune, c'eſt au deſſus de toute croyance, & cette opinion eſt contraire à tous les calculs.

H h iv

Après que j'eus écrit ceci, M. Wolf fit de nouvelles objections contre cette démonstration, il pensoit que M. Bonnet en avoit fait trop de cas ; il objecta d'abord que le jaune est nourri par la poule qui en est la mere, & que c'est d'elle qu'il tire ses vaisseaux artériels & veineux ; que ces vaisseaux se bouchent peu-à-peu, qu'il en naît d'autres à leur place, qui viennent du fétus, & qui se distribuent dans le jaune ; ensuite s'étant mieux instruit par de nouvelles recherches, il nie absolument que les membranes du jaune, qu'il met au nombre de deux, aient existé avant l'incubation, il prétend qu'elles sont nouvelles, & qu'elles ne naissent qu'après les commencemens de l'incubation ; & que par conséquent la continuité de ces membranes avec le fétus, ne prouve point que dans le ventre de la mere, le jaune recevoit ses vaisseaux du fétus.

J'ai comparé les remarques de ce grand homme avec les miennes, & j'ai trouvé que le jaune n'a jamais qu'une membrane pulpeuse & molle, dont une partie est ce que j'ai appellé l'aire ombilicale ; que la membrane fine extérieure n'appartient point au jaune, que ce n'est que le feuillet interne de la membrane ombilicale. Je crois que M. Wolf peut avoir raison de dire, que dans le ventre de la mere les vaisseaux alloient au jaune, & qu'ils disparoissent; comme je n'ai point d'expériences là-dessus, je l'en crois sur sa parole.

Je pense aussi qu'il ne s'engendre point de nouveaux vaisseaux, mais que le sang qui y entre les rend plus apparens par la couleur qu'il leur donne, & par l'augmentation de leur volume; qu'ils s'étendent & deviennent plus longs, comme font les gros vaisseaux du jaune, qui sont dans l'aire ombilicale, & dans les valvules de son corps. Qu'au reste cela ne diminue en rien la force de notre démonstration; car il est certain que la membrane du jaune qui étoit dans la poule, est aussi dans l'œuf après qu'il est sorti, quoiqu'entouré du blanc, des membranes presque cartilagineuses de sa coquille de la coquille même, & enfin de la membrane ombilicale, qui formée nouvellement, s'étend sur elle. C'est de cette membrane du jaune, qui étoit dans la poule, & qui reste actuellement à l'œuf, que naît ce conduit du jaune, & qui delà est continu avec l'enveloppe pulpeuse du jaune, qui faisoit auparavant partie de la mere; & ce conduit est aussi continu avec l'intestin du fétus, sa peau & son épiderme.

C'eſt pourquoi, de l'aveu même de ce Sçavant, le fétus d'abord eſt entiérement partie du jaune ; enſuite, & même dans le ventre de la mere, il étoit partie de l'œuf, puiſque même dans le ventre de la mere, la membrane du jaune étoit adhérente avec les inteſtins & tout le poulet, & en étoit même indiviſible.

Il y a des hommes d'un profond ſçavoir, qui ont cherché les rudimens de l'homme dans l'œuf de la femme ; Swammerdam, Malpighy, Harvée, Valiſnieri & nombre d'autres, & depuis peu MM. Plouquet & Cruſius, hommes très-ſtudieux & grands Métaphyſiciens.

§. V I I I. *Difficultés : La reſſemblance avec les Parens.*

Quoique ce ſyſtême me paroiſſe le plus naturel, néanmoins il ne faut pas adopter ſans examen ce qui nous flatte, & nous paroît le plus vraiſemblable ; car de quelque côté qu'on penche, on trouve toujours des difficultés, qu'on a peine à ſurmonter.

D'abord, il eſt certain que très-ſouvent les enfans reſſemblent manifeſtement à leurs parens ; qu'on reconnoît un frere par la reſſemblance qu'il a avec ſon frere, un fils avec ſon pere, ou ſon aïeul, ou enfin par celle qu'il a avec ſa mere ; que même il y a dans quelques nations, certains traits, par le moyen defquels on les diftingue des autres ; dans ma famille nous fommes très-aifés à reconnoître par notre grandeur, depuis trois générations il n'y en a pas un qui n'ait été grand, & la famille a toujours été très-nombreufe; il y a auffi des familles de roux, & cette couleur vient ou du pere, ou de la mere, ou de l'aïeul. Cette reffemblance eft bien plus fenfible, des enfans avec leurs peres & meres ; fi le pere ou la mere ont quelque défaut, ou quelque figne dans la figure, ce figne revient à leurs enfans.

Pour ce qui eft des maladies, la preuve n'en eft pas fi forte ; car tout le monde convient que la plus grande partie des humeurs de l'enfant viennent de la mere, même toutes, excepté une très-petite portion qui vient du pere: cependant on voit paffer du pere au fils, une hernie, un anevryfme, la cataracte jufqu'à la cinquieme génération ; on a vu autrefois paffer une maladie jufqu'à la troifieme, dans la famille illuftre des Lepides. Il en eft de même du bec de lievre, des tophofités & des exoftofes, qui paroiffoient à l'âge de dix ans, de la lepre, des hydatides au poumon, du ftrabifme, de la torfion des pieds, de la folie jufqu'à la quatrieme génération, d'une continuation de menftrues pendant toute la vieilleffe, jufqu'à l'âge de 90 ans, du fchirre, & d'autres maladies.

Toutes ces maladies viennent du pere; & il y a auffi des exemples de vices de la mere qui ont paffé aux enfans; une Princeffe qui avoit la pierre, eft accouchée d'un enfant qui, avant vingt - un jours, avoit un gros calcul dans la veffie; nous avons l'exemple d'une fievre quarte, qui a paffé de la mere à l'enfant; une femme boiteufe a fait un enfant boiteux; j'ai vu une petite fille de 7 ans, née d'une mere qui avoit des fleurs blanches, avoir la même maladie; nous connoiffons une famille noble, iffue de deux fœurs qui étoient un peu folles, & qui furent mariées, il y a fort long-tems, à caufe de leurs grands biens; dans cette famille, il y a toujours eu quelque femence de folie, & tous leurs defcendans, à la quatrieme, même à la cinquieme génération, s'en font reffentis.

Au refte, dans l'efpece humaine, il me paroit que les enfans reffemblent plus fouvent à leur mere; les Perfans qui étoient fort laids, font devenus une belle nation, par leurs mariages fréquens avec de très-belles Géorgiennes; les Ethiopiennes mariées avec les blancs , font des mulâtres qui tiennent du pere & de la mere , non feulement par le mêlange de leur couleur, par les proportions des levres , & des autres parties de l'un & de l'autre de leurs parens.

On voit bien des marques particulieres du pere, qui paffent aux enfans ; j'ai vu le palais très-profondément creux, à un enfant , & à un autre un figne aux oreilles, comme en avoit fon pere ; de même qu'un gros orteil, plus grand que l'autre, la levre inférieure fort groffe, le petit doigt plié, les fignes & les verrues. Il y a dans la famille des Bentivoglio , une marque raboteufe , qui augmente quand il pleut ; & il y a une nation dans laquelle on dit que les enfans naiffent tous avec la marque d'une lance (1). On voit de même trois tefticules, les épaules larges, & d'autres marques fingulieres.

Un homme tout couvert de verrues cylindriques, dures & élaftiques, a tranfmis cette difformité à fes enfans mâles & femelles.

La groffeur des quatre pouces a paffé du pere aux enfans.

____

(1) M. de Haller donne ce fait pour très-douteux.

Enfin, l'exemple des enfans à six doigts est aussi singulier, que l'est cette structure ; Horace a eu deux filles qui avoient six doigts ; &, ce qui est encore plus certain, dans une famille dont l'aïeul avoit six doigts à chaque main & à chaque pied, le fils aîné a eu trois enfans qui étoient de même ; le second qui n'a que cinq doigts, mais dont le pouce est si gros, qu'on croiroit qu'il est fait de deux, a eu trois filles qui avoient chacune six doigts ; & le troisieme n'a rien de difforme. Une femme qui avoit aussi le pouce très-gros, n'a eu qu'un enfant qui avoit six doigts. Mais pour ne pas tout imputer au pere, une autre femme qui avoit de même les pouces fort gros, a eu quelques enfans qui avoient six doigts. M. de Maupertuis parle d'une famille dont les enfans ont six doigts, & cette difformité leur vient de la mere.

Stalh dit qu'il y a eu une famille, dans laquelle les enfans avoient des membranes entre les doigts des pieds, comme les oyes.

Il y a une Maison Souveraine, dans laquelle les enfans ont la levre grosse, cette difformité vient aussi de la mere.

Il en est de même dans les brutes ; j'ai lu que les étalons donnent leurs défauts aux poulains, qu'ils font des aveugles quand ils le font; les Maréchaux Anglois n'approuvent pas que, pour perfectionner l'espece des chevaux, on faſſe venir d'Arabie, des étalons plutôt que des cavalles.

Il y a une famille de moutons à quatre cornes, c'eſt du mâle que cela vient, comme de cochons qui n'ont pas le pied fourchu.

Ce qui augmente la difficulté, c'eſt que ſouvent ces vices & ces marques particulieres ne paſſent pas au fétus; les aveugles font des enfans clairvoyans; les boiteux & les manchots en ont qui font ſans difformité.

Un homme à qui le pouce gauche manquoit, & un autre qui n'avoit point de bras gauche ont fait l'un & l'autre des enfans à qui rien ne manquoit; chez les Hottentots, ceux qui n'ont qu'un teſticule, & ceux à qui on en a enlevé un pour les guérir d'une hernie, font conſtamment des enfans pourvus de deux.

.Dans cette famille où il y a eu pluſieurs enfans à ſix doigts, il s'en eſt trouvé qui n'en ont eu que cinq, le troiſieme & ſes enfans, le petit-fils de l'aîné, le petit-fils du ſecond, & trois petits-fils de la fille.

Un lépreux fait avec une femme ſaine, des enfans ſains.

Une chienne à qui on avoit ôté la rate, a fait des petits qui avoient ce viscere ; une autre, à laquelle on avoit coupé la queue, a fait de la même portée, des petits avec leur queue entiere, & d'autres à courte queue ; & dans une seconde portée, elle les a tous faits avec leur queue entiere. Une chienne d'une couleur rare, n'a fait qu'un petit chien de sa couleur, & les autres n'en étoient pas. Le plus-souvent, les filles ressemblent au pere, & les garçons à la mere ; les poules qui n'ont point de croupion, étant cochées par un coq fait comme à l'ordinaire, ont des poulets qui ont un croupion, & d'autres qui n'en ont point ; & il est très-ordinaire que la même femme fasse des enfans qui lui ressemblent, & d'autres qui ressemblent à leur pere.

§. I X. *Les Animaux du genre des Métis.*

Nous avons dit que les animaux du même genre, ou à-peu-près, s'unissent ensemble & engendrent ; mais il y a des regles particulieres dans ces productions ; ce n'est pas toujours la figure du pere qui prévaut, ni celle de la mere, le plus souvent c'est une combinaison de l'une & de l'autre.

J'ai lu que des femmes de Congo accouplées

couplées avec de grands singes, produisoient de véritables hommes; mais je regarde cela comme un conte.

Le mulet (1) ne me paroît pas être un
âne; il en a bien la queue, les oreilles &
l'opiniâtreté, mais il ressemble à sa mere
par la beauté de son corps, par la liberté
du jarret, par la force, par la grandeur,
par le poil & par la couleur; il a à la vérité
la voix de son pere, & le larynx fait comme lui. Au contraire, comme le mulet est
plus fort & plus vigoureux qu'un bardot,
il semble que l'un & l'autre de ces animaux
tiennent plus de la mere; on dit même que
le bardot a les oreilles du cheval, & le crin
& la queue de l'âne, qu'il est plus petit que le mulet, & en général, qu'il ressemble plus à sa mere.

Les jumars qui sont nés d'un taureau
& d'une jument, ont des dents à la machoire supérieure (2), ils ont le corps du
cheval, & le devant de la tête & les jambes du taureau. J'ai lu que ceux qui vien-

---

(1) On appelle mulet, l'animal qui résulte de l'accouplement de l'âne avec la jument; & bardot, celui qui est
produit par un cheval & une ânesse.

(2) Le taureau, ainsi que les autres animaux ruminans, n'ont point de dents incisives à la machoire supérieure.

nent d'un taureau & d'une âneſſe, n'ont
point de cornes, mais ils ont des tubercules, la tête eourte d'un veau, & la har-
dieſſe du mulet; & que ceux qui viennent
d'un âne & d'une vache ont le pied fourchu, & que quoiqu'ils n'aient point de
cornes, néanmoins ils tiennent plus de leur
mere.

Les chêvres qui naiſſent de la chêvre
vulgaire & du bouc d'Ancyre, ont la laine
très-longue comme le pere; & celle qui
vient de la chêvre d'Ancyre & du bouc
d'Europe, n'eſt pas de même; on a vu en
Suede la beauté de la laine ſe continuer
juſqu'à la troiſieme génération; c'eſt ici le
pere qui a le deſſus, auſſi eſt-il né dans un
pays chaud, & eſt-il bien plus grand.

Le bouc avec la brebis engendrent un
animal dont le poil eſt long & dur, & les
cornes contournées: c'eſt ce qu'il tient de
la mere; j'ai lu qu'une chêvre avec un bélier avoient fait une bête à laine.

On trouve dans les moutons beaucoup
de variétés, mais ſeulement par rapport à
la couleur: on dit que cela dépend du bélier, & que les agneaux ont les couleurs
qui ſont ſur ſa langue & à ſon palais, &
que la bonté de la race dépend du pere.

On ne connoît plus aujourd'hui l'ani-

mal produit par le mufmon à crins de cheval, & par la brebis.

L'animal engendré d'un chien & d'une
louve a été loup ; & au contraire, on dit
qu'une chienne à poil ras, couverte par un
chien à poil hériffé, ne fait que des chiens
reffemblants au pere.

On dit auffi qu'un animal réfultant de la
copulation d'un chien avec une chatte,
avoit le corps du chien, & les griffes, les
dents & le poil de fa mere; de même Locke
a dit, qu'un animal né d'un chat & d'une
femelle de loir, participoit de l'un & de
l'autre.

J'ai lu que d'un lapin & d'une chatte, il
étoit venu un animal qui avoit le devant
d'un chat & le derriere d'un lapin ; mais
j'ai peine à le croire.

Les Auteurs anciens comme les modernes, difent que les lapins gris font auffi
des lapins gris, de quelque couleur que
foit la mere, & qu'on voit la plûpart du
tems, que la couleur des petits vient du
pere.

Je ne parle point de ces monftres qui
me paroiffent n'être que des animaux difformes, & qui ne font pas nés d'animaux
d'efpece différente ; je ne parle pas non
plus d'un animal qu'on dit être né d'un

chien & d'une truie, avec la tête & les
dents d'un chien, sans soie, mais avec une
trompe comme un éléphant, qui naissoit
de la substance osseuse de l'os du front ; ni
de ces monstres qui participent du renard
& du lievre, du chat & du lapin, du chien
& du lievre, d'un demi-veau & demi-
loup, d'un chat avec les pieds d'un enfant ;
d'un homme avec des pieds de bouc. Un
Philosophe a reconnu que cet animal, prétendu demi-loup & demi-veau, n'étoit
qu'un veau difforme.

Je ne crois pas qu'il puisse y avoir de
copulation entre des animaux d'une structure toute différente, ni par conséquent de
génération ; dans l'Afrique même, si fa-
meuse pour les productions singulieres, les
monstres y sont rares, & les productions d'a-
nimaux de différente espece le sont aussi.
C'est pourquoi je suis bien éloigné de croire
qu'une chienne ayant avalé la semence
d'un coq d'Inde, ait fait des petits chiens
qui avoient un bec comme celui d'un coq-
d'Inde.

Un sçavant assure que dans les oiseaux,
les femelles ressemblent à la mere, & les
mâles au pere ; les coq-faisans, qui sont
très-ardens à l'acte vénérien, engendrent
avec une poule : le poulet a la couleur de

la mere & la figure du pere, à qui il reſſemble preſqu'entiérement ; & ſi ce poulet
s'accouple à ſon tour avec un faiſan, les
petits qui en réſultent ſont de vrais faiſans.

Les petits qui viennent d'un faiſan blanc,
& d'une autre de couleur ordinaire, ſont tachetés.

La linotte engendre fréquemment avec
le ſerin ; tous les deſcendans réſultans de
cet accouplement, ont le bec gros comme
la linotte.

Le chardonneret engendre avec la femelle du ſerin , & le ſerin avec celle du
chardonneret ; les petits reſſemblent au
pere.

Les pigeons ſont de la couleur de leur
pere.

Il y a une grande diſparité entre les oiſeaux aquatiques & la poule, cependant
on dit qu'un coq-d'Inde a coché une femelle de canard, & que le petit qui en
vint avoit la tête, le col, le bec & un pied
de ſon pere ; & qu'un canard avec une
poule avoient fait un petit qui avoit les pattes de canard.

Je ne ſçais s'il peut réſulter quelque
choſe de l'union des quadrupedes avec les
volatiles ; nous n'avons point non plus de ces
exemples dans les inſectes ; ceux qui ont

cru en avoir vu , se font trompés; jusqu'à présent tout cela est fort obscur.

Il naît pareillement parmi les plantes, des especes bâtardes, par l'aspersion de la farine de la plante mâle, sur les trompes de la femelle.

Linnæus a eu, de la farine du tragopogon , jettée sur la fleur d'un tragopogon d'une autre espece, une plante qui, à l'extérieur, étoit telle que la plante mâle, & qui avoit l'intérieur comme la femelle; & une plante d'une autre espece avoit l'écorce de la véronique mâle, & la moëlle de la verveine femelle, de façon qu'il croyoit qu'on pouvoit regarder comme une regle constante, que la moëlle, c'est-à-dire les nerfs venoient de la mere , & l'écorce, c'est-à-dire la peau & les poils du pere. Haüser a vu un grain d'avoine dans un épi d'épéautre.

Pour en parler de suite, Koelreuter a vu les choses tout autrement, & ses observations sont de la derniere exactitude; il dit que l'intérieur de la plante, les étamines, les trompes, la fleur & le fruit tiennent de la plante mâle.

En comparant tout cela, il est de toute nécessité qu'on soit encore plus incertain qu'on ne l'étoit ; il y a toute apparence

que les enfans tiennent du pere & de la
mere ; les uns tiennent plus de la mere , &
beaucoup d'autres du pere ; il me femble
que quand le pere eft plus grand , c'eft de
lui que tiennent les enfans, & de la mere,
fi elle eft plus grande ; qu'il en eft dans les
animaux , comme dans les plantes ; que la
nicotiane bâtarde tient de la nicotiane mâle , d'autant plus qu'il y aura eu plus de
poudre qui aura pénétré les trompes.

C'eft par ce moyen , qu'en jettant fouvent de la farine de la plante mâle fur une
plante bâtarde , peu-à-peu on la fait revenir
femblable à la plante mâle.

§. X. *Les Métis ftériles.*

Avant d'aller plus loin , il eft bon d'a-
vertir que l'accouplement d'un mâle &
d'une femelle de différente efpece, perver-
tit la ftructure intérieure de l'animal qui
en eft le produit ; nous fçavons peu à cet
égard, cependant nous en fçavons quelque
chofe.

Le mulet né d'un âne , a le timpan du
larynx , fonore ; on a dit que la mule a la matrice très-mince , & qu'elle eft à peine aufli
forte que la veffie; que l'uretre va s'y inférer,
ce qui fait qu'elle piffe très-fréquemment ;
que fes trompes font bouchées, qu'elle a

peu d'œufs, & qu'ils font très-petits. Le mulet n'a point de vaisseaux spermatiques, ses organes de la génération font imparfaits ; il ne tient sûrement pas cela de sa mere.

Il paroît aussi que par cet accouplement inégal, les parties génitales de la mere font dénaturées ; un poulain qui vient d'une jument, qui précédemment a fait un mulet, a quelque chose de l'âne dans la tête & dans les cuisses.

La plûpart des métis font stériles, du moins les mules le font-elles, puisque les anciens croyoient qu'une mule pleine étoit d'un mauvais présage ; cependant cela arrive très-fréquemment en Afrique. En Syrie, rien n'est plus ordinaire que de voir une mule produire, mais il paroît que c'est une autre espece d'animal ; car Aristote dit que la mule n'est pas engendrée de l'âne & du cheval.

Les mulets, quoique bien pourvus des organes de la génération, fécondent plus rarement ; cependant cela arrive quelquefois ; j'ai lu qu'ils n'avoient pas de petits vers dans leur semence.

Les petits oiseaux métis produisent aussi, mais par la suite leurs petits deviennent stériles ; & si quelquefois ils ont conservé la vertu prolifique, cela eft très-rare; les variétés que produit dans les pigeons l'accouplement d'un mâle avec une femelle d'une autre efpece, finiffent par la fuite, & ils reftent dans l'efpece ordinaire, à force de les affortir dans les accouplemens; on ajoute que les oifeaux qui font couvés par d'autres que leurs pere & mere, n'apprennent point à couver, & que les oifeaux engendrés de pere & mere de différente efpece, ne couvent jamais. En général, tous les petits nés de l'accouplement de deux animaux de différente efpece, font monftrueux & difformes.

C'eft une fage précaution de la nature, pour empêcher qu'il n'y eût à l'infini de nouvelles efpeces de plantes & d'animaux.

§. X I. *Quelles conféquences peut-on tirer de ces phénomènes?*

Il nous manque fur cette matiere bien des connoiffances, qui cependant ne font pas au deffus des forces humaines; nous devrions fçavoir au vrai l'hiftoire des animaux mitoyens, entre le genre du bœuf & du cheval, & entre le coq & le canard; on devroit auffi connoître exactement l'anatomie particuliere de ces animaux; fçavoir : fi ceux-ci ont quatre eftomacs, ou s'ils n'en ont qu'un; s'il y a des cotylédons dans la matrice, ou un placenta semblable au placenta humain; si le canal intestinal est celluleux, ou s'il ne l'est pas; en un mot, quelles sont les différences particulieres qu'il y a entre ces deux classes d'animaux; si c'est du poumon que dépend le son de la voix dans le mulet, ou non.

Quand nous serons instruits de tout cela, nous pourrons donner des certitudes comme Linnæus le demandoit; car jusqu'à présent, tout cela paroît fort incertain. Il y a beaucoup d'animaux métis qui ont le poil de leur mere, comme la mule & le bardot; le faisan a le plumage de sa mere.

Au reste, ce n'est pas sans raison que l'exemple des métis a beaucoup agité les Sçavans, & les a portés à croire que le fétus ne provenoit pas uniquement de la mere, ni uniquement du pere, mais que l'un & l'autre contribuoient à sa formation, & qu'ils ont enseigné que la génération n'étoit point un développement du fétus, mais une nouvelle formation; ceci paroît faire également contre le système de Leeuwenhoeck, qui pensoit que le pere faisoit toute la génération; & contre celui de Swammerdam, qui vouloit que ce fût la mere.

Il ne faut cependant pas rejetter pour cela ces deux syſtêmes ; il peut ſe faire que la matiere vienne de la mere , & que le pere ne fourniſſe que le mouvement qui donne la forme ; voyons ſi cela peut être.

§. XII. *La faculté formatrice du nouvel Animal.*

Nous paſſons du crépuſcule dans d'é-paiſſes ténébres. Les expériences nous apprenoient qu'il y avoit quelques parties, telles qu'elles fuſſent , qui venoient du pere & de la mere pour former le fétus ; préſentement il faut dire quelle eſt la cauſe efficiente de cette belle machine qu'on nomme animal.

D'abord n'attribuons point ces productions au hazard , quoique Ofrai veuille nous y rappeller ; car lui-même , quoiqu'il prétendit que tous les fétus , tant des hommes que des animaux , venoient de la terre , il s'eſt cependant détaché de cette vieille opinion ; perſonne ne croit à préſent ce que dit Ælian , que les grenouilles ſont engendrées du limon , & qu'il y en a qui ne ſont qu'à demi-formées , qui ſe reſſentent encore de la boue d'où elles proviennent ; ou que les petits de ces animaux naiſſent ſpontanément , dans le temps de pluie ; ou que dans l'Inde, du côté de Madere, les habitans rempliſſent les foſſés d'eau, & que les poiſſons y croiſſent tout de ſuite, à moins qu'on ne ſuppoſe que les œufs de ces poiſſons étoient contenus dans l'eau ; Il en eſt de même de ce qu'on dit, qu'en Crete, en fouillant dans des prés, on y a trouvé des anguilles.

Perſonne actuellement n'ajoute foi à cela, par rapport à la génération des grands animaux ; & tous les Auteurs d'hiſtoire naturelle rejettent entiérement cette maniere de ſe reproduire, puiſque nombre d'expériences ont démontré que tous les vers, toutes les mouches, tous les inſectes naiſſent de l'accouplement d'un mâle avec une femelle, ou du moins, qu'il eſt certain qu'ils naiſſent d'une femelle ; que rien ne peut s'engendrer d'une matiere pourrie, tant qu'elle ſera enfermée dans un vaſe bien fermé ; mais que les vers s'y engendrent tout de ſuite, dès qu'on la met à l'air ; & que les petits vers qui mangent les viandes pourries, naiſſent des mouches qui viennent voler autour de ces viandes. Valiſnieri a trouvé les peres & meres des petits vers des galles, que François Redi avoit déſeſpéré de trouver ; & Redi à ſon tour, a fait avec exactitude & correction les expériences qu'avoient mal faites Bonann, Triumphet & Fabre ; & on n'aura point de trefle fans graine.

Ceux qui attribuent la génération des petits animaux aux humeurs putréfiées, ou à l'infufion des plantes dans l'eau, n'attribuent pas la faculté génératrice à la putréfaction ; on doit croire que les animaux, dont les petits font nourris de matieres putrides, vont, comme nous le voyons dans les grands animaux, chercher un nid où ils puiffent mettre leurs œufs en sûreté. Au refte, il s'engendre de la même matiere qui tombe en putréfaction, des petits animaux de différent genre ; & leur nombre n'eft point en raifon du degré de pourriture, il n'augmente pas en proportion qu'augmente la pourriture ; il naît de petits animaux dans des eaux qui n'ont point de mauvaife odeur ; enfin, il y a des corps qui, fans être atteints de pourriture, produifent des fubftances animées, tels font le fang & les œufs.

§. XIII. *Epigénefe* (1). *Sentiment de M. Needham.*

Ce que nous venons de dire étoit l'opi-

______

(1) On nomme Epigénefe la formation de l'animal, par addition de parties les unes aux autres.

nion reçue ; mais on a fait revivre de notre
fiecle, une opinion qui avoit été proferite,
& il y a eu de grands hommes qui ont prétendu, qu'il y avoit de petits animaux qui
étoient engendrés par une génération équivoque, fans pere ni mere, & que tous les
vifceres, & toutes les parties de l'animal
n'exiftoient point enfemble, mais que les
parties nobles étoient formées d'abord par
épigénefe, & que les autres fe formoient
enfuite peu-à-peu.

Mais ils admettent certaines loix dans la
nature, felon lefquelles des animaux peuvent être engendrés fans femence, comme
le font les métaux & les arbres de Diane.

Ecoutons ce qu'ils difent. La plûpart admettent l'une & l'autre opinion dont nous
venons de parler ; quelques-uns cependant
n'admettent que l'épigénefe, car elle n'eft
point incompatible avec une ame formatrice.

M. de Buffon avoit écrit, que de la femence des différens animaux, il naiffoit des
filamens, d'où fortoient des globules, de façon cependant qu'il ne prenoit pas ces êtres
organifés pour des animaux ; & il affure
fortement qu'il y a autant d'êtres qui peuvent fe reproduire par la pourriture, & par
l'affemblage fortuit des molécules organi-

ques, qu'il y en a qui se reproduisent par une succession constante de générations.

M. Needham n'admet point une génération équivoque, mais il admet l'épigénese, & une force à la vérité corporelle & sans intelligence, qui d'un très-petit germe construit un corps, en fournissant la matiere nécessaire. Il dit qu'il n'y a que les germes primitifs qui ont été créés d'un seul & même acte, & qu'il ne prééxiste point de germes composés & semblables à un animal, en quelque façon que ce soit ; que les môles, les vaisseaux nouveaux qui se trouvent dans les tumeurs enkistées & dans les polypes du cœur, démontrent qu'il n'y a point de germes primitifs, dans lesquels il n'eût pas été possible que ces maladies eussent pu trouver place.

Mais que les progressions de la nature se manifestent dans les différentes infusions des végétaux ; que quand on fait infuser des amandes dans de l'eau, il s'éleve le huitieme jour, un mouvement différent de la fermentation ; qu'il se détache une molécule qui s'avance de son propre mouvement, & s'arrête ensuite, pour courir après, comme elle avoit fait avant ; qu'il ne paroît pas que ces atômes soient mus d'un mouvement de spontanéité, puisqu'ils n'évitent aucun obſtacle ; que ces atômes, dont le mouvement eſt ſi vif, naiſſent dans les eaux dans leſquelles on a fait macérer différentes plantes.

Qu'il a vu pareille choſe le quinzieme jour ; que des grains de froment broyés dans de l'eau, avoient produit des filamens qui ſe groſſiſſoient par une force intérieure, & qui avoient pris la forme de coraux, ou de branches unies enſemble ; que leurs extrémités étoient comme le bout d'un roſeau, & que c'étoient des zoophites pleins de nœuds ; que des pointes de leurs filamens, on voyoit continuellement ſortir de ces animaux microſcopiques, tels qu'on en trouve dans l'eau dans laquelle on a fait macérer du foin ; que ces animalcules étoient ovales, cylindriques, oblongs ; qu'ils avançoient en toute direction, avec ſpontanéité ; que ce ſont de vrais animaux, puiſqu'ils ceſſent, ou continuent leur mouvement, évitent les obſtacles, & qu'enfin ils cherchent une ouverture pour ſortir de la plante, dans laquelle ils ſont enfermés comme dans une matrice ; que de même les grains de froment, quand ils ont commencé à végéter, & ſont corrompus par l'humeur, ſont animés en peu d'heures ; que c'eſt pour cette raiſon qu'il ſe forme de petites

tes anguilles dans l'orge niellé ; qu'Abraham Trembley a vu naître de ce même orge, des filamens, & des globules en mouvement ; qu'il en a vu naître de même du feigle cornu , qui parviennent au premier dégré de vitalité ; que dans ce premier dégré de vie , les uns de ces animalcules ont un mouvement de spontanéité , les autres n'en ont point ; que tantôt leur mouvement est fort rapide , tantôt il est fort lent ; & qu'enfin d'autres n'ont qu'un mouvement d'oscillation ; & que ce font ceux-là qui terminent généralement la scène microscopique des animaux.

Delà , il a passé à l'examen du fuc de viande rôtie ; le quatrieme jour il en étoit forti des animalcules , agités d'un vrai mouvement spontané.

Que de ces animalcules microscopiques , tels qu'on vient de dire , il y en a qui vont en *montant* , qui pâturent , fe nourriffent , & en produifent d'autres vivans , ou les forment d'une partie d'eux-mêmes ; qu'on pouvoit rapporter à cette claffe les anguilles de la colle de farine *&* les polypes en cloche ; & que d'autres animaux du même genre vont en *defcendant* , ne paroiffent jamais croître , au moins fenfiblement ; qu'ils ne produifent point , qu'ils périffent

Tome I.   K k

en peu de tems, & qu'ils se dispersent pour fournir une nouvelle végétation ; que ces animalcules ne viennent d'aucun insecte ; car il dit s'être servi d'eau bouillante, & avoir chassé l'air avec grand soin. M. Baker ajoute, en parlant des anguilles de la colle de farine, qu'elles sont vivipares.

Que les substances animales & végétales sont originairement les mêmes substances, tellement que les animaux deviennent végétaux, & les végétaux deviennent animaux.

Que la force de la végétation est peu différente de la force vitale, puisque dans les grains de froment, une partie qui auroit dû être végétale, en très-peu d'heures devient un animal, à cause de la trop grande abondance de sucs ; & que dans l'orge niellé, elle engendre des anguilles ; que tout corps organique est formé par génération ; qu'un arbre formé de branches continues est un animal.

Que le premier germe d'un corps organisé, doit être conçu comme ce qu'il y a de plus simple ; il n'est pas encore organique, n'a pas même les premiers linéamens de l'animal, & il se forme comme se crystalisent les principes des sels ; que les animalcules les plus petits, qui naissent de peu de germe, font bientôt formés; que ceux qui font plus compofés le font lentement.

Qu'il y a dans la nature, une force réelle *productrice.*

Que la végétation fe réduit à une force expanfive qui réfide dans la matiere, & à une force réfiftante.

Que dans chaque point fenfible de la matiere, il y a un principe déterminé expanfif & parfaitement élaftique; que la chaleur ajoute à ce principe, pour l'aider à s'affimiler peu-à-peu toute la matiere; & qu'il y a auffi dans chaque point de la matiere végétale, une force végétative qui produit des filamens, d'où naiffent des animalcules microfcopiques.

Que les fels font la caufe réfiftante; qu'ils empêchent la génération des animalcules microfcopiques, qu'ils font périr ceux qui font nés, & qu'ils mettent des bornes à l'accroiffement animal & végétal; que quand ils font diffous dans l'eau, les animalcules microfcopiques revivent, & qu'un corps ne peut végéter, s'il n'eft devenu gélatineux, ce qui ne fe fait que quand il a été débarraffé de fels par exhalaifon.

Qu'être élevé à la vitalité, c'eft avoir la

force expanfive augmentée, & les réfiftances diminuées ; que le développement des principes actifs eft caufe de la vitalité, & que quand des caufes contraires ont lieu, elle n'eft plus la même, & fe change en nature végétale.

Que dans tout corps animal, peu-à-peu la force expanfive diminue, & la réfiftante augmente.

Qu'il y a une grande différence entre la réfidence gélatineufe des différens corps, & cette même réfidence gélatineufe en différens tems ; qu'il y a apparence que chaque animal a fa femence effentiellement différente de celle d'un autre, en raifon des différentes combinaifons des forces expanfives & des forces réfiftantes, & fuivant le dégré d'exaltation & d'activité.

Qu'il n'y a point par conféquent de génération équivoque, mais que la femence du mâle & celle de la femelle doivent être fpécifiquement précifes & définies, par leurs qualités refpectives ; & que cette femence demande un corps organique, avec lequel elle puiffe s'unir en rétrogradant, c'eft-à-dire en *defcendant*.

Enfin, que le principe vital du fecond ordre, eft dépendant de la ftructure des parties, mais que la fpontanéité, la fenfation & la réflexion le font de l'ame.

Qu'on peut conferver plufieurs années, fous une forme feche, ce principe vital, provenu de quelques animaux, & que la chaleur ou l'eau le font revivre. Ginan a vu refter long-tems le petit ver du feigle cornu. Qu'il y a des animalcules dans les eaux, qui, après avoir été fecs pendant un an entier, reprennent vie en les mettant dans l'eau ; le monocle defféché pendant quelques jours, revit auffi dans l'eau ; on dit qu'au Pérou, il y a un ferpent qu'on fait revivre en le mettant dans la boue, après qu'il a été pendu, même pendant douze jours.

Que les œufs de poiffon fe confervent quelquefois fix à fept ans ; de façon qu'a-près avoir defféché un étang, & l'avoir creufé de nouveau, en y remettant de l'eau, on voit reparoître fpontanément les poif-fons qui y étoient.

§. X I V. *Réflexions fur ce fyftéme.*

Quoique M. Needham ne rejette point la vertu féminale, & qu'il ne reconnoiffe point l'attraction, ni le concours fortuit des atômes, pour la caufe productrice ; quoi-que même fon opinion ne foit pas fort éloignée de la mienne, cependant il y a dans ses expériences, quelque chose qui ne s'accorde pas avec mes réflexions ; il y a une force corporelle, qui, seule & sans pere ni mere engendre d'une pâte inorganique, des filamens, & même des animaux spontanés ; ainsi ces expériences n'ont rien de différent de celles dont nous parlerons un peu plus bas, au moyen desquels on veut établir une génération équivoque, ce que nous n'admettons nullement ; il nous paroît extrêmement difficile d'admettre une puissance aveugle, & dépourvue d'intelligence, capable de former des animaux pour des fins prévues, & tout prêts à remplir leur place dans la chaîne des êtres.

C'est pourquoi j'écoute plus volontiers M. Bonnet, qui soupçonne qu'il y a dans l'air des animalcules, qui ont pu tomber dans les liqueurs, pendant les préparations nécessaires pour faire des spéculations microscopiques; M. Musschenbroeck, homme très-industrieux & de bonne foi, pense de même, & fait là - dessus une autorité de plus; en bouchant des fioles comme on le fait ordinairement, on n'empêche point qu'il ne s'y engendre des animaux microscopiques; & quand on a empêché l'air de pénétrer le jus des viandes, il ne s'y est rien formé, & on n'y a rien découvert, quoiqu'on ait répété très - souvent les expériences.

Il ne me paroît point démontré que la chaleur de l'eau bouillante détruit toute vie animale ; le charençon ne meurt point dans une chaleur de quatre-vingt degrés., qui eſt celle de l'eau bouillante ; & il y a une chenille qui ſupporte le même degré de chaleur ; une chaleur même de 90 degrés, ne détruit point la force germinative ; un homme célebre parle d'une fille qui a ſupporté 115 degrés de chaleur au thermometre de M. de Réaumur, qui ſont beaucoup au deſſus de celle de l'eau bouillante.

Cette ſeule obſervation détruit preſque entiérement les plus fortes preuves de M. Needham ; car il a pu ſe trouver dans de la viande, les œufs, ou du moins les germes d'animalcules qu'il a vus ; ils ont pu réſiſter à la chaleur, car il n'y a point d'expériences aſſez ſûres, qu'elle les tue infailliblement ; ſuivant ſes propres expériences, leur vie a pu reſter long-tems cachée ; & ces animalcules peuvent être de même nature que les polypes, auxquels M. Bonnet les compare.

L'Interprête de M. Needham a vu que les animalcules de froment niellé jettoient des globules, de façon que ce ne pouvoit être que des enveloppes de cylindre, dans lesquelles habitent de plus petits animaux.

Rien donc ne peut m'empêcher de croire, comme il le dit, qu'il y a des animalcules dans le jus de la viande qui a bouilli, ou que ce sont des bulles, puisque d'ailleurs des expériences récentes ont fait voir, que le jus de la viande conservé long-tems, a produit des animalcules.

Certainement les vers que l'on voit dans le vinaigre, quand il est trouble, naissent de mouches.

M. Lyonnet, qui a examiné avec autant d'attention que qui que ce soit, les prodiges qui s'operent dans les insectes, doute qu'il y ait un insecte qui puisse naître sans une mere.

§. X V. *La force essentielle de M. Wolf.*

Personne n'a soutenu l'épigénese avec plus de force que M. Wolf; après avoir examiné la maniere de croître, & la formation des parties dans le végétal & l'animal, il a entrepris de démontrer que la plante & l'animal sont formés sans moule, de la matiere, par une certaine force constante qu'il appelle essentielle; si on ne fait pas quelque explication de ses expériences,

on ne doit point compter fur les caufes,
& il faudra admettre l'épigénefe ; il eft bon
que je faffe cette explication, moi, qui
autrefois & depuis peu, ai fuivi la formation du poulet, par un grand nombre d'expériences. Je pourrai donc donner quelques
interprétations, que je défefpérerois de
donner, fi je n'étois pas verfé là-deffus.

Son opinion eft, que cette force effentielle, qui eft le principe de la végétation
& de la génération, fait, avec ce qu'il appelle la folidefcence du fuc, toute la formation de l'animal & de la plante ; que cependant la chaleur de l'air, dans la plante
& le cœur de l'animal, font des caufes acceffoires de la génération ; & il ne veut pas
que l'on confonde fa force avec la force
expanfive de M. Needham, ni fa folidefcence avec fa réfiftance.

Que dans le corps végétal, il y a avant
les vaiffeaux, un tiffu celluleux, c'eft-à-
dire des véficules, dont les membranes ont
une cavité à-peu-près ronde ; que ces véficules, dans le principe, n'ont point de li-
mites certaines, & peuvent changer facilement ; que partie des humeurs s'y dépofe,
& l'autre partie coule hors de ces véficules, qu'elles fe fraient des routes, & font
de nouveaux vaiffeaux ; que la plante croît

en partie par l'interpofition de nouvelles véficules entre les premieres, & en partie par l'entrée de l'humeur dans la véficule ; & que c'eft de cette maniere qu'il fe forme de nouvelles feuilles & de nouveaux vaiffeaux ; que la petite plante grandit par le dépôt de cette humeur dans la véficule, & par fa folidefcence ; que par - conféquent il naît des vaiffeaux & des véficules, d'une matiere inorganique, qu'il appelle vraiment mixte ; que les vaiffeaux produifent toutes les fibres & les parties longues ; & les véficules produifent les parties celluleufes, comme les feuilles.

Qu'à-peu-près de la même maniere, les parties animales font dans le principe, des globules ; qu'il n'eft pas poffible de les croire divifibles au delà, & qu'il ne paroît encore dans un œuf de vingt-quatre heures, aucun vaiffeau artériel ni veineux, ni même le cœur.

Que la force effentielle, différente de celle du cœur, agit alors, qu'elle fraie des paffages à la matiere globuleufe de l'aire ombilicale ; que ces paffages peu-à-peu deviennent rouges, & enfuite font des vaiffeaux ; que dans le principe ces paffages étoient de grands intervalles, que laiffe entre les grains des parties, la défunion de la matiere ; qu'enfuite ces intervalles & ces paffages deviennent plus petits ; que le fuc nourricier y paffe ; mais qu'il n'y a point encore de fang ni de cœur ; que peu-à-peu les membranes fe font auffi des voies , & la matiere change & eft plus épaiffe ; alors les milieux reftent plus tranfparens, & les parois le font moins ; qu'ainfi naiffent les membranes , qui certainement n'étoient rien ; & que les vaiffeaux ne font que les interftices de la toile celluleufe, plus épaiffe dans un endroit , plus claire dans un autre ; & qu'on voit ceci fenfiblement dans la toile celluleufe du méfentere de la grenouille. Que dans la matrice humaine, pendant la groffeffe , il y a auffi des vaiffeaux fans tunique , & en général dans tous les petits vaiffeaux des animaux ; & que les vaiffeaux dans les plantes ne font que de vrais trous.

Que toutes les parties de l'animal font d'abord fluides & inorganiques, & qu'elles prennent enfuite la forme de vaiffeaux.

Que même il fe forme de nouveaux vaiffeaux dans les hommes adultes , par exemple fur-tout, dans les parties génitales , qui à l'âge de puberté , prennent un accroiffement fubit.

Qu'il eft néceffaire que les rameaux des vaiffeaux partent d'un tronc, & qu'enfin

tous les troncs en ont un commun, qui est
le cœur ; qu'il naît aussi de la même maniere, que naissent par-tout les vaisseaux,
parce que le suc pénétre à travers une substance formée de grains, qui n'a pas encore
de cavité, & que le cœur est un rameau
d'un vaisseau qui appartient à la mere ; que
par des loix nécessaires il y a une veine qui
répond à chaque artere.

Que le suc qui sort des parties formées
les premieres, en se ramassant forme de
nouvelles parties, & que c'est de cette maniere qu'une partie organique en suit une
autre, & naît après elle ; qu'ainsi les membres sont formés de la matiere celluleuse
épanchée autour de l'épine du dos, & que
c'est ainsi que dans l'homme adulte, les
plus petits vaisseaux, les sinus du cerveau,
les arteres des meninges, font des conduits
qui ont été pratiqués, & qui n'avoient point
de membranes particulieres.

J'ai vu à la vérité une grande partie de
ces phénomènes ; il est certain que le cœur
paroît formé d'une humeur congelée, &
que tout l'animal paroît avoir quelque consistance.

Mais il ne s'ensuit pas, que quoique cette
glu primitive, qui prend ensuite la figure
d'un animal, ne paroisse pas avoir sa struc-

ture & toutes fes parties, elle ne les ait pas effectivement tout de fuite. J'ai fouvent donné de la confiftance à cette gelée; feulement avec de l'efprit-de-vin, & je voyois par ce moyen, que ce qui m'avoit paru de la pure gelée, étoit des fibres, des vaiffeaux & des vifceres; ce n'eft pas affurément que la force effentielle de l'efprit-de-vin, ait pu donner une ftructure organique à une matiere informe; mais feulement en lui enlevant fa tranfparence, en donnant un peu plus de confiftance à fes extrémités, & en bornant le contour d'un vifcere, on pouvoit voir la ftructure d'un tiffu cellulaire, qui étoit prêt à fe former, que la tranfparence cachoit auparavant, & que fa molleffe empêchoit d'être circonfcrit par des lignes.

Je fuis fûr que ce qu'il appelle des conduits, font des vaiffeaux; dans la pulpe grenue de la membrane du jaune d'œuf, les veines ne font pas développées, mais en fe déployant peu-à-peu, cette pulpe devient une membrane, dans laquelle on voit manifeftement les parois des vaiffeaux.

Il ne paroît pas que ces conduits foient confondus, mais ils font circonfcrits, puifqu'on n'y voit point de nœuds, quand le fang s'arrête dans les vaiffeaux de l'animal prêt à périr; fi ce fãng n'étoit pas contenú dans des tuniques, il fe coaguleroit en gouttelettes à-peu-près rondes.

J'ai fouvent vu des portions de vaiffeaux du col & des membres, d'une couleur rouge, & qui avoient l'air de gouttes de fang; ce n'étoient pas pour cela de vrais vaiffeaux, à la direction defquels on pût reconnoître celle de ces gouttes. Je fuis convaincu d'avoir diftingué dans la grenouille, des vaiffeaux, leurs bornes, & un tiffu cellulaire très-fin qui étoit autour; & toutes les fois que j'ai incifé ces vaiffeaux, qui à la vérité étoient devenus plus gros, j'ai reconnu la plaie, les fentes & les anévrifmes.

M. Wolf répéte en plufieurs endroits, que le cœur n'eft nullement formé avant les vingt-quatre heures, & qu'avant ce tems le fétus eft de la grandeur repréfentée dans fa cinquieme planche; je doute fort de la vérité de cette affertion; il a apperçu le cœur à vingt-neuf heures, & je l'ai vu déja formé & parfait au bout de quarante-huit; fi je ne l'ai pas vu plutôt, c'eft fa petiteffe, fa tranfparence, fa blancheur, & fa reffemblance avec une fubftance celluleufe & muqueufe, qui m'a empêché de le diftinguer; il en eft de même du poumon, qui ne paroît pas, & tout-à-coup on le voit gros; on peut l'appercevoir un peu plutôt, si on donne avec de l'esprit-de-vin de la consistance à la toile celluleuse & blanche dont il est formé. Suivant lui, le cœur existoit, puisque c'est un rameau de la mere. Nous avons fait voir que le poulet prenoit de l'accroissement, même pendant qu'il étoit encore dans l'ovaire; il avoit donc dès-lors un cœur, & un cœur capable de faire passer du sang, & il n'a vu dans ce tems que des globules.

On diroit qu'il y a un cercle tracé, qui force le sang apporté par l'artere, de retourner au cœur; mais à quelle fin ce cercle est-il formé? pour quelle raison le sang perd-il de sa force progressive, & rétrograde-t-il? pourquoi n'avance-t-il pas sans retard, & pourquoi est-il employé à dilater l'artere?

Comment M. Wolf a-t-il pu se flatter d'avoir vu les élémens des choses? il a vu des globules, dans le tems qu'il ne voyoit pas le cœur; ces globules étoient donc plus gros, ou du moins plus apparens que le cœur.

Enfin, pour abréger, pourquoi cette force essentielle, qui est unique, forme-t-elle toujours & dans le même endroit, des parties de l'animal qui sont si différentes,

& toujours fur le même modele, fi la matiere inorganique eft fufceptible de changemens, & eft capable de prendre toutes
fortes de formes ?

Pourquoi cette matiere provenant d'une
poule, fait-elle, conftamment un poulet,
& celle qui vient d'un paon, fait-elle un
paon ? il n'admet qu'une force dilatante &
progreffive, & on ne peut efpérer de cette
force, que de voir au bout du tems, le réfeau des vaiffeaux devenir plus grand, tant
que la force expanfive furmontera la réfiftance ; pourquoi, à la place de ce réfeau,
fe forme-t-il un cœur, une tête, un cerveau, un rein ? pourquoi dans chaque animal, y a-t-il un arrangement de parties?
il eft impoffible de répondre à ces quef-
tions.

§. X V I. *Opinions qui ont quelque rap-port à celle – ci.*

Différens Auteurs ont enfeigné, que les
parties du corps humain étoient formées
par un méchanifme dépendant des loix gé-
nérales, ou par la vertu de quelque ferment ; que le repos & le froid mettent fur
les humeurs des voiles qui naiffent de leurs
propres fucs ; que les particules de la femence de l'un & de l'autre fexe s'arrangent

gent enfemble par leur poids refpectif ; que la conception fait naître des tubercules dans la matrice, & que fes vaiffeaux & fes fibres s'allongent, prennent des formes, en raifon de la direction des parties de la femence, & deviennent des vifceres. Tous ces fyftêmes ont quelque reffemblance avec celui de M. Wolf, & on peut dire qu'ils lui font inférieurs.

Ceux qui font dans ces opinions, croiront-ils auffi que la chaleur du fumier eft capable de faire développer un fétus, formé de fperme humain.

Nous ne croyons point qu'il y ait aucune force qui puiffe, fans la fage conduite de la nature, agir fur la matiere, fuivant des directions toujours nouvelles, & tellement combinées, que cette matiere, de brute qu'elle étoit, devienne des os, des mufcles, des vifceres, des vaiffeaux, en un mot, faffe un tiffu de ces parties arrangées entr'elles, dans un certain ordre ; tout ce qui eft produit fpontanément, femblable aux formes fingulieres que prend la neige, eft toujours figuré de même en héxagones ou en pointes.

Que celui qui a pu écouter ces fortes de fyftêmes, faffe feulement réflexion à la ftructure de l'œil ; comment une force expanfive pourroit - elle le conftruire tel qu'il eft , formé de membranes les unes fur les autres, toutes de différente ftructure , de façon que la lumiere puiffe être reçue par des parties, qui étant tranfparentes , font entourées de toutes parts par d'autres très-opaques ; & ces parties font arrangées fi conftamment de même, que dans des millions d'hommes & d'animaux , la rétine eft le foyer où viennent fe rendre les rayons de la lumiere; cependant cette caufe corporelle ne connoiffoit certainement pas la lumiere, ni les loix de fa réfraction; & nous voyons que tout eft fi bien arrangé, qu'il fe raffemble dans la rétine autant de lumiere qu'il en faut pour appercevoir même jufqu'à la centieme partie d'une ligne ; cependant cette prétendue puiffance fans intelligence, a mis des paupieres & des fourcils fur cet œil, elle en a fait l'iris contractile & dilatable, afin qu'il ne fût point bleffé par une lumiere trop vive , & qu'il pût appercevoir quand elle eft trop foible.

Mais il y auroit des objections à faire à l'infini, & elles ont déja été faites.

Je ne penfe pas que M. Wolf ait vu d'autre caufe de l'accroiffement du poulet, que la chaleur & le cœur.

§. XVII. *Le moule intérieur.*

Quoique ce fyftême paroiffe avoir du rapport avec le genre de développement dont il eft queftion à préfent, en ce que d'un animal prééxiftant, la matiere devient un nouveau fétus; cependant ce que l'Auteur de cette opinion, & fes amis ont laiffé échapper fur la génération fpontanée, confirme affez que leur fentiment s'accorde avec celui de M. Needham & de M. Wolf.

Cet Auteur dit donc qu'il y a une matiere productrice, qui nourrit en s'affimilant à chaque partie du corps de l'animal ou du végétal; elle pénétre intimement la forme de ces parties, dans laquelle elle prend leur figure, comme dans un moule intérieur; quand elle eft plus abondante qu'il ne faut, elle eft renvoyée, & reporte dans la femence, des molécules analogues à chaque partie du corps, & tout ce qui eft néceffaire pour la réproduction d'un être, femblable à celui du corps duquel elle a été renvoyée dans la femence.

Que cette matiere, dans une matrice convenable, engendre un animal femblable à celui dont elle eft l'extrait, comme dans le polype & le puceron; mais dans les animaux qui ont deux fexes, la femence du mâle contient une matiere reſſemblante au corps du pere, fort active, & toute prête à former un corps ſemblable au pere; que celle de la femelle contient pareille proviſion de particules, propres à produire une fille ſemblable à la mere.

Que les parties génitales du ſexe maſculin ſont contenues dans la ſeule ſemence du mâle, & celles du ſexe féminin dans celle de la femelle; que pour qu'il s'engendre un animal, il faut un mêlange de la ſemence de l'un & de l'autre.

Que l'activité des particules des deux ſemences, ceſſe, quand chacune a trouvé ſa ſemblable; que c'eſt ainſi que ſont fixées celles qui viennent du pere.

Que les parties génitales ſont la baſe du nouvel animal; ce ſont elles qui ſont formées les premieres, & qui le ſont d'elles-mêmes; qu'autour de ces parties, comme autour d'un centre de réunion, les autres molécules organiques s'arrangent ſucceſſivement, ſelon l'ordre où elles étoient dans le corps de l'individu d'où elles ſont émanées.

Que le ſexe, dans la ſemence duquel les molécules organiques ſe trouvent être plus abondantes, l'emporte ſur l'autre; de-là, comme les particules ſéminales du mâle ont plus de force, il naît plus de mâles que de femelles.

Que cependant le fétus, au moment de sa formation, n'est pas un homme en petit, tel qu'un adulte, mais qu'il contient réellement des parties qui se développent successivement, & qu'il n'est pas possible de déterminer laquelle des parties du fétus est la premiere formée ; que les premieres qui se développent, sont celles où il y a le plus de nerfs.

Que le poulet, dans les premieres heures, n'a pas la moindre apparence de mouvement.

Que d'après ces principes, on explique facilement beaucoup de phénomènes, comme la ressemblance avec le pere & la mere ; pourquoi les enfans ressemblent plus à l'un qu'à l'autre, ou également à tous deux ; qu'il s'engendre deux jumeaux, parce qu'il y a le double de particules organiques, qui viennent des parties génitales du mâle ; que par ce moyen il y a deux centres, autour desquels viennent se réunir les parties organiques.

Que les plus petits animaux sont les plus féconds, parce qu'ils mangent plus à proportion que les grands, qu'ils usent d'alimens plus fins, & qui peuvent plus facilement devenir des particules organiques ; que les grands animaux le font moins, parce qu'ils font moins voraces, & que leurs alimens font plus groffiers.

Que dans les poiffons, la femence fe prépare avant la fin de l'accroiffement, & de même dans les infectes qui abondent en matiere organique; mais que ce n'eft qu'après qu'il eft parfait dans ceux qui ont peu de liqueur féminale; que le tems de la geftation eft plus long dans les grands animaux.

Que les vieillards peuvent engendrer avec de jeunes femmes, parce qu'elles ont une abondance de femence; mais que de cette union, il vient facilement des enfans contrefaits.

M. de Maupertuis dit à-peu-près la même chofe ; il dit qu'il y a deux femences, celle du mâle & celle de la femelle ; que le cœur & les autres parties principales font ébauchées dans l'une & l'autre ; que ces parties font attirées par celles qui leur font analogues, & que c'eft ainfi que fe forme le fétus; que la plûpart des enfans reffemblent à leurs parens ; que cependant cette reffemblance peut être troublée par des caufes accidentelles.

Que les parties analogues & femblables

des deux semences s'unissent ensemble, à-
peu - près comme on imite la forme d'ortie, en faisant bouillir la cendre d'ortie dans
de l'eau.

On trouve dans les anciens Philosophes,
les fondemens de cette théorie : que les
parties du fétus sont séparées dans la semence du pere & de la mere ; qu'elles s'u-
nissent, & forment le fétus, de façon que
ce qui est saillant dans une partie, réponde
aux creux de l'autre, & réciproquement.

Que la semence du mâle se glisse par
les pores de l'œuf ; qu'elle le dissout ; que
les parties similaires de la semence du mâle,
s'approchent des parties similaires de celle
de la femelle ; que c'est par ce moyen que
se forment les visceres ; que le sexe du fétus dépend du plus de force de la semence
de l'un des deux , & que la semence &
l'œuf s'attirent puissamment, comme parties homogènes.

Que la génération se fait par la cohésion
des particules de même nature, entre les
molécules de l'aliment, & par le suc dont
les parties plus ou moins subtiles, plus ou
moins mobiles, s'arrètent & sont en repos,
plutôt ou plus tard.

Que la semence du mâle & celle de la
femelle viennent de toutes les parties ; qu'il

L l iv

se fait une effervescence entr'elles ; que les parties semblables s'attirent, & qu'elles ne s'attachent à aucune autre partie dissemblable.

Que par un rapport naturel, les parties de même genre s'attirent dans le fétus, qui est fluide, & que pour former son corps, elles s'unissent à celles avec lesquelles elles ont de l'affinité.

Que les particules organiques, *par l'impulsion d'une sensation semblable à un toucher obtus & sourd que celui qui a créé la matiere en général leur a donné, se sont combinées jusqu'à ce que chacune ait rencontré la place la plus convenable à sa figure & à son repos* (1).

M. Maupertuis n'a point refusé à la matiere, du desir & de la mémoire pour se construire elle - même avec plus de facilité.

Il y a un autre Auteur qui, autant que je puis comprendre un Ecrivain si obscur, a dit que le corps étoit un fluide electrique, qui se faisoit suivant un modele reçu par les parens (2).

---

(1) Interprét. de la Nat. p. 158.

(2) Idée de l'homme, Physiq. p. 90.

§. XVIII. *Sur ces Hypothèses.*

J'ai dit ailleurs qu'il y avoit dans cette théorie, bien des choses dont j'étois peu instruit.

D'abord, qu'est-ce qu'un moule intérieur? Il y a d'habiles gens qui entendent si peu ce que c'est que moule intérieur, qu'ils avouent qu'on auroit besoin d'un septieme sens pour le comprendre.

Pour moi, il me paroît que je le comprends assez, pour concevoir parfaitement qu'il ne peut pas y avoir de pareil moule. Supposons un animal qui ne soit qu'un réseau, dans les mailles duquel il y ait une matiere fluide, c'est là le moule le plus simple; les particules du fluide contenu dans ce moule, prendront la figure des mailles du réseau, elles deviendront triangulaires dans les mailles triangulaires, & quarrées dans les quarrées.

Mais que l'on mêle ensuite ces particules, peut-on espérer qu'elles se quitteront spontanément, pour s'aller réunir chacune à des particules de même classe qu'elles: par exemple, les particules artérielles qui viennent pareilles de toutes les arteres; car il n'y a aucune différence sensible entre l'artere carotide & l'artere crurale; ces particules, dis-je, conſtruiront-elles le ſyſtême artériel, qui viendra s'adapter au cœur pour réparer tout le corps, & delà s'étendre du cœur à toutes les parties, par une ſuite conſtante & non interrompue de ramifications.

Les particules muſculeuſes qui ſont renvoyées des fibrilles, & que l'on ſuppoſe ne pouvoir ſe réunir que pour former de pareilles fibrilles, deviendront-elles tant de muſcles bien exprimés, diſtincts par leurs fonctions, d'une groſſeur & d'une longueur meſurées ? s'adapteront-elles ſeulement à ces muſcles & non à des os, & ne pourront elles pas prendre la place de ces os ? Pour moi, je crois que ſi ces particules deviennent fibrilles, elles ne doivent faire qu'un amas confus de fibres.

Que l'on favoriſe tant qu'on voudra l'opinion de ce grand homme, & qu'on lui accorde des particules figurées, qu'on convienne même que ces particules ne peuvent s'attacher ſans une juſte appoſition, il ne pourra néanmoins jamais en réſulter un ordre parfait ; & quand même on leur attribueroit de l'intelligence, & qu'on ſuppoſeroit qu'elles ne peuvent ſouffrir de contact, que par l'endroit où des parties analogues leur répondent, il n'en réſultera

malgré cela, qu'un amas de fibres, un réfeau confus de tuyaux artériels, un mon-
ceau de nerfs & d'os ; il y a, dit-on, des
loix, fuivant lefquelles elles ne peuvent
être rangées que dans leur ordre primitif ;
il eft aifé de voir que cette raifon n'eft
qu'un fubterfuge ; il faut une caufe pleine
d'intelligence, qui faffe prendre à la matiere la forme & l'arrangement dont elle
eft fufceptible, & auxquels elle eft deftinée.

§. XIX. *Les reffemblances.*

Voici le plus fort : il eft certain qu'il
y a des enfans qui ne reffemblent en rien à
leurs parens ; qu'il y en a qui naiffent avec
des parties que n'ont ni le pere ni la mere,
& qu'ils ne peuvent par conféquent tenir
d'eux.

Un manchot a fait un enfant qui avoit
deux mains ; & certainement cette feconde
main ne venoit pas de la mere, car ce n'é-
toit pas une main de femme ; un homme
qui n'avoit qu'un tefticule, eut des enfans qui
en avoient deux ; cela etoit très-fréquent
dans la Suiffe, dans le tems que des Chi-
rurgiens même, guériffoient les hernies en
emportant un tefticule ; c'eft très-ordinaire
auffi chez les Hottentots.

La mere ne peut pas donner à fa fille un

hymen, puifqu'elle n'en a plus ; elle ne peut pas non plus donner au fétus le trou ovale, ni le conduit artériel, ni le conduit veineux, ni les arteres ombilicales, ni le placenta avec fes vaiffeaux, ni le cordon, ni l'ouraque, ni fes enveloppes ; enfin les fecondes dents ne viennent pas des peres & meres, puifque très-fouvent ils ne fourniffent même pas les premieres.

Une grenouille adulte n'a point de nageoires, & fes petits s'en dépouillent le 20ᵉ. jour ; la grenouille verte quitte deux veffies pleines d'humeur muqueufe, elle quitte auffi quelque chofe de creux, femblable à des nageoires & fa queue ; le moucheron quitte fes ailes avant d'être en état de s'accoupler.

Dans les abeilles, il y a de la différence entre la ftructure de la reine, celle des ouvrieres & celle des mâles ; le pere & la mere devroient faire des abeilles femblables à eux, d'où viennent donc les abeilles ouvrieres, qui ne reffemblent ni à l'un ni à l'autre ? elles ont de grandes dents, & font dépourvues de l'inftrument de la génération ; de même dans les fourmis, les femelles font ailées, & font des petits qui n'ont point d'ailes, quoiqu'elles fe foient accouplées avec des mâles ailés.

Les poux font fans accouplement, des petits, mâles & femelles, cependant les meres n'ont aucune partie du mâle.

Le papillon differe bien notablement de la chenille ; à peine a-t-il des inteftins, un eftomac, des dents, des taches ; il a bien moins de ganglions nerveux, bien moins de pieds, fes yeux font différens, il a de la graiffe, & mille autres différences ; comment fe peut-il faire que deux papillons engendrent un animal qui leur reffemble fi peu.

Outre cela, les parties organiques ne peuvent fe fixer, fi le pere & la mere font de différente nature, & il le font quelquefois, le mâle a des ailes, la femelle n'en a point ; le puceron mâle eft une mouche ailée, la femelle reffemble à une galle ; la cochenille mâle a auffi des ailes, & la femelle eft un reptile.

Mais cette *fixation* autour des parties génitales, que M. de Buffon lui-même ne donne que comme une hypothèfe, n'en eft pas même une ; car il eft certain que ces parties naiffent fort tard, & ce n'eft que long-tems après que les autres ont été formées ; il ne paroît pas probable que la bafe & l'appui d'un nouveau corps puiffent être dans une petite partie fans action, informe, qui n'a aucun mouvement, & qui eft entourée d'autres parties plus parfaites.

M. de Buffon n'a pas encore répondu à cela, mais M. Panckoucke a fait une réponse qui vaut un aveu : que les parties du fétus que n'ont point les parens, sont formées par une intelligence, avec la partie superflue des molécules organiques ; que, par exemple, cette intelligence forme un second testicule, des particules superflues qui viennent du testicule du pere, & qui trouvent leur place ; & que c'est ainsi que le placenta & les enveloppes du fétus sont formés de l'excès des particules nutritives.

Mais si la nature sçait faire sans moule, des ailes, des intestins, des taches, des nerfs, des pieds, des testicules, un placenta, un cordon & des membranes, pourquoi ne feroit-elle pas aussi sans moule le reste du corps ? & d'où vient, dans un homme qui n'a qu'un testicule, cette surabondance de parties, puisque le moule chez lui, est de moitié moindre que chez un autre ? Quelle est donc cette substance intelligente qu'on fait intervenir là toutd'un-coup, dont on n'avoit pas dit un mot dans tout le système ?

Personne ne comprend d'ailleurs comment des particules fluides, peuvent émaner des mailles déja pleines du corps du

pere; (je dis déja pleines, car ordinairement quand on eſt pere on eſt adulte)
& cependant, quoiqu'elles ne puiſſent pas
pénétrer dans d'autres mailles, comment
elles prennent ſi bien la figure des parties
du corps du pere, que cette reſſemblance
paſſe même au viſage du fétus ; & que
cette matiere renvoyée de tant d'endroits,
ſoit d'un ſi petit volume, que quoique mêlée avec pareille matiere qui vient de la
mere, elle ſoit inviſible pendant pluſieurs
jours; & que la premiere fois qu'on peut
l'appercevoir, ce qui arrive le dix-ſeptieme
jour, à peine a - t - elle une ligne de diametre.

Enfin, pour abréger, la femme n'a point
de ſemence, il n'y a point de corps jaune
avant l'acte vénérien , par conſéquent il
n'y a point de ſuc de ce corps qui ſe mêle avec la ſemence du mâle, ni rien qui
puiſſe former dans le nouveau fétus les
parties génitales du ſexe féminin, les mamelles, & les autres différences qui ſe remarquent dans ce ſexe.

On peut voir les remarques qu'ont faites de grands hommes ſur ce ſyſtême, &
particuliérement M. Bonnet.

§. XX. *L'ame formatrice.*

Ce systême, qui pareillement est fort ancien, est très-éloigné de toute cette théorie; cependant il a quelque affinité avec elle, en ce que les partisans de cette opinion enseignent pour ainsi dire l'épigénese, puisqu'ils sont persuadés que le nouveau fétus est formé par l'ame.

Ceux donc qui ont vu que la structure d'un fétus démontroit en tout une infinie sagesse, ont eu recours à quelque puissance intelligente, instruite des vues finales, qui formoit le fétus, suivant le modele qui lui a été donné.

Quelques-uns ont admis des forces corporelles, & cependant *spirituelles*, qui donnoient la forme à la matiere brute du nouvel animal; c'est une espece d'adoucissement du sentiment de Stahl que je n'entends pas.

C'est le mouvement de l'esprit séminal qui donne la forme à la matiere de la femelle, par ses vaisseaux primordiaux.

Targirus pense que l'esprit subtil de la semence du mâle, donne la figure à la semence de la femelle.

Un homme célebre dit que l'esprit séminal du coq, produit dans l'œuf de la poule

poule, les premiers élémens des parties ; l'esprit du mâle entrant dans la matiere fluide de l'œuf, continue par un mouvement habituel, de pénétrer cette matiere fluide, & forme des vaisseaux semblables à ceux, à travers desquels il avoit son cours (1).

Plusieurs admettent une vertu plastique, qui régénere les parties qui ont été détruites, & qui forme aussi les principes de l'animal.

Enfin, d'autres ont dit que c'étoit l'ame du fétus qui faisoit tout cet ouvrage, que même elle étoit capable de construire un corps brute, d'une nature entiérement étrangere à elle, & d'y fixer sa demeure.

Je ne sçais si tous ces Auteurs ont, pour appuyer leur sentiment, autre chose que

____

(1) M de Haller rapporte encore plusieurs opinions de différens Auteurs, sur la cause efficiente des premiers rudimens de l'animal ; c'est un esprit *séminal, Architectonique*, une semence spirituelle, une *idée séminale*, une *ame végétale*, un corps dominant, &c. Comme toutes ces opinions surannées sont universellement abandonnées, & que d'ailleurs elles m'ont paru pour la plûpart inintelligibles, j'ai cru devoir me dispenser d'en donner la traduction.

Tome I. M m

les fignes qu'on apporte en naiffant ; car au refte l'analogie des plantes , qui ont tant de reffemblance avec les animaux, qui ont comme eux de la femence & deux fexes , cette analogie, dis-je , ne permet pas d'attribuer la production à l'ame, à moins qu'on n'admette auffi un être penfant qui engendre toutes les plantes, d'autant plus fertiles en êtres nobles, que chaque branche de chaque arbre devient un nouvel arbre , & que dans cette hypothefe, chacune de ces branches eft habitée par une ame ; car un faule divifé en cent mille rejettons deviendra cent mille arbres, & recevra cent mille ames du payfan qui le divifera.

C'eft la main du Tout-puiffant qui conftruit le corps humain , & non un homme refferré dans des bornes très-étroites, fouvent infenfé , toujours fans expérience, qui n'a aucune idée de fon corps ni d'un autre , qui , même après cinquante années de travaux anatomiques, ne connoît pas la centieme partie de fa propre ftructure, qui ne connoît de fon corps que ce qu'il y a de plus frappant & de plus fenfible, & n'a aucune connoiffance de fa ftructure intérieure, puifqu'il n'a dans l'efprit que ce qui y vient par l'organe des fens.

Que ceux qui veulent appuyer leur fentiment de la reſſemblance des enfans avec
leurs parens, faſſent réflexion que le fétus
n'a jamais vu ſon pere ni ſa mere, & qu'encore pluſieurs années après ſa naiſſance, il
n'a pas aſſez d'induſtrie pour repréſenter ou
imiter en rien cette reſſemblance ; & qu'ils
examinent quelle intelligence il faudroit
qu'eût le fétus , pour pouvoir par le
moyen des arteres, ſe donner une figure
reſſemblante à celle de ſon pere , en diminuant à propos l'impétuoſité du ſang dans
les artérioles des parties qui doivent être
enfoncées, & en l'augmentant dans celles
qui doivent faire ſaillie.

§. XXI. *Les marques de naiſſance.*

C'eſt preſque là le principal & l'unique
fondement de cette opinion : une frayeur,
dit - on , ou une envie de la mere, peut
changer de mille manieres la ſtructure du
fétus, ſouvent même le bleſſer conſidérablement; or , il eſt évident que ceci n'eſt
pas produit par une cauſe corporelle ,
mais par une affection de l'ame de la mere ,
qui par un mouvement inconnu , agit ſur
l'ame formatrice du fétus, au point d'imprimer ſur ſon corps délicat & très-ſuſcep-

tible de changemens, des fraises, ou d'autres corps tout - à - fait étrangers, dont l'aspect aura violemment troublé l'esprit de la mere.

On dit qu'il y a une harmonie constante entre l'ame & le corps de la mere, & entre le corps de la mere & celui du fétus.

On a tenté de différentes manieres, d'expliquer bien exactement le pouvoir de l'imagination des femmes.

On a dit que les idées venoient de la mere au fétus, par le moyen du sang, & qu'ainsi l'imagination du fétus lui représentoit la même chose, que ce qui avoit causé du trouble.

Que l'imagination restraint plus ou moins l'accroissement de certaines parties.

C'est-à-dire, que si l'imagination de la mere resserre les fibres de quelque partie à laquelle elle pense, le fétus à ce même mouvement, change aussi celle de ses parties qui est analogue à celle-là ; que par là les humeurs sont poussées avec plus de vivacité, & étendent les membres ; que les humeurs de la mere engendrent dans celles du fétus & dans son cerveau, les mêmes choses qne celles dont elle est affectée, & qu'elle fera un singe, toutes les fois qu'il naîtra dans le fétus les mêmes mouvemens que la mere aura éprouvés à l'aspect de cet animal ; & qu'enfin les humeurs peuvent se rendre avec plus ou moins d'abondance vers quelque partie du corps.

Que le mouvement du sang étant déréglé dans la mere, il l'est de même dans le fétus ; que les marques des coups que la mere a reçus, sont imprimés sur le fétus, parce que la sensation désagréable que la mere a éprouvée, produit sympathiquement la même sensation dans le fétus.

D'autres ont attribué ces effets à la communication des nerfs & des esprits ; ils ont dit que le fétus étoit partie de la mere, que la situation de l'ame de l'un & de l'autre étoit la même, & que les idées de la mere produisent dans l'esprit du fétus une idée si vive, qu'elle agit sur son corps de la même maniere, qu'elle fait sur l'esprit de la mere.

Ils ajoutent même que dans l'acte vénérien, la femme conçoit la ressemblance du mari, quelquefois même celle de sa taille.

Mais il est très-facile de faire voir que rien de tout cela ne peut avoir lieu, & qu'il n'y a point de voie par laquelle les affections de l'ame de la mere puissent passer au fétus.

Elles ne pourroient y paſſer que par le moyen des nerfs, qui ſont les ſeuls organes des facultés de l'ame; mais il n'y a aucun nerf qui ſoit continu de la mere à l'enfant; c'eſt une choſe très-connue; & ces nerfs ne pourroient échapper à la vue, ſi du placenta, qui eſt fort grand, ils alloient ſe réunir dans le cordon; quoiqu'il ſoit poſſible qu'il en vienne quelques-uns du foie à ſes ligamens, & qu'il ſoit certain qu'il en va à l'ombilic.

Je ne nie pas que les vaiſſeaux ſanguins de la mere ne ſoient unis à ceux du fétus; mais qu'on ſuppoſe que la vue d'un rat aura déréglé le mouvement du ſang de la mere, & que pareillement le ſang ſera porté au fétus, ou avec trop de rapidité, ou avec trop de lenteur, on ne pourra malgré cela jamais expliquer, comment ce mouvement déréglé aura pu imprimer une marque ſur la même partie du corps du fétus, que celle que la mere a touchée, plutôt que ſur toute autre, & plutôt que ſur une partie plus délicate; car le ſang de la mere a communiqué ſon mouvement au cœur du fétus, d'où il va ſe rendre également à toutes ſes parties, pour agir ſur l'endroit où il trouvera le moins de réſiſtance.

Certainement il est impossible que la pression qu'on exerce sur un fluide qui se meut dans un tube, puisse lui faire prendre une figure; car soit qu'on le fasse sortir de ce tube avec un piston quarré ou rond, ce fluide aura en sortant, la figure du trou par lequel il est sorti du tuyau, pour la perdre dans l'instant même qu'il en est sorti.

Nous avons fait voir ailleurs, qu'on a beau regarder & desirer une mûre, il n'est pas possible qu'il vienne dans le cerveau une figure égale en grosseur à une mûre; ce sera quelque chose d'infiniment plus petit, soit que ce soit une mûre, soit qu'on l'appelle autrement.

Il est constant que la nutrition, dans le propre corps de la mere, ne dépend pas de sa volonté.

Je pourrois ajouter à cela bien d'autres choses que je crois inutiles; car il n'est personne qui croie sérieusement entendre la maniere dont l'imagination de la mere peut apporter quelque changement au fétus.

§. XXII. *Différentes classes des marques & histoires à ce sujet.*

Ceux même qui attribuent à l'imagination de la mere les marques de naiſſance, avouent aſſez qu'ils ne peuvent pas expli- quer d'une maniere ſatisfaiſante, comment l'imagination de la mere peut produire des changemens dans le fétus ; il ſuffit, di- ſent - ils, que la choſe ſoit vraie, & ils ajoutent qu'il y a bien d'autres choſes cer- taines, dont on ne peut pas donner la rai- ſon méchanique ; & ils ont des partiſans, parmi leſquels Boerhaave tient le premier rang.

Écoutons quelques-unes de ces hiſtoires de ſignes, afin de diſtinguer celles qui ſont vraies de celles qui ſont fauſſes, & que nous puiſſions admettre celles dont on peut rendre raiſon.

Il eſt très-probable que de grands dé- ſordres dans l'eſprit d'une mere, peuvent faire naître du déſordre dans le fétus, qu'il peut avoir la petite vérole ou des convul- ſions, ſi la mere eſt attaquée de l'une ou l'autre de ces maladies ; on dit même qu'un enfant eſt né avec des marques de la frayeur qu'en avoit eue ſa mere ; je ne nie pas non plus que l'enfant ait pu être ſujet à des convulſions par la même cauſe, & même pendant des années ; ni qu'un en- fant ait eu toute ſa vie les mains tremblan- tes ; on a attribué à cette cauſe la frayeur dont étoit faisi Jacques I. à la vue d'une épée, parce que sa mere en avoit vu une tirée contre un Italien qu'elle aimoit.

Car, quoiqu'on puisse attribuer tout cela à un vice du systême nerveux, cependant je ne suis pas éloigné de croire, ou que pendant le tems que l'enfant reste dans le sein de la mere, elle peut lui faire des nerfs susceptibles de pareille commotion, ou que le cerveau peut être affoibli par un choc violent & subit.

Ce goût perpétuel qu'avoit un Flamand pour les harengs, a pu n'aître sans une envie de la mere.

On attribue aussi à l'imagination de la mere, les variétés & les bifarreries de la couleur.

Il y a long-tems qu'Héliodore a dit, qu'une Ethiopienne, pour avoir souvent admiré une statue d'un beau marbre blanc, avoit fait un enfant très-blanc; il est bien permis de faire des fables.

C'est comme ceux qui disent que les paons blancs, viennent de ce que leurs meres se promenent dans des endroits dont les murailles sont blanches.

Tout au contraire, une femme a eu deux jumeaux, dont l'un étoit noir, & l'autre avoit une tache très-difforme, pour

avoir eu peur d'un negre ; & une autre eut
un enfant qui avoit une tache noire au front,
pour avoir resté trop long-tems en méditation. Une femme noire fit une fille tachetée de blanc & de noir, pour avoir vu
une chienne tachetée de même.

On dit que les maquignons, pour avoir
des chevaux isabeles, mettent autour des
cavales, des tapis de diverses couleurs, &
que cela leur réussit.

On dit aussi que le lézard, qui est un
animal froid, & qui a peu de cerveau,
ayant rendu ses œufs sur un lit couvert de
tapis précieux & de différentes couleurs,
a fait des petits aussi de couleurs variées.

Tout le monde connoît le stratagême
de cet homme, qui eut des chevreaux tout
tachetés, pour avoir mis des baguettes
blanches sous les yeux de leur mere.

On peut répondre à cela, que les fleurs
auxquelles assurément on ne peut pas soupçonner d'imagination, deviennent blanches, & que quelquefois on trouve en elles
un mêlange irrégulier de deux couleurs ;
qu'il y a eu une femme, qui sans qu'on
pût l'attribuer à l'imagination de sa mere,
a eu le col, le visage & les membres blancs,
& le reste du corps, noir ; qu'un autre
avoit la peau blanche & le front noir.

Enfin, il y un exemple connu, de deux jumeaux, dont l'un étoit blanc, & l'autre noir, parce que leur mere avoit souffert en très-peu de tems les approches d'un blanc & d'un noir. Au contraire, les femmes du sérail font de très-beaux enfans & blancs, quoiqu'entourées de noirs d'une laideur horrible. Il y a eu une femme qui, voyant que son enfant avoit la face livide, ce qui ne venoit que de ce qu'il avoit souffert pendant le travail, s'imagina qu'elle étoit accouchée d'un negre, à cause de l'effroi que lui avoit causée la vue d'un negre. Il est certain que les différens chevreaux dont je viens de parler, font nés de différens peres, & cela est vrai aussi des différentes brebis.

Parlons actuellement des taches rouges qu'on voit fréquemment, qui viennent, dit-on, de l'effroi qu'a eu une femme en voyant un incendie, du sang, une plaie; & d'un agneau qui naquit avec la laine rouge, parce que sa mere avoit été effrayée par le feu.

On ajoute que ces sortes de signes font imprimés sur le fétus, lorsque la mere ayant été saisie & effrayée, a porté machinalement la main sur la même partie de son corps, que celle où l'enfant a la marque ; c'eſt ainſi qu'on a attribué des taches brunes qu'avoit un enfant ſur la peau , au petit accident qui étoit arrivé à ſa mere , de répandre du caffé.

On impute des marques de contuſions d'un enfant, aux coups qu'a reçus ſa mere ; de même que l'impreſſion des dents de chien , qu'avoit au col un faon.

Ces taches peuvent très-bien n'être qu'une maladie cutanée ; elles feront rouges , s'il y a du ſang amaſſé ou retenu dans les veines , & que la fineſſe des tuniques des vaiſſeaux les rende tranſparentes ; elles pourront devenir livides , ſi le ſang s'eſt échappé de ſes vaiſſeaux ; c'eſt pourquoi ces taches ne font jamais de la même couleur que la choſe qu'on a vue, ſi elle eſt toute jaune ou toute verte.

Un Médecin éclairé a reconnu que des contuſions d'un enfant, qu'on prenoit pour des marques, n'étoient que l'effet du trop de violence que la ſage-femme avoit employée pour en faire l'extraction.

Il y a des taches à la peau, que preſque tous les hommes apportent en naiſſant, que nous appellons *ſignes* ; il paroît que c'eſt une eſpece de verrue , ou une petite glande ſébacée qui s'eſt gonflée ; ils font la plûpart du tems , bruns , un peu gros , à-peu-près ronds, & couverts de poils affez forts ; on dit auffi que ces fignes font des envies ; & quand ils font grands , on af-fure que c'eft une peau de cerf, ou d'ours, ou de lievre.

On a vu une femme qui menoit fon en-fant avec elle, & qui difoit qu'étant groffe de cet enfant, elle avoit été effrayée à la vue d'un cerf, qui fortit tout à-coup d'une forêt ; j'ai vu cet enfant, & Roederer le vit auffi ; il avoit fur le dos & fur les côtés une grande tache fur la peau , brune , ra-boteufe & velue.

Ces filles auxquelles des envies de leur mere avoient fait pouffer des cheveux, ou au front , ou par-tout ailleurs , étoient conftruites comme les autres, fi ce n'eft qu'il y avoit quelque chofe de plus ; j'en dis de même de cet enfant, qu'on difoit reffembler à un fatyre.

On peut pareillement ranger fous la claffe de ces fignes, des marques d'envies de la mere, principalement de petits fruits ronds & velus, comme fraifes, fruits de haye, mûres, cerifes, raifins, prunes, gre-nades, figues, & pommes encore pendan-tes à l'arbre, & autres chofes, comme huî-tres , jambonneau, &c.

Il en eft de même des rats, des têtes de rat ou de chat.

Je crois que certaines tumeurs font de même nature, comme celles qui pendent à l'oreille, & qui imitent la boucle d'oreille; un petit tubercule reffemblant à un pis de vache, ou autre femblable à ce qui pend au cou d'un coq-d'Inde, de même que la tête d'un coq; une crête de coq à l'oreille, une araignée, une chenille, un morceau de chair à la joue, une grenouille, un crapaud, & la marque d'une vipere au col.

On ajoute, pour qu'il ne manque rien à la gentilleffe de ces hiftoriettes, que ces fraifes ou framboifes fleuriffent fur la joue, dans le même tems que ces fruits fleuriffent dans la campagne, & qu'elles fe deffechent, fe fanent, & quittent leur couleur, dans le tems que ces fruits ceffent.

J'ai vu quelques-uns de ces fignes; j'ai vu une dame de qualité qui avoit, difoit-on, la figure d'un petit oifeau, bien marquée fur le vifage; pour moi, je n'y ai vu qu'une tache livide affez difforme; on ne peut pas non plus dire férieufement qu'on pût diftinguer quelque chofe, dans une tache qu'une jeune fille avoit fur la poitrine, qu'on difoit être une rofe, & qu'on difoit fleurir dans le tems que les rofes fleuriffent; celui qui affuroit l'hiftoire de la mûre, ne l'avoit pas vue feulement fur une fille, mais il difoit férieufement qu'il avoit vu douze freres, qui portoient la marque d'une mûre fur la poitrine ; or, il n'eft prefque pas croyable qu'une femme ait eu douze fois peur en voyant tomber une mûre, ou en ait eu envie douze fois ; enfin, Blondel remarque, que fouvent des enfans naiffent avec des marques de cette efpece, ou de grains de raifins, ou de cerifes, fans que pour cela la mere en ait eu frayeur ou envie.

§. XXIII. *Exemples plus graves.*

Il eft bien plus furprenant de voir quelques parties qui, par une frayeur, ont été formées & ajoutées au corps, ou qui reffemblent à un animal, ou a quelque autre corps.

Tels font un pied fait en boudin ; un morceau de boudin pendant à la levre ; une caroncule qui pend du front en place de nez ; une groffe tumeur vafculeufe, femblable à une rate ; une maffe de chair au dos, pleine de filamens nerveux ; un vrai fpina - bifida ; un hydrocephale ; deux cotyledons à la tête ; un cœur de veau au doigt ; un bonnet femblable à un bonnet de grenadier, auquel étoient attachés de petits globules ; une langue rouge & très-grosse ; enfin une cataracte venue d'une envie.

On peut dire la même chose de ces enfans qui ressemblent à un singe, ou qui ont la tête d'un veau, ou qui ont la figure d'un lion attique ; un enfant qui ressembloit à un ours, à un diable, à un chat-huant, enfin tous ces enfans qu'on a pris pour des monstres.

Tous les accidens dont je viens de parler sont effet de maladies, & ont été produits en grande partie par des congestions gélatineuses, dans quelques endroits de dessous la peau ; j'ai vu par cette seule cause naître des enfans monstrueux, qui avoient différens prolongemens de la peau, ou qui avoient la tête entre les clavicules, & applatie ; c'étoit la même chose d'un prétendu lion qui naquit à Leipsick, d'un autre qui naquit en Italie, & d'un enfant qui ressembloit à un singe ; c'est aussi à cette cause qu'on peut rapporter ces autres fétus, qui avoient les membres retirés, comprimés, les ligamens étroits ; un autre que l'on comparoit à une grenouille ou à un singe, & ceux qu'on a pris pour des monstres,

parce

parce qu'ils n'avoient point de casque os-
feux (1).

Un enfant, qui depuis a été Abbé, étoit
si difforme en naissant, que peu s'en fallut
qu'on ne le prît pour un monstre; il avoit
une espece de un capuchon formé d'une
peau lâche, & ressembloit à un hibou. On
ne peut pas imputer à une envie le spina-
bifida; c'est une maladie dans le genre de
l'hydrocéphale. Le petit cochon qu'on disoit ressembler à un homme, n'avoit pas
à la vérité bien exactement la figure d'un
cochon, mais il n'avoit rien de l'homme.

----

(1) J'ai fait une Dissertation sur les enfans qu'on
nomme par synecdoque *acéphales* ; j'ai prouvé dans cette
Dissertation , que tous les désordres que l'on remarque
tant dans les parties osseuses & les tégumens du crâne ,
que dans le cerveau & les meninges, aussi bien que le
spina-bifida , n'étoient que l'effet de la sérosité épanchée
dans le crâne , & par une suite , dans la cavité de la colomne de l'épine ; & que les fétus acéphales avoient
commencé par être hydrocéphales ; ainsi, toutes les pré-
tendues monstruosités qu'on a remarquées dans ces enfans , quoique de bien de différentes especes, doivent
pour la plûpart être imputées à cette cause ; on peut
donc en rendre raison , sans avoir recours au pouvoir de
l'imagination de la mere.

Tome I. N a

§. XXIV. *Les transformations.*

Il est plus difficile d'expliquer comment différentes parties du corps peuvent être défigurées au point d'être effroyables.

On peut rapporter à cela ce poulain, qui ressembloit à un chameau, qui avoit le pied fourchu, à la vérité le chameau l'a fendu en trois & mou ; il avoit le genou calleux ; un cochon qui avoit une trompe d'éléphant ; cette petite chienne qui avoit des pieds d'ours, parce que, disoit-on, sa mere avoit regardé danser un ours ; une main semblable à un bec de corbeau, ou une patte d'écrévisse ; un nez difforme, pour avoir vu un esturgeon ; des dents semblables à des dents de brebis, & un petit chien avec la tête d'un animal qu'on nomme bec-croisé ; un veau avec la tête d'un chien ; un fétus humain avec la tête d'une carpe ; un fétus semblable à une caille ; un chien avec une tête comme le bec d'un coq-d'Inde ; on dit que toutes ces difformités ont été produites par des envies.

On trouve aussi des exemples de ressemblance bisarre, de tout le corps, occasionnée par une envie ou une frayeur ; un enfant de couleur de plâtre, & ayant les bras croisés, pour avoir vu une statue de plâtre dans cette attitude ; un autre ressemblant à un ange qui vole ; un autre à Pluton & à Proserpine ; un autre ressembloit à un tableau ; un autre avoit l'air d'un fou ; enfin un enfant à deux têtes, & une vache qui mit bas un chien.

Je pense qu'on a beaucoup trop chargé toutes ces histoires ; comme il a été dit avec tant d'éclat, qu'une femme nommée *Tofts*, étoit accouchée de lapins ; mais un Chirurgien nommé S.-André, ne fut pas assez simple pour ajouter foi à ce conte ; de même Roederer, examinant avec attention le fétus qu'on disoit être fait comme une statue, ne reconnut pas en lui la moindre ressemblance avec une statue.

Il y a eu des ressemblances assez merveilleuses, sans qu'on pût soupçonner que ce fût l'effet d'envies de la mere.

Quelque pression peut avoir rendu la tête pointue ; la même cause a pu écraser les deux mâchoires l'une contre l'autre ; ou le défaut de nourriture a pu empêcher quelque petite partie du corps de se montrer. On disoit qu'un enfant avoit le nom de Dieu sur la prunelle ; le peuple en étoit émerveillé, & cet enfant avoit un œil de verre.

N n ij

Je renvoie ceux qui disent qu'un surcroit de parties, comme un sixieme doigt, est l'effet de l'imagination de la mere, à ces hommes qui, sans que leur mere eût eu la moindre frayeur, sont nés avec une surabondance de certaines parties ; à des familles entieres qui naissent avec six doigts ; à des chiens qui ont trop de doigts ; aux coqs qui ont trop d'ergots ; aux fleurs qui ont un sixieme petale.

§. XXV. *Parties fracturées, coupées, détruites.*

Enfin, on rapporte nombre d'exemples de parties du corps qui ont été non seulement tordues, ou fracturées par l'effet d'une frayeur, mais mêmes détruites.

Un enfant eut les jambes tordues, parce que sa mere avoit vu un bateleur ; un autre les eut rompues, & le pied tors ; & un autre les articulations du pied contrefaites ; on a vu dans d'autres, des endroits fracturés, mobiles comme des articulations, l'épine comme luxée, enfin tous les membres comme s'ils avoient été roués.

On trouve des exemples de vraies plaies, occasionnées par une frayeur de la mere, ou par des plaies qu'elle avoit reçues elle-même ; un fétus avoit la tête fracassée, &

la matrice de fa mere étoit faine; on a vu la tête de l'enfant diminuée, applatie, détruite, même emportée; un trou à la tête; un enfant fans crâne, fans cerveau, & n'ayant que l'occipital; un bec de lievre, à la fuite d'une frayeur de la mere; une mâchoire fendue, une levre qui manquoit, le palais comme retranché, les yeux faillans, ou profondément enfoncés, un cyclope, un fétus fans yeux, fans oreilles, & n'ayant qu'une narine, & un autre fans col.

On a vu une plaie au dos, après une frayeur; à la poitrine, à caufe d'un bruit trop fort, dans l'aîne, à la marge de l'anus, & l'enfant même en mourut d'hémorrhagie; la peau du dos déchirée, un bras caffé d'une peur qu'eut la mere, & les os fracturés d'une chûte qu'elle avoit faite; enfin, un bras totalement détruit, fans qu'il en reftât le moindre veftige, même tous les deux.

Il y avoit long-tems qu'Hippocrate avoit dit qu'un fétus pouvoit être bleffé, d'une plaie que la mere recevroit dans la matrice.

J'ai lu qu'un enfant avoit eu un bras fait comme un boudin, & fans os, & qu'un autre étoit né mutilé d'un bras, & un autre de deux ; on dit qu'un enfant perdit son bras d'une frayeur qu'eut sa mere ; un enfant vint au monde avec une main divisée, & le pouce séparé ; un autre avoit quatre doigts de moins, & un autre les avoit tous mutilés.

On a dit qu'un fétus qui naquit sans jambes, étoit ainsi mutilé à cause d'une frayeur de sa mere ; un autre vint au monde sans pieds, & son corps se terminoit en queue.

On lit aussi qu'on a vu la poitrine sans tégumens, elle étoit toute ouverte, le cœur & les poumons étoient en dehors. Il y a un Ecrivain qui parle d'une plaie cicatrisée sur la poitrine d'un fétus. Il y a eu des éxomphales naturels, des éventrations, le prépuce incisé & renversé, & la verge détruite ; des fétus sans sexe, des hernies & des tumeurs noueuses, qui tenoient la place des parties génitales.

La plûpart de ces histoires sont si fausses, qu'elles empêchent d'ajouter foi aux autres narrations de cette espece. N'est-il pas totalement incroyable, que par une idée qu'aura eue une femme grosse, son enfant ait eu la tête tranchée ou détruite, & qu'elle ait disparu, comme on dit que cela est arrivé à l'enfant d'une femme, qui avoit vu trancher la tête sur un échafaud, & que l'idée d'un bourreau qui fait cette exécution, aura pu faire couler du sang de l'enfant; de tous les Auteurs de la mythologie des envies, il n'en est pas un qui cite un exemple d'une main coupée, ou d'un autre membre trouvé dans les membranes du fétus, séparé du reste du corps; cependant, s'il étoit vrai que cette main eût pu être coupée, elle seroit de moindre grandeur que l'autre, & il auroit été de toute impossibilité qu'aucun effort naturel eût pu la détruire.

Pour ce qui est de cette célebre histoire du Pere Mallebranche, d'un enfant né roué, M. Marcot a bien prouvé que c'étoit un effet de l'imagination de l'Observateur; s'il y a quelque chose de vrai dans cette histoire, je croirois que dans ce fétus, les épiphyses se font séparées des os.

Dans l'exemple de Hildanus, les membres étoient retirés, & la cuisse étoit courte.

Mais sans en attribuer la cause à l'imagination de la mere, nous voyons tous les jours des fétus manquer de quelque partie, non seulement dans les hommes, mais même dans les brutes; il y a des hommes qui naissent sans bras, & qui ont l'adreſſe de faire avec leurs pieds, ce que devroient faire leurs mains s'ils les avoient.

On trouve des enfans qui n'ont qu'un bras, & d'autres qui n'ont point de pieds.

Il eſt croyable que par quelque cauſe inconnue, l'artere, qui dans le principe étoit deſtinée à aller nourrir cette partie qui manque, a ſouffert une compreſſion, & s'eſt oblitérée, & que le ſuc nourricier n'a pu lui parvenir. J'ai vu un fétus qui avoit été écraſé par ſon jumeau, il n'avoit pas plus d'épaiſſeur qu'une feuille de papier.

Le défaut de nourriture peut mettre la dure-mere, la plevre, les tégumens de la poitrine & du bas - ventre dans une ſi grande foibleſſe, que ces enveloppes ceſ-ſent de pouvoir contenir les viſceres qu'el-les contenoient, quand ils ont pris plus de volume (1); cela peut arriver par le trop gros volume du foie, ou par le défaut

---

(1) Je ne puis m'empêcher de rapporter ici une anec-dote relative à cet objet. Je fus appellé pour viſiter un enfant nouveau-né, qui outre pluſieurs autres vices de conformation, avoit le péritoine à nud ; la partie anté-rieure du bas-ventre paroiſſoit comme dépouillée depuis l'ombilic, juſques & compriſes les parties de la généra-tion, qui étoient maſculines ; j'examinois ce phénomene ſans trop en être étonné, car j'en avois déja vu d'entié-rement ſemblables, mais ſans haſarder la moindre con-

de diaphragme. L'abondance du fang dans une partie qui offre trop peu de réfiftance, peut produire une tumeur & de la rougeur; cela peut venir auffi de l'engorgement & du refferrement des veines; mais c'eft principalement un amas d'humeurs gélatineufes fous la peau.

C'eft la foibleffe du tiffu cellulaire, qui eft trop mince entre les deux os de la mâchoire fupérieure, qui me paroît être la caufe du bec de lievre; ce qui ne vient pas de l'imagination de la mere, puifque, fuivant même ceux qui croient fort à fon pouvoir, la même femme a fait plufieurs enfans avec cette difformité, & il n'eft pas probable que la femme ait eu tant de fois des frayeurs.

.Comme en général il n'y a pas apparence que la plûpart des enfans qui font

---

jecture fur la caufe; un de ces gens qui vont toujours décidant & expliquant, s'évertuoit à prouver *à priori*, *à pofteriori*, que la caufe de cette éventration étoit la fatigue habituelle de la femme; il apporta mille belles déraifons pour preuves de cette étrange opinion; malheureufement la réponfe à une queftion que je fis avant de contefter, rendit caduque toute cette merveilleufe démonftration; la femme n'avoit point eu de fatigues pendant fa groffeffe; elle n'avoit point, comme on difoit, porté de fardeaux, fon métier étoit d'être couturiere; c'eft bien dommage pour les Phyficiens, c'eût été une belle découverte, qui eût pu les mener loin.

nés à deux corps, aient été ainſi unis par l’imagination de leurs meres, ceux dont les meres veulent que c’en ait été là la cauſe, peuvent très-bien être venus ainſi, ſans qu’il y ait eu de frayeur qui ait précédé.

La plaie cicatriſée qu’on a vu ſur la poitrine d’un enfant, pouvoit être la marque d’une plaie qui avoit été propre au fétus.

Que ce ſoit un œuf ou autre choſe qui ait été les premiers rudimens de l’homme, telles qu’ils aient été, ils peuvent avoir été affectés de quelque maladie qui les ait défigurés.

Par une raiſon contraire, trop de nourriture dans quelque partie du corps, peut la faire groſſir ou grandir, la rendre plus longue qu’elle ne doit être, comme les fauſſes côtes, qu’on a trouvées plus longues par les prolongemens des apophyſes transverſes; il eſt très-ordinaire de trouver de ces prolongemens dans les plantes.

§. XXVI. *Autres réflexions.*

En général, différentes réflexions font voir combien on doit peu ajouter foi au pouvoir de l’imagination des femmes.

Il y a une infinité d’exemples de femmes, même très-délicates & vaporeuſes, qui ont éprouvé pendant leur groſſeſſe, de grandes affections de l'ame, des frayeurs, des envies, des chûtes, des coleres, fans qu'il y ait rien paru d'extraordinaire fur le corps du fétus ; une femme même fe perfuade qu'elle doit accoucher d'un enfant mutilé, à caufe de l'effroi qu'elle fe fouvient d'avoir eu, & il n'en eft rien ; c'eft pourquoi les femmes ne peuvent pas prévoir que l'enfant qu'elles portent fera marqué.

Et au contraire, les Accoucheurs voient fouvent venir au monde des enfans marqués, difformes, même monftrueux, fans que la mere puiffe fe rappeller qu'elle ait eu de frayeur ; on voit des enfans naître aveugles, fans que la mere ait éprouvé la moindre affection ; mais quand les femmes voient quelque difformité dans un enfant qui naît & qui leur eft cher, c'eft alors qu'elles s'étudient à fe rappeller ce qui leur eft arrivé pendant leur groffeffe, jufqu'à ce qu'elles fe reffouviennent d'avoir vu, ce que l'on voit tous les jours, ou l'ouverture d'un animal, ou une plaie fanglante, ou d'avoir fait une chûte, ou que quelque animal extraordinaire s'eft préfenté à leur paffage, & elles ne manquent pas d'attribuer la difformité de leur enfant à cet événement ; fuivant l'efpece de fuperftition dans différens pays , on attribue ces marques de l'enfant à différentes caufes.

En examinant les opinions des Auteurs fur cette matiere, je vois que ce font moins que les autres, les Accoucheurs célebres, qui attribuent à l'imagination de la mere; & que dans les cabinets de curiofités, qui font actuellement en plus grand nombre que jamais, à peine trouve-t-on un exemple de marques de naiffance ; il eft à remarquer que quoiqu'Hippocrate en parle, Ariftote n'en dit pas un mot.

Dans le regne végétal, on voit pouffer un grand nombre de plantes monftrueufes ; ce font des couleurs différentes, des fruits qui renferment d'autres fruits, des pommes couronnées de feuilles, des fleurs pleines de petales différens, d'autres dont les petales font déployés, d'autres dont les nectaires font multipliés & différens ; on ne peut affurément pas attribuer ces variétés à des écarts d'imagination, à des frayeurs, ou quelque autre affection ; on voit auffi la figure des parties, & leur nombre changés de différentes manieres ; on voit augmenter ou diminuer par fymétrie les étamines, les petales, le calice & les trompes.

Il me femble que ceci démontre que dans la femence des végétaux, & dans

l'œuf des animaux, il y a une caufe cachée
de formation, qui fe perpétue dans chaque
efpece ; mais que des caufes acceffoires,
comme l'abondance ou la difette de fucs,
une impulfion trop forte ou trop foible,
ou d'autres caufes qui ne font pas connues,
ont auffi la puiffance de changer diverfement la ftructure des parties, fans cependant qu'elle s'écarte fenfiblement de fes
bornes: car jamais un oignon de tulipe ne
produira un iris, & une femme n'engen-
drera pas un chat.

Ces réflexions font que je crois encore
moins au pouvoir de l'imagination, & que
jattendrai pour y croire, que j'aye des
exemples certains, qu'on a prédit & prévu
l'effet qu'elle aura produit.

§. XXVII. *Le développement.*

Si les marques de naiffance ne prouvent
pas qu'il y a une ame formatrice ; fi ce
n'eft pas non plus le hafard qui peut conftruire cette belle machine animale, ni une
certaine force aveugle d'attraction de parties inorganiques; il fuit donc que le fétus
étoit fait & fabriqué, quand la conception s'eft faite ; examinons actuellement ce
fyftême.

Au premier coup d'œil, il paroît trèsaifé à entendre ; fi les premiers rudimens du fétus font dans la mere, s'ils font tous faits dans l'œuf, & parfaits, & qu'ils n'aient uniquement befoin que de recevoir de la nourriture pour prendre des forces & de l'accroiffement, il n'y a plus de difficulté à expliquer comment d'une matiere brute, fe fait un corps merveilleufement organifé ; car dans cette hypothèfe, le Créateur, à qui rien n'eft difficile, a lui-même conftruit cette machine ; pour des fins qu'il a prévues, il a difpofé de tout tems, ou du moins avant que la vertu fécondante vint agir, la matiere brute fur un modele formé par fa fageffe ; de même que l'on voit dans les plantes qui manquent de mâle, une fleur parfaite, des capfules toutes prêtes & de bonnes femences, qui cependant different des femences vraies & fécondes, en ce qu'elles ne peuvent pas feules germer & devenir des plantes.

Nous avons fait voir, *pag.* 484, qu'il y avoit auffi dans les animaux des exemples de cette formation primitive, avant les approches du mâle.

On eft porté à admettre le développement, quand, en prenant l'animal dans l'état parfait, on retourne fur fes pas pour examiner la fuite de fes progrès,

& des changemens qu'il a éprouvés ;
nous trouvons donc que cet animal que
nous voyons parfait, a été très-imparfait,
qu'il a eu une autre figure , une autre
ſtructure, enfin qu'il a été brute & informe , & cependant que cet animal, en paſ-
ſant par ces différentes phaſes, a toujours
été le même, & que ſans un progrès ſenſible, il eſt devenu tel qu'il eſt, en croiſ-
ſant lentement & continuellement.

On a coutume de citer à cette occaſion,
les papillons , & la belle découverte qu'a
faite Swammerdam ; il a fait voir que,
quoiqu'on eût peine à le concevoir , il y
avoit un papillon capable de voler, enfermé
dans une chryſalide qui étoit ſans mouvement ; que même en enlevant l'enveloppe ,
on pouvoit l'en retirer & le faire voir , &
que les rudimens des trachées , qui dans
un autre tems doivent être pleines d'air ,
ſont cachés & reſſerrés dans la graiſſe du
ver de l'abeille ; il y a de même une demoiſelle dans une nymphe.

Ce qu'il y a de plus étonnant, c'eſt qu'il
y a de même un papillon renfermé dans la
chenille, qui eſt un animal long, rampant,
qui a beaucoup de pattes & d'yeux , &
qu'un ver cont.ent ce qui doit devenir un
animal.

Par un développement successif, il sort une chenille de l'œuf d'un papillon ; elle est ensuite renfermée étroitement dans une chrysalide, & devient papillon. Un ingénieux Naturaliste a décrit ces différentes évolutions, & les a démontrées en présence de plusieurs Sçavans.

De même dans les mouches & les autres insectes, il y a un animal parfait, caché dans un animal imparfait ; une mouche dans une n'ymphe ; & ce qu'il y a de plus singulier, c'est que dans quelques mouches, on voit manifestement toute la composition d'un animal, dans une pulpe qui est comme caséeuse ; même une matiere fluide ; la structure organique est déja parfaite, quoique tout le composé paroisse mou & fluide, quand on ne l'examine que légérement ; la nymphe de la fourmi nous en fournit pareillement un exemple ; c'est vraiment une fourmi, qui cependant est fluide & blanche comme du lait ; & dans le papillon, les parties sont de même molles, tant qu'il est caché dans la chenille.

J'ai lu aussi que dans la mouche éphémere, il se fait une métamorphose subite de la nymphe en papillon ; que déja les aîles sont toutes prêtes dans le peti ver, dans la chenille, dans la chrysalid, &

dans

dans la nymphe; qu'elles ne sontque pliées,
de même que les pattes.

Les infectes ne font pas les feuls animaux dans lesquels on ait fait ces décou-
vertes; j'ai reconnu par des expériences répétées, que le poulet paroiffoit être une
efpece de petit ver informe, avec une hernie d'une groffeur incroyable qui lui fortoit
de l'inteftin, mais fans aucune apparence
de bec, ni de membres, ni de vifceres, ni
même de cœur.

Que dans ce petit animal informe, quelques heures après, dès qu'il étoit coloré,
on diftinguoit le cœur, & enfuite par ordre, les yeux, le foie, la véficule du fiel,
les reins, l'eftomac & les inteftins; que
c'étoient les poumons qui paroiffoient les
derniers; ce n'eft pas qu'il n'y en eût pas
auparavant, mais c'eft qu'ils étoient fi
tranfparens, qu'on ne pouvoit pas en reconnoître le contour.

Que, fur-tout dans les commencements
de l'incubation, le cœur n'a qu'une oreillette & un ventricule, l'aorte a une bulbe
& un canal qui va aux oreillettes; par des
progrès infenfibles, il s'y forme deux oreillettes, deux ventricules, il n'y a plus de
canal qui va à l'oreillette, & l'aorte n'a
plus de véficule.

Tome I. O o

Que les arteres ſe forment de même ; d'abord ce ſont de petites portions de lignes, des points ſéparés, enſuite, à meſure que le ſang ſe fait plus abondamment, elles ſont comme des lignes rouges.

Que les membres s'élevent ſur ce petit corps, au moyen du gluten, enſuite il s'y forme des os, & les ergots ſe montrent ; après cela naiſſent les deux parties du bec.

Que dans les os, qui d'abord n'étoient qu'un gluten continu, on voit peu-à-peu des cellules, des lames, des lignes ſaillantes & des vaiſſeaux ; que d'abord c'eſt un point opaque qui devient cartilagineux, & que ce point s'oſſifie après qu'il a reçu des vaiſſeaux rouges.

Que le cartilage s'efface, à meſure que le ſang s'avance dans les petits vaiſſeaux, & qu'il devient os parfait, quand il en eſt entiérement pénétré.

Que cette hernie rentre dans le corps du poulet, & que l'iſſue par laquelle elle étoit ſortie du ventre, ſe ferme ; & qu'enfin ce petit ver qui avoit une ſi prodigieuſe tumeur, qui étoit nud & aveugle, ſe change en un volatile couvert de plumes, tout ſimple, & devient un animal à quatre extrémités.

Les choſes ſe paſſent dans les quadrupedes comme dans les oiseaux, excepté cette hernie qu'ils n'ont point; le développement est aussi le même dans l'homme, depuis l'instant de la conception, jusqu'à ce qu'il soit un embryon informe & court, & qu'il ait une tête. A l'aide de la loupe de Leeuwenhoeck, on a vu dans ce fétus, qui paroît brut à l'œil nud, une structure déja distincte.

Il est donc évident que ce petit animal, qui n'a point de membres ni de parties distinctes, en passant insensiblement par différens degrés, devient un animal qui se meut à volonté, & qui prend nourriture.

On peut demander à présent si ce même petit animal brute, avant même qu'il pût être apperçu, étoit renfermé dans le pere ou dans la mere; si la réunion des particules de l'un & de l'autre, l'a construite par épigénese; ou enfin s'il a été formé tout d'un coup par quelque union de parties inorganiques, sans épigénese.

L'épigénese est totalement impossible. Pour le peu qu'on fasse de réflexion sur la structure du corps, on verra aisément que l'animal n'a jamais pu être sans cœur, puisque c'est dans le cœur que réside le principe de toute vie & de mouvement; mais un cœur n'a pas pu exifter fans arteres, qui puffent charier l'humeur vitale à toutes les parties de l'animal ; il a fallu des veines auffi pour rapporter le fang au cœur, qui fans contredit fe feroit deffêché, fi un nouveau fluide n'étoit venu fuppléer à celui qui en feroit forti.

Mais il n'eft pas aifé de prouver que le fétus ne fût formé que de vaiffeaux ; il eft néceffaire qu'il y ait eu des vifceres avec des vaiffeaux : les vifceres ne font formés en tout que de vaiffeaux, avec un tiffu cellulaire ; mais on n'a jamais vu que des vifceres fe formaffent par l'appofition de parties les unes fur les autres ; dès qu'on peut les appercevoir, on les voit petits à la vérité, mais tout entiers. Il a dû y avoir fur-tout des mufcles ; car le petit animal a du mouvement, & il tend continuellement à fe courber ; on doit croire auffi qu'il eft irritable, il a donc des mufcles, quoique cachés fous l'apparence d'une gelée.

Il a la tête groffe, & les yeux avec le cœur font des premieres parties qu'on apperçoit. Outre cela, les mufcles ont befoin de nerfs qui leur donnent du fentiment ; il a donc eu avec une tête & un cœur, un cerveau, qui à la vérité paroiffoit être liquide.

Je ne continue pas d'examiner s'il avoit les autres parties. Ce n'eſt pas à cauſe de leur petiteſſe que ſont inviſibles toutes les parties d'un fétus de deux jours, puiſque ce fétus égale en groſſeur vingt-deux ou trente centiemes de pouce, & qu'il eſt plus grand qu'une fourmi, dont on diſtingue aiſément les parties, même les dents; ſi on ne peut les appercevoir, c'eſt leur fluidité & leur tranſparence qui en empêchent; mais elles exiſtent, dès que la couleur y eſt; c'eſt de même que la véſicule du fiel, qu'on a de la peine à diſtinguer, avant que la couleur verte de la bile commence à paroître, car alors, quoiqu'elle n'ait pas beaucoup augmenté de volume, on la voit facilement; il y a un animal, (c'eſt la mouche araignée) qui tout d'un coup & dès la premiere fois, paroît ſortir animal parfait, d'une matiere caſéeuſe, ce n'eſt point parce qu'il a crû tout-à-coup, mais c'eſt parce que ſes parties ont pris de la conſiſtance. C'eſt pourquoi, quoique le cerveau ſoit liquide, ainſi que les muſcles, on ne doit pas nier pour cela que ces parties fuſſent organiques & formées.

§. XXVIII. *Il n'y a donc point d'épigénese.*

Il n'y a donc point dans le corps de l'animal, de partie faite avant l'autre, & toutes ont été formées en même tems ; si quelques Auteurs ont dit que l'animal commençoit à se former par l'épine du dos, par le cerveau, par le dos ou par le cœur ; si Galien a enseigné que c'étoit le foie qui se formoit le premier ; si d'autres ont dit que c'étoit le bas - ventre avec la tête , ou la moëlle de l'épine ou le cerveau, en ajoutant que c'est de ces parties que sont formées les autres ; je crois que tous ces Auteurs ne veulent dire autre chose, si ce n'est que le cœur & le cerveau sont visibles , quand les autres parties ne le sont point encore, & que certaines parties du corps du fétus sont assez bien développées dès les premiers jours, pour être apperçues ; que d'autres ne le sont que dans les derniers tems , cependant avant l'accouchement, & d'autres après la naissance, comme la barbe, le bois du cerf, les conduits laiteux, & les secondes dents.

Si Harvée a cru avoir vu l'épigénese, parce qu'il a vu d'abord un petit nuage, ensuite les rudimens de la tête, avec des yeux plus grands que tout le corps, & peu-à-peu les visceres qui se formoient, on verra que ce grand homme a vu dans la biche, exactement la même chose que ce que j'ai vu dans le poulet, si on compare la description qu'il en fait, à la mienne.

Si moi-même, il y a plus de vingt ans, avant que j'eusse fait tant d'observations sur les œufs & sur les femelles de quadrupedes, pleines, j'ai employé ce raisonnement, pour prouver qu'il y a une grande différence entre le fétus, & l'animal dans son état de perfection; & si j'ai dit qu'on ne trouvoit pas dans l'animal, à l'instant de sa conception, les mêmes parties que dans l'animal parfait, j'ai reconnu manifestement depuis, que tout ce que j'ai dit contre le développement, prouvoit en sa faveur.

Par exemple, dans la formation du cœur, j'adoptois dans ce tems-là ce qu'a dit Malpighi, sur les changemens qui lui arrivent; mais ce grand homme a laissé échapper quelques erreurs; par mes expériences, je me suis convaincu que ces mêmes changemens font un véritable exemple de développement, c'est-à-dire d'une partie animale, qui se construit par des causes manifestes, de façon qu'elle paroît, & est effectivement toute autre qu'elle n'étoit avant, & que cependant c'eſt entiére-ment la même partie, qui n'a fait que ſe conſtruire & ſe fabriquer par développe-ment ; j'ai vu ſe ſuccéder par leurs cauſes reſpectives, les Phaſes du cœur ; d'abord il eſt en parabole, enſuite en lacs, après les parties ſe rapprochent, & il eſt plus court, enfin il parvient à ſon état de perfection.

Si les viſceres m'ont paru ſortir peu-à-peu de l'état inviſible pour ſe montrer, j'ai remarqué que ce n'étoit pas qu'une matiere brute fût devenue à portée d'être apperçue, mais les bornes de cette matiere, qui auparavant étoient mal exprimées, l'é-toient mieux.

Je dirai ailleurs, en abrégé, quels ſont les moyens que la nature emploie pour ce développement ; ſes cauſes ſont l'expan-ſion, l'attraction, la preſſion, la révulſion & la dérivation, la réſorbtion des humeurs & l'évaporation.

§. XXIX. *Différentes eſpeces de déve-loppement. 1°. Par les œufs.*

Ce ſont ces preuves & d'autres ſembla-bles, qui ont fait adopter par beaucoup de Phyſiciens le ſyſtême du développement, principalement d'après les expériences de Swammerdam ; c'eſt-à-dire, qu'il exiſte un animal parfait quand la conception vient à se faire, & qu'il ne s'engendre alors rien de nouveau, mais seulement que les parties des animaux, qui auparavant étoient enveloppées, qui étoient resserrées, & occupoient un petit espace, s'étendent, se déploient, grandissent, & deviennent visibles; la plûpart disent que c'est dans l'œuf qu'est caché l'animal, & quelques autres prétendent que c'est dans la semence du mâle.

Il y a encore une troisieme opinion, dont on dit même qu'Hippocrate est Auteur, & qu'il attribue à Héraclite; c'est que, dès la premiere création des animaux, il se fit aussi une création de semences, c'est-à-dire de germes d'animaux, déterminés & parfaits, & même avec leur sexe.

Que ces germes restent enveloppés, jusqu'à ce qu'ils trouvent une occasion de se développer; c'est-à-dire, jusqu'à ce qu'un animalcule se joigne à un autre pareil à lui, dans la matrice, & que de cette union résulte un animal, dont le sexe dépendra de la supériorité qu'auront eus les animalcules du pere ou ceux de la mere.

Il est clair que par cette derniere espece de développement, on évite cette objection: qu'il est impossible que les ovaires d'Eve, ou les testicules d'Adam aient eu assez de capacité, pour contenir les germes de tous les hommes, qui ont vécu sur la surface de la terre, depuis le commencement du monde, & qui vivront tant qu'il durera. Je trouve que si mille millions d'hommes, vivent en même-tems sur la terre, & que si on suppose les générations de trente ans, & 6000 ans de l'âge du monde, il a dû y avoir 200 générations, & 200000 millions d'hommes; & il n'y auroit rien d'étonnant dans ce grand nombre, puisque nous avons dit plus haut que les parties de l'homme à l'instant de la conception, & dans un autre endroit, que la rétine ou le systême nerveux sont d'une petitesse infinie. Il reste à la vérité cette difficulté, c'est qu'il étoit nécessaire que tous les enfans, excepté un, fussent renfermés dans l'ovaire de la premiere fille d'Eve, & dans sa petite fille, excepté deux. Mais il n'est pas nécessaire qu'il y ait la même proportion entre une fille adulte, & même toutes les meres futures, avec les embryons : rien n'empêche que nous ne croyions l'embryon plus grand en proportion, & qu'on ne regarde la mere comme une simple enveloppe du fétus, de façon qu'on ajoute à tous ces millions, autant de millions d'enveloppes, & que la somme en devienne cent fois plus grande.

M. Bonnet ne convient pas de cela. Il me paroît évident, que dans les plantes, la mere plante contient les germes de plusieurs générations, puisque ces petits animaux qui engendrent sans copulation (les pucerons) sont féconds pendant plusieurs générations, & qu'ils contiennent des embryons féconds ; que dans le volvoce, on distingue à l'œil six générations existantes en même tems ; & qu'enfin les polypes, dont nous parlerons dans un instant, contiennent dans un seul corps assez de germes pour plusieurs générations. Car il suit delà que, dans l'ovaire d'une aïeule, sont renfermées non seulement la fille, mais la petite-fille, l'arriere-petite-fille, & l'arriere-petite-fille de la fille ; présentement, s'il est une fois prouvé que l'ovaire de l'aïeule commune contient plusieurs générations, il n'y a point d'absurdité à dire qu'il les contient toutes ; il ne paroît pas raisonnable de dire qu'un germe qui est répandu dans l'universalité des corps, renferme seulement 5, 10, ni plusieurs générations.

§. X X X. *Les parties de la femence du mâle.*

De quelque façon que cela foit, je fuis perfuadé qu'il fe fait plutôt un développement, & qu'il y a un animalcule dans l'ovaire de la femme, & dans quelque véficule de Graaf, qui dans le tems de la conception, fe rend dans la trompe, par l'ouverture qui fe fait à la véficule, & qui tombe dans la matrice ; & que c'eft un petit animal femblable à celui que l'on voit dans l'œuf couvé. Mais ce développement n'a jamais lieu dans un grand nombre de cas de cette efpece, tant dans les plantes que dans les animaux, fans le fecours de la femence du mâle : il femble effectivement que le premier germe y eft caché & comme affoupi, qu'il n'y prend point d'accroiffement, que fon cœur n'a qu'un mouvement très-lent & très-foible ; comme font à-peu-près ces infectes qui dorment tout l'hiver, & ces petits animaux, que nous avons dit un peu plus haut conferver leur vitalité comme endormie pendant des années, & auxquels par le moyen de l'eau on rend la vie, & un mouvement fpontané.

Il paroît que l'animalcule eft réveillé de

cette espece d'assoupissement, par les parties les plus subtiles de la semence du mâle, qui sont odoriférantes, & très - capables d'irriter.

La chaleur de l'air suffit dans d'autres animaux pour mûrir le fétus, & pour faire sortir l'œuf, comme dans les œufs de crocodile, de tortue, & peut-être dans ceux d'autruche.

Dans les volatiles, la semence du mâle ne fait pas tout le développement de l'œuf; c'est bien par elle qu'ils sont fécondés, & d'elle qu'ils reçoivent leur vitalité, mais l'accroissement du fétus ne se manifeste pas tant qu'il reste dans l'œuf: il faut dans cette classe une seconde cause, c'est-à-dire une chaleur à - peu - près pareille à celle de la peau du corps humain, qui est de trente-deux degrés au thermometre de M. de Réaumur.

En Egypte & à la Chine, on a fait éclore des poulets en mettant du feu sous les œufs, ou par la chaleur du soleil ou du fumier ; & des curieux ont imité aussi cette opération naturelle, en Europe, en Toscane, à Malthe, en France, en Angleterre, même en Suede, & dans le Dannemarck.

Il est constant qu'on a fait éclore des

œufs de crocodile, de tortue & d'autruche, & même plusieurs fois, au feu de lampe, à la chaleur du fumier, à celle de tan en motte, à celle du sein d'une femme, à la chaleur des eaux de Balaruc, enfin en les mettant dans le sable, à la chaleur du soleil, & que c'est la poule seule qui fournit aux siens toute la chaleur qui leur est nécessaire pour éclore.

Il est de même constant qu'on fait éclore les œufs de poule avec une chaleur artificielle, à leur tems ordinaire, c'est-à-dire le 21e. jour; & le 10e. ceux d'un petit oiseau.

Cependant plus la chaleur est grande, & plus ils éclosent promptement: les poulets sortent de leur œuf plutôt dans les Iles Antilles qu'en France; on a vu en Danemarck les œufs n'éclore que le 40e. jour, à la chaleur artificielle; & M. de Réaumur n'a vu éclore les siens que le 23e. jour, quand la chaleur étoit moindre.

Je puis dire aussi que mes expériences sur les œufs couvés ont été plus lentes que celle de Malpighi, du moins dans les premiers jours de l'incubation.

Au reste, ceux qu'on fait éclore à la chaleur artificielle, sont féconds comme les autres, quoique souvent ils soient imparfaits;

mais je crois que c'est la faute de ceux qui sont chargés d'en prendre soin.

Cependant il y a apparence que le cœur fait plus, même dans les oiseaux, que la chaleur extérieure ; car, dans nos expériences, nous avons vu que le poulet a survécu plusieurs heures, quoique tout l'œuf eût été plongé dans l'eau froide, & au contraire, que l'œuf se réfroidit tout-à-coup, même dans la serre, quand le fétus est mort, & que le cœur a cessé de battre.

§. XXXI. *Dans les animaux vivipares.*

Dans la classe de ces animaux, c'est la seule semence du mâle qui réveille la vie du fétus, qui est comme assoupi ; car l'animal conçoit par le même moyen, soit que la chaleur soit grande, comme dans les volatiles & dans les quadrupedes chauds, soit qu'elle soit moindre, comme dans la salamandre, la vipere, les poissons vivipares, qui ne sont point du genre des cetacées.

Quand pendant des jours entiers, nous ne voyons aucun mouvement dans un embryon, si ce n'est celui du cœur ; quand nous pensons que l'accroissement du poulet se fait par l'allongement manifeste de ses vaisseaux, qui tiennent tout leur mou-

vement du cœur ; quand nous faifons réflexion fur l'irritabilité du cœur , dans lequel la moindre chaleur ou la moindre irritation méchanique peut faire renaître le
mouvement, dans le tems qu'il n'y a plus
d'irritabilité, ni dans l'eſtomac , ni dans les
inteſtins , ni dans aucun muſcle ; alors
nous croyons appercevoir quelque clarté
ſe répandre fur la cauſe du nouvel accroiſſement de l'embryon, qui étoit pour ainſi
dire endormi, & qui l'étoit depuis long-
tems , & peut-être depuis des ſiecles.

Cet eſprit odoriférant, pénétrant, qui
excite à l'amour, & qui ſe trouve dans la
ſemence du mâle, paroît être ce qui ai-
guillonne davantage le cœur du fétus , &
le fait mouvoir plus ſouvent & plus fort ;
ce qui ſemble prouver que cette ſeule partie odorante de la ſemence eſt capable
d'animer le cœur, c'eſt que, dans une longue paralyſie, des muſcles paralyſés reprennent par la vertu electrique leurs mouvemens , qui avoient été ſuſpendus pendant
long-tems ; & que même cette ſeule vertu
électrique eſt aſſez forte pour faire revenir
de la léthargie ; il paroit auſſi que comme
il y a différens *ſtimulus* pour les différentes parties du corps, c'eſt la ſemence ſeule
du mâle de la même eſpece qui eſt propre

à

à irriter le petit cœur du fétus, comme la
feule odeur des parties génitales de la femelle, anime l'inftrument de la génération
du mâle de la même efpece ; ce même efprit volatil paroît, à caufe de fa nature fa-
voneufe, très-propre à fondre l'humeur vifqueufe de l'œuf ; mais il n'eft pas bien certain que cette humeur foit plus vifqueufe
que la femence, & il eft sûr que le cœur eft
aifé à irriter, & qu'il fe met aifément en
mouvement.

Le refte fe fait par le même méchanifme ; tout le fyftême artériel eft étendu, à
mefure que les impulfions du cœur font
plus fortes ; il reviendra donc davantage de
fang au petit cœur ; le fang, qui eft fon aiguillon naturel, l'irritera, il forcera les arteres à fe dilater, & à faire de plus grands
angles ; il naîtra des intervalles, qui feront
que la réfiftance des vaiffeaux en fera diminuée, & qu'ils continueront à s'étendre
plus facilement.

Une femme ne s'apperçoit point quand
elle conçoit, fon ame ne lui repréfente dans
ce moment rien de particulier, fi ce n'eft
qu'elle reffent un certain frémiffement.

Nous voyons dans différens Auteurs,
qu'une femme eft devenue groffe en dormant, qu'une ftupide a conçu ; les filles à

qui la loi ne permet pas encore de se livrer aux plaisirs de l'amour, & qui s'y livrent, ne deviennent grosses que malgré elles, puisqu'elles en craignent si fort les suites.

Il est fort difficile de rendre raison de ce que les petits nouvellement nés des pucerons, en font d'autres, sans qu'il y ait eu copulation; à moins qu'on ne suppose une si grande activité à leur semence, qu'on la croie capable de passer à travers toutes les enveloppes, & de féconder les œufs du fétus encore contenu dans le ventre de sa mere; & cette idée n'est pas absolument ridicule.

Voilà les propriétés que j'accorde à la semence du mâle; quant à la femelle, dans le tems du spasme vénérien, la trompe est en érection, & sa propre humeur la fait s'attacher à l'ovaire, la vésicule qui est mûre se déchire, l'animal nouvellement conçu passe dans la trompe, & delà dans la matrice.

§. XXXII. *Développement sans mâle.*

Il y a de deux sortes de développemens dans les plantes; il y en a aussi de deux sortes dans les animaux; les plantes ont des germes répandus dans toutes leurs parties; ces germes croissent & deviennent de nouvelles plantes, entieres, & capables de produire, sans la moindre participation de la plante mâle; le saule femelle vit seul, & sans qu'il y ait autour de lui aucun saule mâle; cependant il contient une nouvelle plante dans tous ses bourgeons, le nombre de ces bourgeons est immense; chaque nouvelle plante contenue dans ces bourgeons, peut, dans un terrein convenable, produire des millions de bourgeons de saule, & des millions de fleurs femelles; chaque bourgeon de ces nouveaux saules, produit aussi par les siens d'autres millions de saules, & toutes les plantes qui naîtront de ces bourgeons seront mâles & femelles.

Nous sommes accoutumés à voir cette suite de productions dans les plantes, & nous ne sommes point étonnés de voir un fagot enveloppé de feuilles, devenir une nouvelle plante.

Mais quand nous avons sçu qu'il paroît que c'est la même chose dans la production des polypes & des coraux, cela nous a étonné, & nous a paru inexplicable; c'étoit cependant ce que nous avions vu mille fois: des bourgeons sur un tronc commun, qui sans la force du mâle, deviennent un nouvel animal.

Mais les plantes & les polypes ont ce

double privilege ; car une branche de saule coupée, devient un nouveau saule, & une partie de polype, un nouveau polype entier ; dans la joubarbe, il sort spontanément de la racine de la plante mere, une tige de feuilles qui en produit une autre qui fleurit, & qui porte de la semence, & il se forme tout autour de nouvelles petites tiges, de façon qu'au bout d'un tems la mere-plante est environnée de cent nouvelles tiges, & par-là est assez étendue pour couvrir toute une roche. De même, quand on coupe une partie d'un polype, elle repousse, devient un tronc d'où partent des branches, qui ensuite séparées de leur tronc, deviennent un animal semblable à lui. Il est bon de faire l'histoire singuliere de ces animaux.

La premiere découverte faite sur ces animaux, c'est la réparation de leurs parties, qu'on a retranchées ; les anciens sçavoient que quand on avoit coupé les bras d'un grand polype, ou qu'il étoit mutilé, parce qu'il les avoit mangés lui-même, ces parties repoussoient telles qu'elles étoient avant, & les modernes l'ont confirmé.

Augustin a vu la scolopendre coupée par morceaux, dont chaque morceau avoit vie & mouvement.

On a été convaincu depuis peu de tems, de la difficulté qu'a cet animal à mourir, par un de l'efpece de 80 pattes, qu'on a coupé en quatre ; les quatre parties ont formé chacune un corps, & à chaque corps a repouffé l'aiguillon avec lequel les fcolopendres percent leur proie.

Phile nous apprend que dans les ourfins de mer, les parties qu'on a coupées, repouffent ; & les pêcheurs confirment cette expérience ; car ils difent qu'ils ont beau les couper par morceaux, ils n'en confervent pas moins leur vie ; les étoiles marines recouvrent auffi leur bras, quand elles les ont perdus.

M. de Réaumur a obfervé que dans les vers coupés, il fe formoit un nouvel anus dans la partie antérieure de l'animal ; & dans la partie poftérieure, une nouvelle tête avec de nouvelles parties génitales, & que cette propriété étoit commune à prefque tous les animaux qui font en long ; car les mille-pieds aquatiques mutilés, fe rétabliffent.

De même dans une anguille coupée par morceaux, chaque tronçon a fon mouvement, & chaque tronçon redevient un animal entier ; je penfe que c'eft de ces animaux que parle Roefel.

P p iij

Il y a dans l'Amérique un petit ſerpent, qui étant coupé par morceaux de la tête à la queue, ſe réunit, ſi on rapproche ſa queue de ſa tête.

Il paroît que pluſieurs vers aquatiques, à anneaux, qui ont une grande artere, & qui ont auſſi quelquefois des parties génitales, ont de même la propriété de ſe réintégrer, après avoir été mutilés.

M. Bonnet, Auteur auſſi véridique que ſçavant, a aſſuré qu'en coupant cet animal en deux, & coupant chaque moitié en dix, & même en la réduiſant en petits morceaux, il pouſſoit ſur chaque morceau une nouvelle tête, à moins que la portion ne fût trop petite, & ne fût pas d'une demi-ligne.

Mazzolin a vu le même fait dans les vers aquatiques, coupés en trente & quarante parties.

De même une ſangſue coupée en deux, a vie dans l'une & l'autre partie, & chaque partie eſt agile; cela dure plus longtems dans celle où eſt la tête; ce même animal ayant été coupé en quatre, chacune des quatre parties eſt devenue un animal.

De même le gordius (1), diviſé en un

----

(1) Eſpece de ver aquatique.

grand nombre de parties, produit autant d'animaux, qui ont chacun une tête, qu'il y a de parties. Je crois que Vandellius, qui a opposé ses expériences à celles-ci, ne prétend pas qu'on donne la préférence aux siennes.

Le ver solitaire, qui est un animal à articulations, mais dont le canal est commun à toute son étendue, laisse tomber quelques-unes de ses articulations, qui ont chacune une vie particuliere; & quand il a perdu dix ou vingt de ses parties, il les recouvre.

M. Trembley a encore enchéri sur ces prodiges; il vit d'abord le 25 Nov. 1740, un petit animal mou, muqueux, d'une forme cylindrique, qui avoit de petites cornes arrangées autour de l'entrée d'une fossette, & la cavité de ces cornes étoit contiguë avec le ventre de l'animal. Cet animal étoit si irritable, que quand il avoit peur, il se contractoit, & d'un pouce il se réduisoit à une ligne; on n'y distinguoit aucune différence de parties, si ce n'est quelques grains, qui rendent sa peau comme chagrinée; ainsi, tout cet animal n'est qu'un intestin continu, ramifié à sa partie antérieure.

Ayant divisé ce petit animal en deux

parties, il vit que chacune de ces parties étoit devenue un animal complet, qu'il avoit pouffé des cornes à celle de ces deux parties où il n'y en avoit point, & qu'il pouffa une queue à l'autre moitié; ce fut plus tard à la vérité, mais chaque moitié devint un animal parfait.

Il fit fur le même animal différentes expériences; il le coupa en trois & en quatre parties, & il vit que toutes ces parties étoient devenues autant d'animaux parfaits; & qu'enfin en hachant ces petits animaux, il fe formoit autant de polypes qu'il y avoit de morceaux, lors même que ces morceaux n'étoient pas plus gros que la 50e. partie d'un polype.

Ayant une autre fois coupé l'animal en deux, fuivant fa longueur, chaque partie forma un polype parfait; il a remarqué que cette reproduction étoit inépuifable, car il a vu qu'un polype qui avoit été coupé une fois, l'étant une feconde, & même jufqu'à fix fois, reproduifoit autant de polypes qu'il y avoit de morceaux.

Un autre polype coupé en partie, fuivant fa longueur, en commençant par la tête, devient un animal à deux têtes; & en répétant ces fections, il devint à fept têtes, comme une hydre, & enfin il avoit des branches dans tous les fens.

On a répété ces expériences dans toute l'Europe, & elles ont confirmé qu'un polype coupé par morceaux, se réunit, & devient tel qu'il étoit avant qu'on l'eût coupé.

M. Trembley a retourné un polype, c'est-à-dire que la superficie intérieure de sa peau est devenue l'extérieure, & l'extérieure est devenue l'intérieure, l'animal étoit tout de même vivant ; cette expérience à la vérité n'a réussi qu'à lui, & il a lui-même quelquefois vu un polype retourné, se remettre de lui-même dans son état naturel.

Il coupa deux polypes, & il présenta la portion coupée de l'un vis-à-vis celle de l'autre, afin de n'en faire qu'un animal ; il introduisit un polype dans le ventre d'un autre, afin qu'ils n'eussent qu'un estomac commun ; il vit dans ces deux cas, que les deux polypes avoient vie, mangeoient, & qu'ils produisoient un autre polype, qui sortoit par une fente qu'il avoit faite au corps du premier, & étoit un animal parfait.

M. Baker ayant coupé la tête d'un polype, a vu que celle du petit qui en sortoit avoit suppléé à la sienne, & étoit devenue la sienne propre.

On a remarqué dans l'ortie marine, à-peu-près la même réunion que dans les polypes.

On a découvert plusieurs autres especes de polypes, dont les uns font à grands bras; on les fend, & chaque partie devient un animal parfait; si on leur coupe les bras, il en repousse d'autres, & ceux qu'on a coupés deviennent de nouveaux animaux parfaits. M. de Réaumur a donné le nom générique de polypes à tous ces animaux.

§. XXXIII. *Régénération de parties dans d'autres animaux sans copulation.*

Cette vertu régénérative des parties retranchées du corps d'un animal, s'étend encore sur d'autres animaux plus composés.

Tout le monde sçait ce qui arrive aux lézards; il ne faut pas croire, à la vérité, que quand un lézard est coupé par le milieu du corps, chaque moitié de son corps peut marcher, & que les deux parties divisées se soudent pour ne faire qu'un animal; mais si on lui coupe la queue, il en repousse une autre, couverte d'une peau pareille à la premiere, & qui aulieu d'os, n'a qu'un cartilage.

La régénération des jambes & des pinces de l'écrévisse est encore plus merveilleuse; car quand une de leurs jambes ou une pince, a été cassée dans quelque articulation, principalement dans la quatrieme, il en sort une mucosité d'un goût très-âcre, & qui même feroit périr un animal qui en feroit blessé.

Peu-à-peu cette mucosité prend consistance, & devient une jambe semblable à l'autre ; il y a de même des muscles & des ligamens, mais elle est plus petite ; de même qu'on voit souvent des écrévisses, dont les deux pinces ne font pas pareilles; celle qui est venue depuis peu est plus petite que celle qui n'a point été endommagée; on voit aussi des pinces monstrueuses, comme dans les polypes on voit des hydres ; les jambes leur repoussent de même, soit qu'elles aient été cassées ou coupées, ainsi que les autres machines qui leur servent à prendre leur nourriture.

Enfin, il se fait tous les ans un changement singulier dans les écrévisses ; elles se dépouillent de leur corselet testacé ; on croiroit que ce font les petites concrétions de matiere calcaire qu'elles ont à l'estomac, qui fournissent la matiere nécessaire pour le reproduire; car ces concrétions font re-

prifes par l'eftomac, & diminuent principalement dans le tems que fe forme le nouveau corfelet, & elles difparoiffent quand
il eft parfait & entiérement endurci; elles
changent auffi d'eftomac tous les ans, de
même que des trois dents qui y font.

Prefque tous les infectes changent de
peau, & il en revient une nouvelle exactement de même que la premiere; ils quittent auffi leurs cornes; les parties les plus
nobles de leur corps s'en vont avec leurs
tégumens, & fe réparent de même que les
dents, les mâchoires, la trachée - artere,
les taches, la bouche, les inteftins, le crâne, les yeux & la cornée.

Le bois des cerfs tombe auffi tous les
ans dans fon tems; ce n'eft pas, comme on
l'a dit, que la gelée refferre les vaiffeaux
& les détruife, car il tombe de même dans
les pays chauds.

Il eft moins étonnant de voir que tous
les ans, fi je ne me trompe, les oifeaux
changent de plumage, & qu'il leur re-
pouffe de nouvelles plumes, avec les mêmes couleurs; mais l'art y a beaucoup de
part, car on leur fait venir des plumes
blanches, en place de celles qui étoient co-
lorées; & les Indiens, & les habitans de
la Guyane ont le fecret de faire venir aux

pcrroquets, des plumes de la couleur qu'on leur demande, & ces plumes viennent après qu'on a arraché les premieres.

L'homme lui - même, ou les animaux qui ont de l'affinité avec l'homme, jouiſſent auſſi un peu de cette vertu réparatrice; on ſçait qu'il ſe fait communément réparation de grandes déperditions de peau, cauſées par gangrenes, ou par cauſe externe, & que ces nouvelles parties ſont même douées de ſentiment. On lit dans les hiſtoires de l'Amérique, que lorſque les Sauvages font des deſcentes dans les colonies Angloiſes, ils ont la cruauté de cerner & d'arracher tout le cuir chevelu des Européens qu'ils peuvent attrapper; que cependant il y en a qui échappent à ce cruel traitement, & que le crâne ſe recouvre de nouveaux tégumens. On a vu auſſi ſe réparer naturellement la langue; après avoir été coupée; une portion de nez, une coupure profonde au bras, un doigt preſque totalement emporté, le canal de l'uretre, les tégumens du bas-ventre, enfin la cornée. On a vu auſſi dans le poulet les muſcles ſe réparer, & les vaiſſeaux ſe conſolider & ſe remplir (1).

____

(1) Acad. des Sc. 1746. Duhamel, p. 348.

J'ai été convaincu par ma propre expérience, quoiqu'on n'en convienne pas universellement, que dans le calus des os, il se forme des vaisseaux, & que cette portion nouvelle de l'os ne peut avoir la même solidité qu'avoit l'autre, à moins que le sang ne se fraie un passage dans ces vaisseaux; on a vu aussi renaître l'écaille d'une tortue, mais au bout de trois ans.

On a vu des parties étrangeres à notre corps, greffées dessus, s'incorporer si bien, qu'elles y prenoient vie, que le sang y passoit, & qu'elles étoient douées de sentiment; tout le monde connoît le fait de Tagliacot : Un homme avoit au nez une plaie avec perte de substance, il fit une plaie au bras, & y adapta la plaie du nez; peu-à-peu le nez prit adhérence avec le bras, & ensuite la réunion fut si complette, qu'il coupa une portion du bras, qu'il figura comme le nez, & qui y demeura stable, comme si elle y eût été naturellement; de même qu'on le remarque dans la greffe des arbres. Ceux qui récusent cette expérience, peuvent s'en convaincre par des témoignages authentiques.

Toutes ces réparations ne peuvent pas paroître nouvelles ni étrangeres; car qu'il y ait une plaie sanglante dans quelque partie du corps que ce foit, fi on approche de cette partie, une autre où il y a auffi une plaie, & que ces deux parties reftent unies pendant quelques jours, elles fe réuniront & fe fouderont enfemble. On a vu cette réunion fe faire entre les doigts, les levres, une portion de nez, coupée & remife tout de fuite ; & la main prefqu'entiérement féparée du poignet.

On a fait auffi fur les animaux, des expériences qui confirment la même chofe ; les plumes de l'aîle d'un épervier ont pris racine dans des plaies, qu'on avoit faites à un autre oifeau ; les ferres d'un autre animal ont pris racine & croiffance dans des plaies faites à un épervier ; les ergots d'un chapon, plantés fur la tête d'un autre, y prennent racine, & en font un coq cornu.

On peut auffi rapporter à cela ce qui arrive à une dent qu'on tire de la bouche d'un homme, pour la planter dans l'alvéole d'un autre, fi cette dent y prend nourriture & y devient fenfible ; on peut à la vérité dire que la gencive fe refferre, & fait une efpece d'anneau qui la retient. Si elle y eft vraiment nourrie, il faut que l'artere de la dent s'anaftomofe avec l'artere de l'alvéole, la veine avec la veine, & le nerf avec le nerf ; comme il eft néceffaire que dans tous les exemples que nous avons rapportés, les vaiſſeaux de la partie bleſſée s'uniſſent avec ceux de celle à laquelle on l'adapte, de façon que le ſang qui vient du cœur de l'animal, paſſe dans les vaiſſeaux de cette partie, & que les vaiſſeaux de l'animal reçoivent auſſi le ſang qui vient de cette partie.

§. XXXIV. *Développement de l'animal entier ſans ſexe.*

L'art a beaucoup de part aux productions que nous venons de détailler, mais les prodiges dont nous allons parler ne ſont dus qu'à la nature.

Ce n'eſt pas M. Trembley qui a fait la découverte des polypes d'eau - douce ; Swammerdam les avoit vus, puiſqu'il a dit qu'il y avoit de petits animaux aquatiques qui avoient des pieds à la bouche ; n'eſt-ce pas auſſi de ces animaux qu'il parle, quand il dit qu'il y a ſur l'œuf du ſcorpion aquatique, ſept ſoies fort roides.

Leeuwenhoeck a vu vers l'an 1678, huit cornes, une figure changeante, un petit qui ſortoit par le côté de la mere, & d'autres polypes attachés à la racine d'une lenticule aquatique, & produits, à ce qu'il penſe, d'un même tronc.

U₂

Un Auteur anonyme a dit à-peu-près la même chofe d'un animal prefque pareil, qui avoit huit cornes, qui toutes avoient un mouvement périftaltique, & dont les jambes étoient couvertes de papilles, & pouvoient merveilleufement s'étendre & fe contracter. Il a ajouté qu'un petit animal fortoit par le côté, qu'il montroit d'abord quatre cornes, & enfuite quatre autres, & qu'alors il fe détachoit de fa mere. Cet autre animal à deux têtes, attaché à la racine d'une lenticule, & dont le corps faifoit la roue, comme l'avoit vu Leeuwenhoeck, me paroît être du genre des polypes. Il femble que Joblot, en donnant la figure d'une nouvelle efpece d'animal, qui fort de fa mere par le côté, a voulu parler du polype. Enfin M. Lyonnet a dit qu'il y avoit un animal femblable à la graine de piffenlit, du côté duquel fortoit un petit, qui s'en féparoit peu-à-peu ; il l'a vu fe reprendre, après avoir été coupé en morceaux. Le grand génie de Leibnitz lui avoit fait déviner autrefois, qu'il y avoit un polype en quelque endroit.

Cependant nous devons à la fagacité de M. Trembley tant de connoiffances fur cet objet, que certainement fon nom paffera à la poftérité avec celui de cet animal, &

qu'elle le regardera comme celui qui en a fait la découverte ; car il a plus vu & mieux vu que qui que ce soit, & il a répété si souvent ses expériences, qu'il est impossible de ne pas ajouter foi à ce qu'il dit.

Ainsi le polype, blanc, jaune ou verd, jettent également de quelque partie de leur corps, un tubercule qui sort spontanément, qui prenant peu-à-peu de l'accroissement d'un corps rond & cylindrique, pousse des cornes, dont le nombre est différent dans les différens polypes ; il sort même plusieurs fétus de la même maniere d'un seul polype.

Quelquefois c'est une racine commune, fixe sur quelque petite plante aquatique qui les produit, & à la partie inférieure de cette racine, il n'y a qu'un seul intestin commun à tous ; ensuite il y a plusieurs intestins séparés, qui ont chacun une tête à leur partie supérieure, & paroissent être autant d'animaux particuliers qui ont leur instinct propre, qu'il y a de rangées de cornes ; le polype même nouvellement issu, pousse de nouveaux rejettons, pendant qu'il est encore attaché à sa mere, il attrappe sa proie & la mange ; vu un seul & même animal a produit dix-neuf têtes, qui toutes étoient attachées au même tronc.

Mais cependant au bout de quelques

jours, ces efpeces de rejettons d'animal tombent fpontanément de leur racine, & chacun d'eux devient un animal particulier, à qui il arrive la même chofe.

C'eft ainfi que le genre des polypes, en très-peu de tems, & dans un feul été, fe multiplie &·monte à plufieurs milliers.

Il n'y a dans cette production aucune apparence de fécondation de la part du mâle, & un polype reftant parfaitement feul, produit jufqu'à fix générations d'animaux femblables à lui, fur-tout fi cette mere féconde a de la pâture en abondance, & fi la chaleur de l'air la favorife, c'eft-à-dire, fi elle eft au deffus de quarante-huit degrés au thermometre de Fahrenheit.

Il y a encore une autre maniere dont les polypes fe multiplient; c'eft par la fection de leurs corps en plufieurs parties, & cette maniere eft plus fréquente dans certaines efpeces, principalement dans les polypes en cloche.

On a vu auffi naître des polypes a deux têtes, qui enfuite font devenus amphisbènes (1) & peu de tems après ils font devenus deux polypes.

____

(1) Efpece de ferpent qui a une tête a chaque extrémité.

Q q ij

Les polypes à panache font fortir des petits de leur côté, & ils ont fréquemment un tronc femblable à celui d'une plante, d'où part un nombre prodigieux de groffes & de petites branches, dont un feul animal eft la racine.

Il y a un autre polype qui a des cornes de même, qui font faites en entonnoir, mais fon corps eft plus court.

Il y a une autre efpece de polypes plus petits, dont le corps reffemble à une petite cloche; ils fe divifent d'eux-mêmes en deux parties, & deviennent deux animaux femblables à leur mere, de façon cependant qu'ils ont une efpece de racine commune, qui eft très-menue.

Après cela, chacun de ces deux polypes fe divife de même en deux, jufqu'à ce que d'un tronc commun, il parte une fourmilliere d'animaux femblables à lui, jufqu'à trente-deux.

Chacun de ces polypes fe détache de cette efpece de tige, & devient un animal diftinct.

Il a découvert la même nature dans une autre efpece de polype, qu'on nomme en aigrette ; ce polype a quelque chofe de reffemblant à une trompe, & il fort de fon corps des petits, qui en fe divifant &

fe fubdivifant, font un nombre prodigieux de nouvelles aigrettes pareilles, qui toutes font attachées à un tronc commun ; un autre polype qui fe raccourcit comme le limaçon, eft de même nature ; d'autres qui reffemblent à un entonnoir, fe multiplient auffi en fe divifant.

Mais ils fe féparent obliquement & en diagonale.

Il y en a auffi d'autres qui reffemblent à des cloches, qui produifent çà & là des tubercules par branches, qui fe détachent du polype, & vont s'attacher à quelque corps ; alors ils fe partagent en deux corps ovales, prefque femblables à des cornes, enfuite en plufieurs, enfuite ils forment l'aigrette ; les plus petits de ces petits nœuds reprennent la forme de cloche, & ils ne ceffent pas de fe divifer, qu'ils ne foient parvenus à la petiteffe naturelle de leurs cloches.

Roefel parle encore d'autres polypes qui reffemblent à une neffle, qui ont des branches fortant d'une feule racine commune ; de polypes ovales, qui ont deux dards ; du polype piriforme, qui en a quatre ; d'un autre qui eft cylindrique, & qui a la bouche comme fermée ; & de l'ovale, qui a un couvercle.

Il y a encore outre les polypes, d'autres

animaux qui rendent par le côté des germes qui deviennent des fétus; c'est à quoi
se rapporte ce fameux bernacle; mais c'est
un animal fabuleux.

•Il y a de petits serpens aquatiques, &
des mille-pieds aquatiques, qui se divisent
spontanément en deux animaux, & chacun d'eux se forme tellement, que le corps
& les yeux reviennent.

§. XXXV. *Autres animaux composés.*

Ce sont les polypes qui sont à la tête de
cette classe, & elle a été si peu ignorée des
anciens, que c'est presque à ces animaux
qu'ils ont donné le nom de zoophites.

On a fait la description d'un animal,
fait comme si quatre limaces unies ensemble à la maniere d'une fleur, sortoient d'une
même tige, & jouissoient de sentiment &
d'une vertu rétractile.

On a découvert aussi depuis peu dans
les isles Antilles, une fleur animale; c'est
un grand & bel animal, qui d'un seul
tronc jette un nombre prodigieux de bras,
de toute la circonférence de son corps, &
ces bras sont vivans & ont du mouvement.

De cet animal, on passe tout de suite
par analogie, à l'étoile marine, & à cette

autre espece de production plus grande,
qui n'a qu'une tige & plusieurs rayons,
comme les polypes, qui est un animal de
la mer arctique, dont Mylius a fait la description.

Je ne puis obmettre ici cette classe fort
étendue d'animaux, qui ont de l'affinité
avec les polypes; qui comme eux ne font
qu'un tronc commun & vivant d'un animal; ce tronc dirige le mouvement de pro-
gression & de rétraction de toutes les branches, il habite une plante creuse, jette un
grand nombre de têtes des extrémités de
ses branches, & il se fert de ses cornes
pour attrapper sa proie; ce sont de vrais polypes, & n'en different qu'en ce qu'ils sont
renfermés dans un tuyau plus ou moins dur;
tantôt il est comme un cuir, & tantôt il
est cartilagineux, & même comme pier-
reux; & ils ressemblent à un arbre, en ce
qu'ils jettent des branches d'un tronc commun. Tout ce genre d'animaux se multiplie fans fexe, car le fexe n'est point divisé en deux plantes, ni réuni dans la
même.

§. XXXVI. *Que répond-on à cela ?*

Bien des Naturalistes font persuadés que
toutes les productions dont nous venons de

parler, détruifent le fyftême du développement ; que d'abord les animaux mi-par-
tis, & la reffemblance des enfans avec le
pere & la mere, démontrent que le fétus
n'étoit point exiftant avant le mêlange des
deux femences, & que chacune des femences fournit à la ftruƈture & à la figure de
fon corps.

Ils penfent auffi que les marques de naiffance prouvent que la formation de l'embryon n'eft point invariable, que fa forme
n'étoit point prééxiftante, & qu'après la
conception, des caufes accidentelles peuvent faire qu'il foit conftruit fur un autre
modele ; pour preuve, ils citent les monftres ; mais j'en ai parlé dans un ouvrage
particulier.

Ils ont cru auffi que la réproduƈtion des
polypes, & les vers à qui il vient une nouvelle tête, prouvent que c'eft d'une matiere glutineufe que les animaux font formés, & qu'ils ne fortent point tout faits
de la main du créateur ; qu'il feroit indigne de lui d'être affujetti à former de nouveaux bras, pour fuppléer à ceux qu'on auroit eu la fantaifie de couper.

Qu'on peut dire la même chofe des
queues, des cornes & des pinces qui reviennent à certains animaux.

Que puifque dans l'homme adulte, les os, les vaiffeaux, les mufcles peuvent fe réparer, rien n'empêche que la même caufe ne puiffe avoir lieu dans l'embryon, & qu'on ne peut pas dire avec la moindre vrai-femblance, que c'eft un germe conftruit tout exprès, qui produit le calus des os.

D'autres objectent avec plus de fubtilité le progrès à l'infini, & l'énorme petiteffe qu'il faudroit fuppofer au germe de la derniere génération ; on dit encore que le nombre des animalcules à développer diminue perpétuellement, & par conféquent les derniers germes doivent être bien dif-férens des premiers.

L'exemple des polypes, qui paroiffoit le plus fort argument, loin d'être contraire au développement, paroît lui être favora-ble ; ce font des meres qui multiplient cette efpece d'animaux, & le fétus vient de la mere fans le fecours du pere ; tout cela reffemble fort à ce que nous penfons. Quel-ques perfonnes ont reconnu ce développe-ment dans les arbres, en examinant avec attention ; ils ont vu manifeftement dans les bourgeons, ou dans les racines fembla-bles à des bourgeons, une nouvelle petite plante qui renaiffoit, enveloppée de façon à pouvoir être développée.

Mais on peut très-bien mettre les polypes en parallele avec les arbres ; il y a des germes répandus dans tout cet animal, qui mûriffent fpontanément, & fe détachent du tronc, comme fe détachent de la tige les feuilles de la joubarbe, les fleurs de lys, des dentaires, & des autres plantes à oignon, auffi bien que celles qui jettent des racines d'une tige renverfée, ou ces germes féparés de leur mere par quelque caufe violente, deviennent une nouvelle plante, en ne faifant qu'accélérer leur développement, comme une branche de faule coupée & plantée devient un nouvel arbre ; c'eft le fuc gélatineux qui empêche que l'animal ne périffe des bleffures qu'il reçoit, & en coupant un polype par morceaux, on ne voit aucun écoulement d'humeur.

Il y a des Auteurs qui prétendent que les polypes font auffi des œufs, ce qui confirme de plus en plus leur analogie avec les arbres, puifqu'ils fe multiplient comme eux, par germe & par graine.

Il eft certain que le polype à panache fait des œufs, mais on l'a dit auffi des autres efpeces ; cependant Roefel, qui avoit vu dans les polypes ce qu'on appelle communément des œufs, doute que les plantes

qui se multiplient par oignon, par rosettes
ou par brins, puissent à peine parvenir à
mûrir leur semence ; il me semble avoir
observé la même chose, les gousses de la
dentaire qui produit des baies, ne viennent
point à maturité.

Les zoophites sont de même nature, en
ce qui regarde leur accroissement; car pour
ce qui concerne leur génération , nous
n'avons pas à cet égard de connoissances
assez exactes ; c'est un arbre branchu, doué
de sentiment, couvert d'une écorce qui est
insensible.

On attribue à la même cause la réunion
des vers après qu'ils ont été coupés ; on dit
qu'ils ont des germes comme les polypes ,
& on conjecture que ces germes sont placés dans tout leur corps, & qu'ils sont comme assoupis, tant que l'animal est entier ;
que quand il est coupé , ils reçoivent plus
de nourriture, & prennent de l'accroissement, & qu'ils s'incorporent avec le reste
de l'animal comme avec leur tronc , de
même qu'une branche entée sur un arbre ;
mais qu'il pousse une tête pardevant & une
queue parderriere, parce qu'ils ont pardevant, des germes destinés à réparer la perte
de la tête & des parties qui y sont jointes ,
& d'autres germes parderriere, propres à

réparer la queue. Nous ferons voir dans l'inftant, qu'il n'y a point de germes capables de produire un animal entier.

On doit croire que les pinces des écréviffes, qui font très-organiques, ont auffi leur germe, puifqu'elles fe reparent mieux quand elles ont été caffées dans l'articulation.

Les dents fourniffent un exemple manifefte de l'éxiftence des germes ; car on voit repouffer des dents, en place de celles qu'on appelle dents de lait.

Tous les hommes ont en naiffant au moins deux rangées de dents, qui font enveloppées alors, mais qui doivent percer après la naiffance, à leur tems ; la premiere rangée eft parfaite quand elle perce, & les autres reftent deffous imparfaites ; au bout de quelque tems, ces dernieres dents chaffent les premieres, & les forcent de tomber ; il y a encore quelquefois les germes d'une troifieme rangée, & dans quelques animaux, comme la vipere, le crocodile & le requin, il y a beaucoup de dents qui peuvent remplacer celles qui tombent. Les cornes repouffent de la peau & du périofte qui couvroient le tronc ; elles commencent par n'être qu'un prolongement mou & velu, enfuite elles deviennent un nouvel os, par le moyen des gros vaiſſeaux qu'on voit dans le tiſſu de la peau, & d'une gelée qui ſort de l'os avec le périoſte, de même que ſe forme le calus qui ſoude une fracture.

Je penſerois que la génération de la peau ſe fait en partie parce qu'elle pouſſe en avant, & en partie parce qu'il ſe forme une nouvelle ſubſtance ; par ce terme pouſſer avant, j'entends que les arteres à force de pulſations, s'allongent, & allongent en même tems le tiſſu cellulaire auquel elles tiennent, & que s'avançant ainſi de part & d'autre, ces parties ſe rencontrent à la fin, & font la réunion. Aſſurément, dans toutes les tumeurs enkiſtées, les arteres augmentent en force & en longueur, & la peau & le tiſſu cellulaire s'étendent en même tems.

Enſuite il ſe fait un nouveau tiſſu cellulaire, du ſuc viſqueux qui s'échappe des vaiſſeaux diviſés ; ce ſuc devient une gelée tremblante, & il prend la forme de filamens & de feuillets. Je ſuis certain d'avoir vu ce phénomene dans la régénération des tendons, & dans ces eſpeces de ligamens, qui par le moyen d'une matiere viſqueuſe, font contracter une adhérence contre nature, du poumon avec la plevre, ou du pé-

ricarde avec le cœur ; il eſt vraiſemblable
que les petits rameaux vaſculeux du tiſſu
cellulaire étant plus remplis de ſang par la
dérivation qui s’y fait, s’allongent en même tems que ce tiſſu ; que cette ſubſtance
viſqueuſe s’applique ſur les extrémités des
vaiſſeaux artériels & veineux , & s’attache
à ces extrémités , qui de part & d’autre
ſont ſouvent allongées par leurs battemens ;
qu’enſuite la force du ſang les creuſe , &
en fait des vaiſſeaux pour réparer ceux de
la peau & du calus. L’action des muſcles &
l’évaporation donnent peu-à-peu à ce tiſſu
gélatineux , la ſolidité qu’il doit avoir ;
nous avons l’expérience d’un bras preſque
entiérement coupé, dans lequel la chaleur
naturelle eſt revenue après avoir été éteinte,
auſſi - tôt que l’artere radiale eut recouvré
ſa pulſation ; car ce fut la ſeule artere qui
reſta dans ſon entier.

Je ne croirai jamais qu’il repouſſe de
nouveaux vaiſſeaux doués de fibres muſculeuſes & de nerfs , ni que c’eſt l’ame qui
les forme.

Mais le tiſſu cellulaire peut même conſolider les fibres muſculeuſes , ou leur faire
reprendre adhérence avec les os deſquels
elles ont été ſéparées, de même que les nerfs;
les exemples que nous avons rapportés en
font preuve.

On a vu l'uretre fe réparer par la régénération du tiffu cellulaire, & par l'impétuofité du cours de l'urine.

C'eft par le moyen d'un fuc gélatineux
qui fe répand autour des fibres, que font
reproduits les os ; ce fuc eft mou, il durcit enfuite peu-à-peu, il eft vafculeux, &
fes vaiffeaux ne font qu'une continuation
des ramifications des vaiffeaux médullaires,
en s'agglutinant, il prolonge les fibres, &
ce n'eft pas un feul cercle extérieur qui en-
vironne les pieces fracturées.

Ce même tiffu qu'on voit s'élever fur
les os en maniere de bourgeons charnus,
& de même fur les tendons & les mufcles,
couvrent les mufcles quand ils ont été dé-
pouillés, s'étend même au loin à la poitrine & au bas-ventre, & devient une peau,
imparfaite à la vérité, qui remplace celle
qui n'exifte plus ; il devient ce qu'on appelle cicatrice ; elle eft enfoncée parce
qu'elle tient aux os, & elle eft d'autant
plus mince, qu'elle eft plus éloignée des
vaiffeaux divifés ; ce tiffu fe détache de la
peau des animaux, quand on la fait macérer dans l'eau.

L'extenfion de la peau fait pouffer les
poils ; la fueur peut fortir, tant par les pores des poils, que par d'autres pores inorganiques.

C'eſt auſſi le tiſſu cellulaire qui affer-
mit les ergots qu'on y plante ; je l'ai vu
pouſſer autour d'une épine qu'on avoit enfoncée dans un tendon ; & Roederer l'a
vu pouſſer autour d'une aiguille qu'on
avoit fichée dans l'eſtomac d'un oiſeau.

Par un certain mouvement, on fait former à un ergot une articulation avec le
crâne d'un chapon ; par ce même mouvement, on lui fait former une eſpece d'articulation avec un tiſſu cellulaire qui n'eſt
pas naturel ; quelques Auteurs ont dit que
c'étoit une vraie articulation, mais c'eſt
toujours une choſe informe & imparfaite ;
car le frottement peut donner une conſiſtance cartilagineuſe aux tendons & au périoſte ; nous en avons la preuve dans le tendon du muſcle grand - péronier ; le tiſſu
cellulaire peut produire de nouveaux ligamens ; ce tiſſu remplit auſſi la cavité arti-
culaire dans une anchiloſe.

Cependant on peut croire que ce font
les vaiſſeaux du péricrâne, coupés, qui en
s'allongeant, forment une ſubſtance cartilagineuſe & charnue ; & que l'humeur géla-
tineuſe qui en tranſude ſans contredit, en
charſant le ſuc oſſeux, les endurcit comme
des lames oſſeuſes.

Enfin, qu'un petit os d'ergot, ajuſté ſur
l'os

l'os du crâne d'un coq, se soude, comme se souda le nez dans l'observation de Tagliacot; qu'il reçoit sa nourriture des vaisseaux de l'os qui lui répondent, & qu'il y prend de l'accroissement, même plus qu'il n'auroit fait au pied, parce que le mouvement du sang est plus rapide en cette partie, qu'il ne l'est au bout du pied.

Il paroît que la queue qui repousse aux lézards, n'est formée que d'un suc coagulé.

Il est évident qu'il y a la même organisation dans les poils & dans les plumes, & que c'est par le même méchanisme, qu'après qu'ils ont été coupés, ils repoussent d'un bulbe caché sous la peau; car on ne peut pas croire qu'il y ait autant de germes que de plumes dans un oiseau qui mue tous les ans; assurément personne n'a vu les petits germes des bulbes des cheveux.

Il suit delà, que tout ce qui dans l'animal, se forme nouvellement, véritablement organique, n'est fait que de germes préparés d'avance, quelquefois très-apparens, qui se développent; & que tout ce qui est formé sans germe, n'a rien de véritablement organique, & n'est produit que par l'action du sang, qui en traversant des parties, & le tissu cellulaire qui leur est joint, les creuse, & en fait des vaisseaux; ou par un fuc, qui en prenant de la confiftance, en fait toujours quelque chofe d'imparfait, & réunit les parties qui ont été divifées.

§. XXXVII. *Les animaux métis, & la reffemblance des enfans avec leurs peres.*

Il paroît difficile de réfuter les preuves que fourniffent contre le développement, des faits qu'on ne peut pas entiérement révoquer en doute, & dont y a une très-belle fuite dans le nouvel Ouvrage de Koel-reuter.

Je ne m'engage pas à la vérité à expliquer par quel méchanifme fe fait ce mê-lange de figure du pere & de la mere ; j'efpere feulement faire voir qu'il y a dans la femence du mâle, une force qui produit l'accroiffement de certaines parties de l'a-nimal, & que cependant le principe de l'animal futur vient de la mere.

C'eft cette force de la femence conte-nue dans le propre corps du mâle, qui fait pouffer la barbe & les poils ; les cornes des brutes à qui elles tombent ; les défenfes du fanglier, les dents de l'éléphant, & les cor-nes du cerf-volant ; il eft hors de doute que les germes de toutes ces parties exiftoient, avant l'action de la femence, les poils

des parties génitales & la barbe le prouvent ; car on en voit manifestement les
oignons. On voit aussi dans un jeune animal, le germe des cornes qui poussent,
avant qu'il soit en état de s'accoupler ;
mais pour que ces cornes & ces poils puissent prendre toute leur croissance, il est
nécessaire que dans le même animal, la
force de la semence vienne à l'appui.

Or, rien n'empêche que cette semence
n'exerce même sur le fétus cette force qui
lui est propre ; c'est dans la semence du mâle
que réside la cause qui fait mouvoir avec plus
de vîtesse le cœur d'un nouvel animal, qui
n'étoit mu que lentement, ou qui étoit en
repos ; c'est aussi cette force de la semence
qui procure l'accroissement des membres,
qui ne se feroit jamais sans son secours.

C'est cette même semence qui fait croître certaines parties du nouveau fétus, plus
qu'elles n'auroient fait sans elle ; le tympan du mulet, par exemple, qui dans sa
mere est moins fort, & qu'on n'y apperçoit
même pas, des poils & des plnmes semblables à ceux du pere. C'est à cette force
qu'on doit attribuer ce cinquième doigt
ou quelque chose qui y ressembloit, si l'observation en est bien vraie. Communément
ces parties sont mal conformées, il y a tou-

jours dans les métis quelque imperfection, & ils font prefque toujours ftériles.

Les hiftoires que nous avons à cet égard fur les animaux, font douteufes, mais cela eft mieux connu dans les plantes; la ftructure de la plante mere eft plus fenfible dans la plante reproduite; car la plante bâtarde conferve la fécondité de fa mere; elle ne la tient pas de même de la plante mâle, & les plantes bâtardes reprennent fpontanément par la fuite la nature de la plante femelle, au point qu'elles lui reffemblent prefque parfaitement par leur ftructure.

Cependant la regle la plus générale eft, que plus il y a de femence du mâle, plus le fétus reffemble au pere, & que la réproduction des plantes qui fe fait & fe répete par le moyen de la farine de la plante mâle, reffemble davantage à la plante mâle.

Ainfi, après avoir fait voir que le témoignage de nos fens nous affure que le fétus réfide dans la mere, il fuffit de faire voir auffi qu'il y a une certaine force dans la femence du mâle, qui détermine fon accroiffement, de façon que certaines parties fe développent davantage; il ne feroit pas plus jufte de nous demander par quel méchanifme cela fe fait, qu'il ne le feroit de nous demander pourquoi, la réforbtion de la femence du mâle lui fait pouffer la barbe.

M. Bonnet conjecture qu'il y a dans l'âne un grand nombre de particules, pour la production des oreilles & le tympan du larynx, & trop peu pour faire pouffer une groffe queue, & cela s'accorde affez avec ce qu'on remarque dans les plantes.

Un autre grand homme conjecture auffi qu'il y a dans le tefticule une fubftance particuliere, qui émane du cerveau & du foie, qui fe renouvelle dans la femence par des vaiffeaux analogues à ces vifceres, & que c'eft ainfi que vient la reffemblance dans le tempérament, & même dans la ftructure des parties du corps.

Les autres objections me paroiffent trop peu importantes, après avoir répondu à celle qui fe déduit de la divifion à l'infini; & je fais la même réponfe à la derniere objection.

Fin du premier Volume.

TABLE

DES CHAPITRES ET ARTICLES

C O N T E N U S

Dans ce Premier Volume.

Fin de la Table.

ERRATA.

PAGE 13, *ligne* 23 & 24, féconner, *lisez* féconder.
Page 44, *lig.* 8, *Marsupialis*, *lis.* Sarigue.
Page 51, *lig.* 20 & 21, expériences, *lis.* observations.
Page 172, *lig.* 15, le lait, *lis.* le petit-lait.
Page 229, *lig. derniere*, & ni les remedes, *lis.* & les re-
  medes.
Page 239, *lig.* 25, appercevroit, *lis.* appercevoit.
Page 346 *lig. dcrn.* faisanne, *lis.* faisande.
Page 353, *lig.* 4, paroît, *lis.* est.
Page 370, *lig.* 20, venues, *lis.* devenues.
Page 400, *lig. dern.* tels que, *lis.* comme.
Page 561, *ligne* 6, supprimez un.
Page 570, *lig.* 11, telles *lis.* tels.
Page 600, *lig.* 27, viene, *lis.* veine.
Idem, *lig.* 27, vient, *lis.* vint.
Page 610, *lig.* 26, supprimez un.